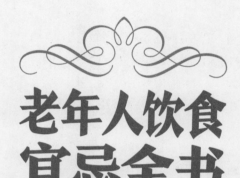

老年人饮食宜忌全书

于雅婷 高海波 主编

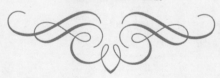

U0231753

江苏凤凰科学技术出版社

图书在版编目（CIP）数据

老年人饮食宜忌全书 / 于雅婷, 高海波主编. —— 南京 : 江苏凤凰科学技术出版社, 2017.5
ISBN 978-7-5537-8014-6

Ⅰ.①老… Ⅱ.①于… ②高… Ⅲ.①老年病 - 饮食 - 禁忌 Ⅳ.①R153.3

中国版本图书馆CIP数据核字(2017)第030857号

老年人饮食宜忌全书

主　　　编	于雅婷	高海波
责 任 编 辑	樊　明	葛　昀
责 任 监 制	曹叶平	方　晨

出 版 发 行	凤凰出版传媒股份有限公司
	江苏凤凰科学技术出版社
出版社地址	南京市湖南路 1 号 A 楼，邮编：210009
出版社网址	http://www.pspress.cn
经　　　销	凤凰出版传媒股份有限公司
印　　　刷	北京旭丰源印刷技术有限公司

开　　　本	880mm×1 230mm　1/32
印　　　张	10
字　　　数	270 000
版　　　次	2017年5月第1版
印　　　次	2017年5月第1次印刷

标 准 书 号	ISBN 978-7-5537-8014-6
定　　　价	39.80元

图书如有印装质量问题，可随时向我社出版科调换。

目录 Contents

第一章 | 老年人日常饮食常识

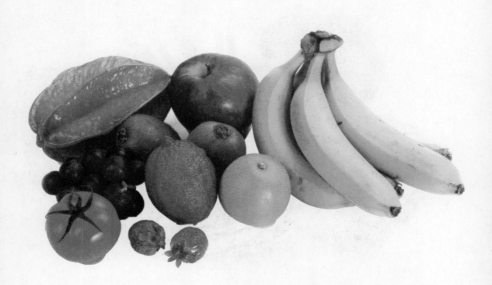

第二章　老年人宜补充的营养素

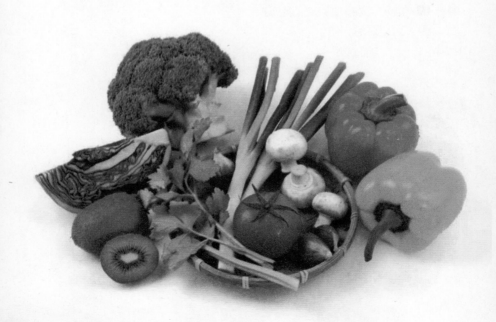

第三章 老年人宜吃的117种食物

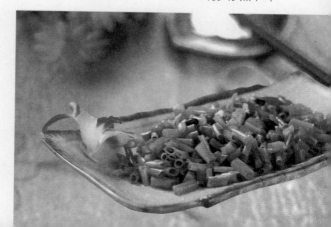

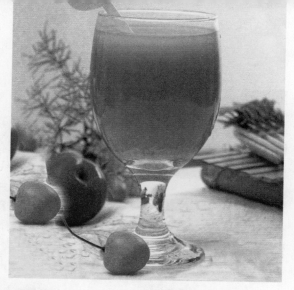

第四章　老年人忌吃的83种食物

第五章 老年人常见病症饮食宜忌与调理

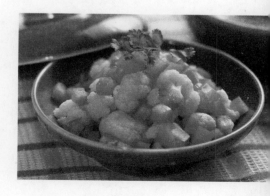

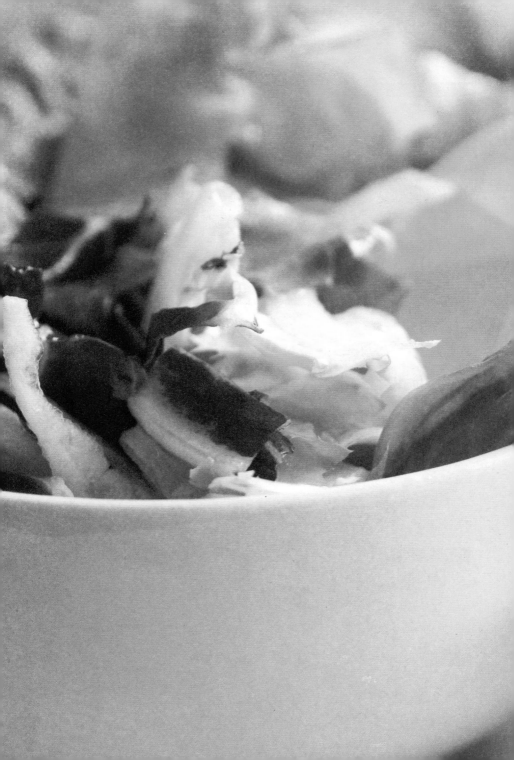

第一章
老年人
日常饮食常识

随着年龄的增长，老年人的免疫力逐渐减退，新陈代谢能力也逐渐降低，因此，老年人要特别注意日常保健。民以食为天，在日常保健的众多需要注意的事项中，饮食尤为重要。因为饮食直接影响着人的身体健康，如果饮食调理适当，身体就会健壮，精神也会好，也就不容易生病了。那么，老年朋友们应如何通过健康、合理的饮食来保养身体、延年益寿呢？本章将为您一一解说。

1 老年人一日三餐巧安排

人到老年，身体各器官的功能均有不同程度的衰退。与此同时，老年人的消化吸收功能也会明显降低，对食物的需求量便不能减少。因此，对于老年人来说，热量的摄入量可以相应地减少，这样也有利于防止肥胖导致的各种慢性疾病。那么，如何合理安排老年人的一日三餐呢？

早餐

老年人早餐的最佳摄入时间在早上7~9点。因为人体经过一夜睡眠，绝大部分器官得到了充分的休息，但是消化系统在夜间仍旧工作繁忙，紧张地消化，到早晨才处于休息状态，至少需要2个小时才能恢复正常功能。而且老年人各个组织器官的功能都已经逐渐衰退，如果过早进食早餐，机体的能量被用来消化食物，血液循环自然受到干扰，代谢物不能及时被排除，积存在体内则会成为各种老年疾病的诱发因素。

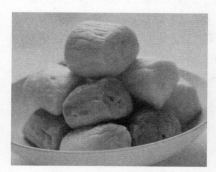

馒头含有较为丰富的淀粉，可作为老年人早餐的主食，另外，可以搭配豆浆一同食用。

早餐应以软的食物为主。因为早上老年人的胃肠功能处于休息状态，食欲会不佳，所以特别忌讳吃油腻、煎炸、干硬及刺激性食物，否则容易导致消化不良。主食一般吃含淀粉的食物，如馒头、豆包、玉米面窝头等，还要适当地增加一些蛋白质含量丰富的食物，如牛奶、豆浆、鸡蛋等，以及富含维生素C的食物，如蔬菜、果汁等，从而使老年人精力充沛。

午餐

午餐有"承上启下"的作用，既要补充早餐后3~5个小时的能量消耗，又要为下午3~4个小时的生活做好必要的营养储备。特别对于患糖尿病的老年人来说，如果午餐吃不好，下午3~5点就容易出现明显的低血糖反应，表现为头晕、嗜睡，甚至心悸、出虚汗等，严重的还会导致昏迷。因此，午餐应该吃好，还要吃饱。

午餐食物的选择大有学问，它所提供的能量应占全天总能量的35%，这些能量应来自足够的主食、适量的肉类、油脂和蔬菜。与早餐一样，午餐也不能吃得过于油腻。

晚餐

晚餐至少要在睡前2个小时进餐。如果晚餐吃得过多、过饱，人体不容易消化也会影响睡眠，而且多余的热量会合成脂肪在人体内贮存，易使人发胖。此外，摄入的热量过多会引起血胆固醇增高，容易诱发多种老年性疾病，同时也会增加胃肠等消化系统的负担，这对于老年人的健康很不利。因此，建议老年人晚餐少吃一些，摄取的热量不能超过全天摄取总热量的30%。

晚餐以清淡、容易消化为原则，主食可以选择粥、面条等，另外，搭配适量的蔬菜、肉类也是很有必要的。

② 老年人健康长寿八大饮食原则

很多老年人因为身体的原因，消化功能发生了变化，心血管系统和其他器官的功能也开始退化了，致使老年人出现难消化、难吸收等比较明显的特点，因此我们更应该注意老年人的饮食。那么，对于老年人来说，要如何进食才是健康的饮食之道呢？下面我们就来了解一下老年人健康长寿八大饮食原则。

饮食宜热

老年人的抵抗力差，如果吃冷食会引起胃壁血管收缩，供血减少，并反射性引起其他内脏血循环量减少，不利健康。因此，老年人的饮食应稍热一些，以适口进食为宜。

蔬菜宜多

新鲜蔬菜是老年人健康的朋友，它不仅含有丰富的维生素C和矿物质，还有较多的膳食纤维，可以保护心血管、防癌、防便秘。老年人每天的蔬菜摄入量应不少于250克。

饭菜宜香

老年人味觉、食欲较差，吃东西时常觉得缺滋少味。因此，为老年人做饭

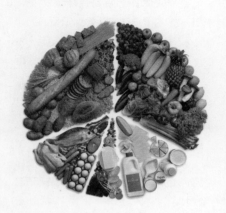

多种食物的合理搭配有利于老年人对各种营养物质的补充和吸收。

菜时，要注意色、香、味的搭配，以提高老年人的食欲。

饭菜宜软

老年人牙齿常有松动和脱落的现象，咀嚼肌变弱，消化液和消化酶分泌量减少，胃肠消化功能降低，因此，饭菜质地以软烂为好，可采用蒸、煮、炖、烩等烹调方法。选择食物时尽量避免纤维较粗、不易咀嚼的食品，如肉类可多选择纤维较短、肉质细嫩的鱼肉，另外，牛奶、鸡蛋、豆制品都是较佳的选择。

食物宜杂

"杂"指粗细粮要合理搭配，主食品种要多样化。由于谷类、豆类、鱼肉类等食品的营养成分不同，多种食物的合理搭配有利于各种营养物质的补充和吸收。

质量宜好

老年人体内代谢以分解代谢为主，需用较多的蛋白质来补偿组织蛋白的消耗，可多吃些鸡肉、鱼肉、兔肉、牛肉、猪瘦肉以及豆类制品，这些食品所含蛋白质均属优质蛋白质，营养丰富，容易消化。

吃饭宜早

"早"就是到了饭点得吃饭。另外，从中医的角度讲，上午7～9点是胃经当令的时候，所以早饭最好安排在这个时间。中医还说"胃不和则卧不安"，因此晚饭也应尽量早吃，晚餐吃得太晚，不仅会蓄积热量、影响睡眠，而且容易引起尿路结石。

食量宜少

古人常说"饭吃八分饱，少病无烦恼"，就是说每餐饭留那么一两口，给肚子余两分的空间。如果长期贪多求饱，既增加胃肠的消化吸收负担，又会诱发或加重心脑血管疾病。

3 老年人应少食多餐

一日三餐是我们的正常饮食习惯，它不仅可以保证人体每天生命活动所需的能量和营养，还符合人体消化系统的规律。同时，定时定量的三餐饮食，可以避免过多食物增加胰岛的负担而出现血糖上升过高的现象，还可以避免因进食间隔过长而出现低血糖的现象，对于糖尿病患者很有益处。

随着年龄的增长，老年人的咀嚼能力和吞咽能力减弱，食欲也会降低，每餐都吃不了多少东西，加上进食时间拖得较长，很多老年人的日常三餐都不能定量，也就无法达到身体必需的食物需求。因此，为了每天摄取足够的热量和营养，可以在3次主餐之间加餐，把每天的饮食分成5餐或者6餐进行，少食多餐。

老年人在遵循少食多餐的饮食原则之外，还要特别注意主餐与加餐的区别。每天的日常三餐，即早餐、午餐、晚餐，都是主餐，老年人所需的大部分能量和营养主要是从主餐中得到的，而在主餐中无法获取的营养物质，或者还缺乏的能量才能依靠加餐来摄取，千万不能将加餐当成主餐。

加餐的时间可以选在上午的10点左右以及下午的3点左右，加餐的食物以水果、点心为主，注意不要食用过量。

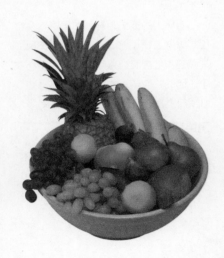

老年人可以选用一些新鲜水果作为加餐的食物，注意不要过量食用。

④ 老年人补充蛋白质有窍门

蛋白质是生命的物质基础，没有蛋白质就没有生命。蛋白质可分为动物性蛋白质和植物性蛋白质，其中动物性蛋白质的主要来源是畜禽类的肉以及蛋、奶、鱼肉等，而植物性蛋白质的来源主要是米面类、豆类等。

由于动物性蛋白质的食物含有的胆固醇和饱和脂肪酸较高，老年人在摄取营养价值较高的动物性蛋白质的同时，不可避免地会吸收很多胆固醇和饱和脂肪酸，这对于老年人的身体健康是不利的。而植物性蛋白质的胆固醇和脂肪酸的含量相对很少，如果将其与动物性蛋白质混合吸收，就能提高其吸收利用率和营养价值。因此，老年人每天应限制动物性蛋白质食物的摄取量，并且要在饮食中添加富含植物性蛋白质的食物进行营养补充。

富含植物性蛋白质的食物首选豆制品。豆制品主要是以黄豆、绿豆、豌豆等豆类为原料加工制作而成的，日常食用的主要有豆浆、豆腐，及其再制品，如腐竹等。经研究发现，豆制品所含的人体必需氨基酸与动物性蛋白质相似，同时还含有丰富的钙、磷、铁、锌等矿物质，以及维生素B_1、维生素B_2等营养成分。与富含动物性蛋白质的食物相比，豆制品的优势还在于其不含胆固醇，非常适合老年人食用。另外，对于患有肥胖、动脉硬化、高血压、冠心病等疾病的老年人来说，豆制品可以说是获取蛋白质营养的最佳来源。

⑤ 老年人每天要吃适量水果

水果是指部分可食用的植物果实和种子，通常多汁液且有甜味，含有丰富的营养，能促进消化。水果是人们日常生活中不可缺少的食物，它除了能补充人体所需要的多种维生素外，还含有丰富的膳食纤维，既可以促进胃肠蠕动和消化腺分泌，又能有效地预防肠癌。所以，为了身体健康，老年人每日适量地吃些水果是非常有益的。

但是，水果却常被老年人忽略。根据相关调查显示，我国老年人不管是男性还是女性，每天吃的水果基本不足两种，有些地区的老年人吃得更少甚至不吃。从营养学角度出发，这对老年人的健康是极为不利的。为了保证身体健康，建议老年人每天至少吃350克的水果。

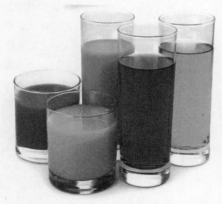

老年人每天吃些水果对身体有益，食用水果时，可将水果打成果汁饮用。

由于老年人咀嚼能力的衰退，一些质地较软的水果，如香蕉、西瓜、水蜜桃、木瓜、芒果、猕猴桃等都很适合老年人食用。老年人食用水果时，可以把水果切成薄片或是以汤匙刮成水果泥食用。如果要打成果汁，就应该注意控制分量，适当加些凉开水稀释。

6 老年人白天应补充足够的水分

因为担心尿失禁或是夜间频繁跑厕所，不少老年人白天不大喝水。其实，老年人白天应补充足够的水分，因为充足的水分不仅可以保证血流通畅，改善各器官的血液循环，有助于胃肠及肝、肾的代谢，促进体内废物排出，还能提高机体防病抗病能力，减少某些老年性疾病的发生，从而有效延缓衰老进程。

一般来说，老年人每天需要补充2500～3000毫升的水（包括进食菜汤及果汁等饮料），如果是在夏季出汗较多的情况下，可以适当增加饮水量。不过，老年人饮水要少量多次。当然也可以泡一些花草茶变化一下口味，但尽量不要放糖。晚餐之后，则可以适当减少水分的补充，这样就可以避免因夜间排尿而影响睡眠质量。

7 老年人宜吃些补脾益肾的食物

《养老奉亲书》中说："高年之人，真气耗竭，五脏衰弱，全赖饮食以资气血。"老年人五脏虚弱、气血不足，而老年人补养又以调补脾肾最为重要。

脾主运化，为后天之本、气血生化之源。脾胃虚弱，则气血不能生化，先天失之充养而致衰老，抗病能力也随之减弱，百病继而丛生。补脾健胃对延缓衰老、增强脏腑功能、防病抗病都有积极作用，对平素脾胃虚弱的老年人更为有益。日常生活中的食物，诸如山药、茯苓、红枣、芡实、扁豆、薏米、栗子、糯米、黑米、高粱、燕麦等都具有健脾补气的作用，老年人宜常吃。另一方面，情志对人体维持正常生理活动起着协调作用，也关系着脾胃的健康，老年人要保持乐观豁达的心情，避免情志抑郁，否则会损伤脾胃之气。

此外，中医认为人过中年，肾气已衰减一半，故补肾在抗衰防老、延年益

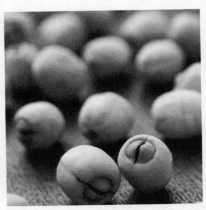

莲子是补益肾气的食物，老年人食用可调补脾肾。

寿中占有重要的地位。对于老年人饮食养生来说，要补脾健胃之外，还应注意补肾。根据阴虚、阳虚的不同，补肾又分为补肾益精和补益肾气两种，日常生活中常用的补肾益精的食物包括海参、牡蛎肉、淡菜、甲鱼肉、鱼鳔、黑芝麻、桑葚等；补益肾气的食物有核桃、冬虫夏草、莲子、猪肾、虾等。补肾可与补脾同时进行，即所谓的"补先天以养后天"。

8 老年人膳食中可以加点藻类食物

人到老年，身体内的微量元素流失速度加快，易导致微量元素缺乏症。而日常的饮食又不能完全满足人体对微量元素的需求，此时不妨多食用些藻类食物，如紫菜、龙须菜、裙带菜、马尼藻、海带等，以使体液保持弱碱性。

另据了解，海藻类食物含有的优质蛋白质、不饱和脂肪酸，正是糖尿病、高血压、心脏病患者所需要的。如海带中的甘露醇有脱水、利尿的作用，可治疗老年性水肿、肾功能衰竭、药物中毒；紫菜中的牛磺酸可预防老年人的大脑衰老。此外，海藻类食物还能滤除锶、镭、镉、铅等致癌物质，有预防癌症的功效，老年人不妨多多食用。

9 老年人要控制油脂摄取量

老年人由于身体的特殊性，摄取的油脂要以植物油为主，动物性油脂（猪油、牛油等）应尽量少吃，最好是多不

饱和脂肪（花生油、橄榄油等）和单不饱和脂肪（玉米油、葵花籽油等）轮换着食用，以保证各种脂肪酸的均衡摄入。甜点糕饼类的零食属于高脂肪食物，油脂含量很高，老年人应该少吃。另外，烹调食物时，要尽量避免采用油炸的方式。因为多不饱和脂肪酸是人体细胞膜的重要原料之一，但是最不稳定，在高温下，最容易被氧化变成有毒物质。

10 老年人不能长期吃素

有相当一部分老年人认为吃素对健康有益，可以长寿。因此，他们只吃素不食荤，结果造成了营养不良。

人体所需的营养物质都是通过饮食摄入的，应该坚持荤素搭配，使人体摄入的营养全面均衡，从而达到养生延寿的目的。为了维持新陈代谢和日常生活的需要，人体必须每天从饮食中摄入足够的糖类、蛋白质、脂肪、维生素和矿物质。除了素食外，动物蛋白质也含有丰富的人体必需的氨基酸，营养价值极高，属于优质蛋白质，极易被人体吸收

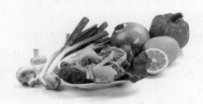

老年人饮食应荤素搭配，如果长期吃素会造成营养不良。

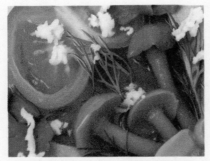

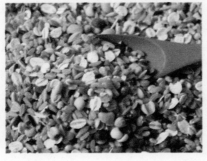

元素的摄入不足有关。植物性食物中虽然也含有锰元素，但是人体很难吸收。有些老年人出现周身骨痛、乏力、驼背、骨折等病症，甚至出现思维迟钝、感觉不灵等现象，都与锰元素缺乏有一定的联系。肉类食物中虽然含锰元素较少，但很容易被人体吸收。所以，适当吃些肉是摄取锰元素的重要途径。

11 老年人不宜用铝或铝合金餐具进食

铝及其合金曾经被广泛地应用，起初还用于餐具的制造上。但科学家研究发现，阿尔茨海默症发病的主要原因是铝元素在人体，特别是在大脑皮层内沉积所致。其主要表现为智能障碍、精神错乱、步态失调、意识混沌、言语颠倒，等等。

因此，老年人应尽量不使用铝或铝合金餐具，特别是不要用铝质餐具长时间存放腌制食品或咸、酸、碱性食物及菜肴，以减少铝元素的摄入量。

12 老年人不宜暴饮暴食

《黄帝内经》中说"饮食有节，起居有常"，这是养生、长寿、抗衰老的重要原则。《黄帝内经》中还说"饮食自备，肠胃乃伤"。饮食过多，会损伤肠胃，这是大家都知道的道理。老年人由于消化功能减退，解毒能力低下，血管弹性变弱，尤其不少人动脉硬化，更经不起暴饮暴食所带来的危害。暴饮暴食会严重地破坏老年人的饮食平衡，加

和利用。

纯素食品所含的蛋白质、脂肪等营养成分，不能满足机体新陈代谢的需要。而长期素食者，其机体得不到充分的动物蛋白质，会使体内营养素比例发生紊乱，蛋白质入不敷出，会造成人体消瘦、贫血、消化不良、精神不振、记忆力下降、性功能和免疫功能降低、内分泌代谢功能发生障碍，并且容易感染疾病，易发生肿瘤，加速老年人早衰。临床医学表明，蛋白质不足是引起消化道肿瘤的一个危险因素，特别是肾功能不良的老年人，摄入过多的植物蛋白质还会加重肾功能的损害，引起血氨升高。

另外，头发变白、牙齿松动脱落、骨质疏松及心血管疾病的发生，都与锰

重肠胃负担，会引起消化不良，以致引起胃痛、呕吐、腹胀、嗳气等症状，严重者可导致胃炎、肠炎、胰腺炎、胃穿孔等。此外，还可导致营养过剩，比如，老年人摄入脂肪过多，脂肪和胆固醇在血管壁上就会不断沉积，导致血管硬化，失去弹性及收缩力，甚至引起管腔狭小、心绞痛或心肌梗死等严重疾病。所以在饮食时，宜定时定量，注意饥饱得当，适可而止，让自己处于不饥不饿的状态，可维持胃肠的正常功能，有利于消化吸收。

⑬ 老年人不要懒于咀嚼

咀嚼可刺激自主神经，使营养代谢活跃，帮助消化，造成饱腹感。人上了年纪，由于牙齿不太好，常会吃柔软或容易消化的食物，懒于咀嚼，这样反而不利于老年人的身体健康。主要原因有二：一是缺少咀嚼不利食物营养的消化和吸收，咀嚼的目的是把食物磨碎，并使食物与唾液充分搅匀，使之在口腔中得到初步消化，便于身体吸收营养成分，而"狼吞虎咽"却使这个过程大大缩短；二是懒于咀嚼会丧失人体应有的生理性刺激，影响牙齿的健康。

所以，老年人应适当进行咀嚼，这样不仅可以预防牙齿老化，而且咀嚼后的唾液有抗菌、杀菌、净化、溶解的作用，还有保护口腔黏膜等作用。

⑭ 老年人不宜偏食

老年人由于味觉的衰退以及食欲不好，饮食常有偏食的习惯，喜欢吃某一种食物，这种习惯是应该纠正的。因为食物有五味，偏食则对身体不利。因此，食物不仅要清淡、忌腻、忌咸，还要做到食物的合理搭配，才能使老年人在各种食物中得到不同的营养素，以满足其生理功能的基本需求。

在老年人的膳食中，首先要保证足够的蛋白质，宜低脂肪、低盐、碳水化合物以谷物为主，还要有丰富的维生素和足量的膳食纤维，并要有充足的水分，做到食物多样化与营养的合理搭配，才能真正有利于老年人防病养生。

⑮ 老年人不宜常吃精米、精面

生活水平提高了，现代人的食物也变得越来越精细。很多老年人都以精细加工的米面为主食。但是，如果长期只

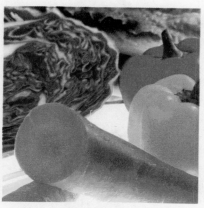

在老年人的膳食中，一定要保证足够的蛋白质，还要有丰富的维生素和足量的膳食纤维。

21

吃这些精细的食物非常容易造成老年人营养缺乏。精米、精面在加工过程中，糠麸明显减少，其中的膳食纤维也会减少，营养价值也大大降低。而在膳食中缺乏食物纤维，是导致结肠癌、高胆固醇血症、糖尿病以及便秘、痔疮等病的直接或间接病因。因此，老年人更需要食用"完整食品"。

"完整食品"是指未经过细加工的食品或经过部分加工的食品，其所含营养物质尤其是微量元素更丰富，多吃这些食品可保证老年人的营养供应。相反，一些经过细加工的精米、精面，所含的微量元素和维生素常常已流失掉。而且只吃精米、精面的人，往往缺乏人体所需的微量元素和维生素。

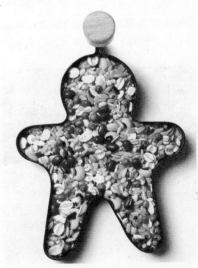

老年人不宜只吃精米、精面，宜粗细搭配，而且粗粮里反而含有更多的营养素。

由此可见，老年人不宜只吃精米、精面，宜粗细搭配，尤其不要因为刻意追求精制而使得某些营养元素吸收不够，要知道，粗粮里反而含有更多的营养素。

16 饮食调养有利老年人健康

患有营养不良、贫血、肝病或肾病的老年人，常常会面色苍白或萎黄、晦暗，而这些通过饮食调养是可以改善的。饮食调养既可补充人体必需的营养素，又可防治各种不利于人体健康的疾病。只有全面合理地从食物中摄取平衡的膳食营养，才能够达到健体强身的功效。对不同体质、体形和患有不同疾病的老年人来说，应该根据自己的情况合理地利用饮食来进行调养和治疗。

17 老年人不宜吃厚味食物

老年人的脾胃一般都较虚弱，中医认为，脾开窍于口，反映到口味上就是味觉不灵敏。这正如现代医学所说，随着年龄的增长，味蕾越来越少，味觉功能逐渐退化，导致味觉日益迟钝，所以，有些老年人喜食厚味食物，长期这样，对身体健康极为不利。

老年人肾气已虚，脾胃也弱，如果日常饮食不当，更容易伤身。若多吃浓厚味道的食品，容易使脾胃功能受损，营养成分不能被消化吸收。而且太甜、太酸、太咸、太辣等厚味食物都有损于健康。比如，现代医学研究已经发现，高血压、动脉硬化、心肌梗死、肝硬化、脑卒中以及肾病发生率的增加，与

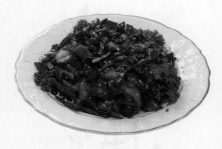

老年人若多吃浓厚味道的食物，容易使脾胃功能受损，营养成分不能被消化吸收。

过量食盐有密切关系。因为盐起着高血压触发剂的作用，如过食咸味，使细胞内盐分蓄积，就会破坏神经细胞和血管的平滑肌，使血管狭窄，血压升高。此外，人们在日常生活中，若过多食盐，轻则口渴、胃部灼热疼痛，重则呕吐、腹泻，牙龈肿而出血，所以中医认为"咸少促人寿"。吃糖多则可使血脂升高，从而引起糖尿病。高糖饮食还可导致肥胖，易引发心血管疾病、胆结石。太辣、太酸，也都会刺激或损伤胃肠黏膜，引起胃肠慢性炎症。以上所述，可见厚味食物对老年人有害无益。

老年人因身体老化而导致的食欲不振，不应用"厚味"来解决。最好的办法，是要多渠道地增强食欲。首先，可以在烹调时将不同颜色、味道的食品加以搭配，做到"色美味鲜"；其次，应该改善进食环境，且不酗酒，不吸烟，减少对消化道的刺激；再次，吃饭要定时定量，且不要让主餐之外的零食打乱定时进食习惯，导致食欲的减退；最后，每吃一口饭要细嚼慢咽。不少食物需要细嚼，才能体验到其鲜美味道。同时，还可刺激产生大量唾液，提高口感，有利营养物质的吸收。

18 老年人饭后不宜马上吃水果

日常食物中的主要成分是脂肪、碳水化合物和蛋白质等，这些食物在胃里的滞留时间大致为：碳水化合物为1个小时左右，蛋白质（蛋白质食品）为2~3个小时，脂肪为5~6个小时。

如果老年人在饭后马上吃水果，消化慢的淀粉、蛋白质和脂肪会影响水果的消化。这些水果要在胃部停留一两个小时或更长的时间，与消化液产生化学作用，分解后才进入小肠吸收，所以，饭后进食的水果大部分会停滞在胃内。

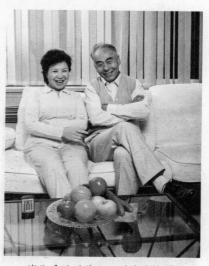

消化系统功能不好的老年人在饭后不宜吃水果。

而水果的主要成分是果糖，在胃内的高温下产生发酵反应甚至腐败变化，会生成酒精，甚至产生毒素，使人体出现胀气、便秘等症状，给消化道带来不良影响。久而久之，会引起种种疾病，包括肠胃不适、消化不良、腹痛等。

另外，水果中还含有类黄酮化合物，如果水果没能及时地进入小肠被消化吸收，被食物阻隔在胃内后，经胃内的细菌作用转化为二羟苯甲酸，而摄入的蔬菜中含有硫氰酸盐，在这两种化学物质作用下，会干扰甲状腺功能，可导致非碘性甲状腺肿大。

因此，消化系统功能不好的老年人在饭后不宜吃水果。

19 老年人饭后不宜喝浓茶

很多老年人都有饭后喝茶的习惯，认为这样可以促进消化。实际上，这并不是个好习惯，而且医生也告诫我们：饭后不宜喝茶，尤其是浓茶。

茶叶中含有大量单宁酸，饭后喝茶，会使刚刚吃进的还没有消化的蛋白

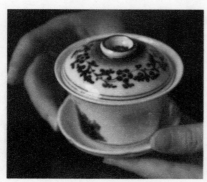

老年人饭后不宜喝茶，特别是浓茶。

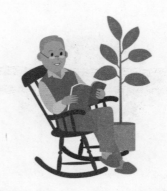

质和鞣酸结合在一起形成沉淀物，影响蛋白质的吸收。此外，茶叶中还含有大量的鞣酸，这些物质进入胃肠道后，会抑制胃液分泌进而影响肠液的分泌，从而导致消化不良。鞣酸还会与肉类、蛋类、豆制品、乳制品等食物中的蛋白质产生作用，形成不易被消化的鞣酸蛋白凝固物，会引起胃功能失常，导致消化不良。此外，茶叶中的茶碱具有抑制小肠吸收铁的作用，久之会引发缺铁性贫血。

需要提醒老年朋友的是，如果吃的食物中含有金属元素，如铁、镁等，鞣酸还有可能与之发生反应，长年累月就有可能形成结石。

所以，老年人饭后不宜喝茶，特别是浓茶。每日饮茶最好也不超过5克，肾功能不良的老年人更要提高警惕，不要大量饮茶。

20 老年人饭后不宜松皮带

不少老年人有饭后松皮带的习惯，觉得那样会使腹部舒服，更利于消化。其实，进食后的腹腔内压力本来就比较

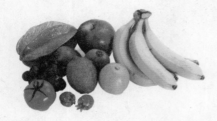

21 老年人饭后不宜立即睡觉

我国有句养生格言，"饮食而卧，乃生百病"。人在吃饱饭后很容易犯困，这是因为身体里的血量是相对固定的，饭后人体的大量血液涌向肠胃，供消化之用，大脑的血容量就会减少，血压也随之下降，这时人体就会有昏昏欲睡的感觉，如果在这个时候睡觉，很容易因脑供血不足而形成血栓、脑卒中等。

一般来说，食物进入胃肠道后，1～2个小时内达到吸收高峰，4～6个小时才能完全排空。吃饱饭后，肠胃功能正在发挥其旺盛的作用，而人在睡着的时候，大部分机体组织器官开始进入代谢缓慢的"休整"状态，两者持久矛盾的状态，很容易引起消化功能的紊乱和营养吸收不良，许多人会因为营养过剩而导致肥胖。

大，此时松开皮带，会使腹腔内压力突然下降，致使消化器官和韧带的负荷增大，而此时消化道的支持作用又会相应减弱，胃肠在刺激作用下不得不加剧蠕动，这样有可能造成肠扭转、肠梗阻，严重的会导致胃下垂等疾病。

如果实在是吃多了不舒服，可以慢慢地走一走。但是，不建议老年人过量进食，因为吃下的食物超过胃本身的容积，使食物在短时间内无法消化，久之会破坏胃部的正常运动规律，可能引发胃炎、功能性消化不良等疾病。

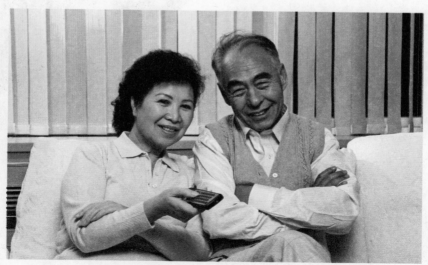

老年人饭后不宜马上睡觉，应在饭后2个小时后再睡觉。

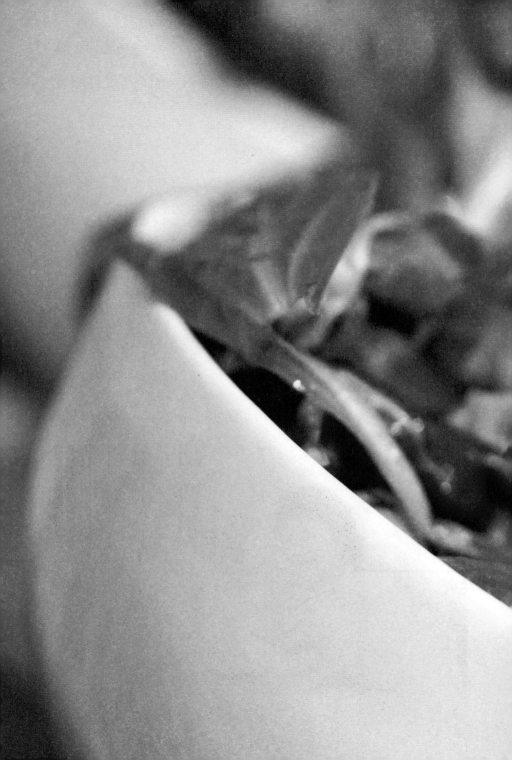

第二章

老年人

宜补充的营养素

　　老年人宜补充的营养物质有蛋白质、脂肪、碳水化合物、维生素、矿物质等。如果老年人体内缺乏某种必需的营养素，对身体健康会有一定的影响。当然，过量摄取这些营养素，对身体健康也是不利的。因此，老年人既要保证这些营养素的足量摄取，又不能过多地摄入。本章重点介绍20种老年人必须补充的营养素，以便老年朋友们参考。

1 蛋白质

走近蛋白质

蛋白质是组成人体的重要成分之一，约占人体重量的18%。食物中蛋白质的各种人体必需氨基酸的比例越接近人体蛋白质的组成，越易被人体消化吸收，其营养价值就越高。一般来说，动物性蛋白质在各种人体必需氨基酸组成的比例上更接近人体蛋白质，属于优质蛋白质。

蛋白质的作用

蛋白质是生命的物质基础，是机体细胞的重要组成部分，是人体组织更新和修复的主要原料。人体的每个组织，如毛发、皮肤、肌肉、骨骼、内脏、大脑、血液、神经、内分泌系统等都是由蛋白质组成的。随着年龄的增长，老年人体内蛋白质的分解代谢会逐步增加，合成代谢会逐步减少。因而，老年人适当补充蛋白质对于维持机体正常代谢，补偿组织蛋白消耗，增强机体抵抗力，具有重要作用。

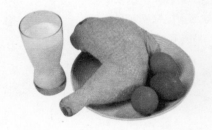

蛋白质的主要来源是肉、蛋、奶和豆类食品。

食物来源

蛋白质的主要来源是肉、蛋、奶和豆类食品。含蛋白质多的食物包括：畜肉类，如牛、羊、猪、狗肉等；禽肉类，如鸡、鸭、鹌鹑肉等；海鲜类，如鱼、虾、蟹等；蛋类，如鸡蛋、鸭蛋、鹌鹑蛋等；奶类，如牛奶、羊奶、马奶等；豆类，如黄豆、黑豆等。此外，芝麻、瓜子、核桃、杏仁、松子等干果类食品的蛋白质含量也很高。

建议摄取量

在70岁之前，老年人每天的蛋白质摄取量应不低于50克，大致与成年期持平。但70岁之后，老年人就应该适当减少蛋白质的摄取量。

2 脂肪

走近脂肪

老年人身体内部的消化、新陈代谢要有能量的支持才得以完成。这个能量的供应者就是脂肪。脂肪是由甘油和脂肪酸组成的甘油三酯。脂肪酸分为饱和脂肪酸和不饱和脂肪酸两大类。亚麻油酸、次亚麻油酸、花生四烯酸等均属在人体内不能合成的不饱和脂肪酸，只能由食物供给，又称作必需脂肪酸。必需脂肪酸主要含在植物油中，在动物油脂中含量较少。

脂肪的作用

脂肪是构成人体组织的重要营养物质，在大脑活动中起着重要的、不可替代的作用。脂肪具有为人体储存

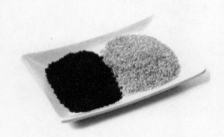

　　芝麻含有丰富的脂肪，可为老年人提供身体所需的热量。

并供给能量，保持体温恒定及缓冲外界压力、保护内脏等作用，并可促进脂溶性维生素的吸收，是身体活动所需能量的最主要来源。

食物来源

　　富含脂肪的食物有花生、芝麻、蛋黄、动物类皮肉、花生油、大豆油等。要多选含不饱和脂肪酸较多的植物性油脂，因为它可以降低血中胆固醇含量，并且维持血液、动脉和神经系统的健康。

建议摄取量

　　因为脂肪可以被人体储存，所以老年人不需要刻意增加摄入量，只需要按平常的量摄取即可，每日大约为20克。

❸ 碳水化合物

走近碳水化合物

　　碳水化合物是人类从食物中取得能量最经济和最主要的来源。食物中的碳水化合物分成两类：人可以吸收利用的有效碳水化合物，如单糖、双糖、多糖

和人不能消化的无效碳水化合物。碳水化合物是一切生物体维持生命活动所需能量的主要来源。它不仅是营养物质，而且有些还具有特殊的生理活性，例如，肝脏中的肝素有抗凝血作用。

碳水化合物的作用

　　碳水化合物是人体能量的主要来源。它具有维持心脏正常活动、节省蛋白质、维持脑细胞正常功能、为机体提供热量及保肝解毒等作用。

食物来源

　　碳水化合物的食物来源有粗粮、杂粮、蔬菜及水果，具体有大米、小米、小麦、燕麦、高粱、西瓜、香蕉、葡萄、核桃、杏仁、榛子、胡萝卜、红薯等。

建议摄取量

　　由于老年人体内胰岛素对血糖的调节功能降低，食糖过多容易发生血糖升

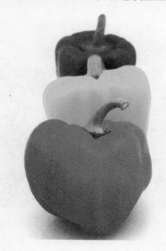

高、血脂增加。所以，建议老年人对碳水化合物的摄取量为每日150~250克，但需要根据具体情况作适当调整。

4 膳食纤维

走近膳食纤维

膳食纤维是一般不易被消化的食物营养素，主要来自于植物的细胞壁，包含纤维素、半纤维素、树脂、果胶及木质素等。

膳食纤维的作用

膳食纤维是人们健康饮食不可缺少的，在保持消化系统的健康上扮演着重要的角色。摄取足够的膳食纤维也可以预防心血管疾病、癌症、糖尿病以及其他疾病。膳食纤维有增加肠道蠕动、增强食欲、减少有害物质对肠道壁的侵害、促使排便通畅、减少便秘及其他肠道疾病的发生的作用。同时，膳食纤维还能降低胆固醇，以减少心血管疾病的发生，阻碍碳水化合物被快速吸收以减缓血糖升高。

食物来源

膳食纤维的食物来源有糙米和精米，以及玉米、小米、大麦等杂粮。此外，根菜类和海藻类中膳食纤维含量较多，如牛蒡、胡萝卜、薯类和裙带菜等。

建议摄取量

危害老年人健康最严重的疾病是脑血管疾病、恶性肿瘤和心血管疾病，此外，糖尿病在老年人中患病率较高，老年性便秘亦是老年人比较苦恼的常见病。因此，老年人不可忽视对膳食纤维的摄入，每日建议摄入量为15~20克。

5 维生素A

走近维生素A

维生素A的化学名为视黄醇，是最早被发现的维生素，是脂溶性维生素，主要存在于海产鱼类的肝脏中。维生素A有两种：一种是维生素A醇，是最初的维生素A形态（只存在于动物性食物中）；另一种是β-胡萝卜素，在体内转变为维生素A的预成物质（可从植物性及动物性食物中摄取）。

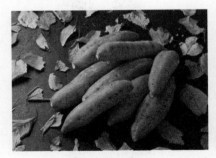

红薯含有丰富的膳食纤维，可以增加肠道蠕动，防治便秘。

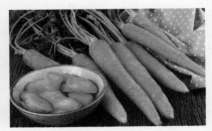

胡萝卜中富含的维生素A可保持皮肤、骨骼、牙齿、毛发健康生长。

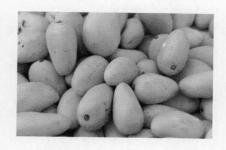

维生素A的作用

维生素A具有维持人的正常视力，维持上皮组织健全的功能，可保持皮肤、骨骼、牙齿、毛发健康生长。

食物来源

富含维生素A的食物有鱼肝油、牛奶、胡萝卜、杏、西蓝花、木瓜、蜂蜜、香蕉、禽蛋、大白菜、荠菜、西红柿、茄子、南瓜、韭菜、绿豆、芹菜、芒果、菠菜、洋葱等。

建议摄取量

男性老年人维生素A每日摄入量建议为800微克，女性老年人建议每日摄入量为700微克。长期大剂量摄入维生素A会使肝脏受到损害，还会导致其他疾病，因此要适量摄入。

⑥ 维生素B₁

走近维生素B₁

维生素B₁又称硫胺素或抗神经炎素，对神经组织和精神状态有良好的影响，因此也被称为精神性的维生素。

维生素B₁的作用

维生素B₁是人体内物质与能量代谢的关键物质，具有调节神经系统生理活动的作用，可以维持食欲和胃肠道的正常蠕动以及促进消化。

食物来源

富含维生素B₁的食物有谷类、豆类、干果类、硬壳果类，其中尤以谷类的表皮部分含量最高，所以谷类加工时碾磨精度不宜过细。蛋类及绿叶蔬菜中维生素B₁的含量也较高。

建议摄取量

老年人适当地补充一些维生素B₁可预防脚气、增加食欲。推荐摄入量为每日1.3毫克。

⑦ 维生素B₂

走近维生素B₂

维生素B₂又叫核黄素，由异咯嗪与核糖组成，纯维生素B₂为黄棕色针状晶体，味苦，是一种促生长因子。维生素B₂是水溶性维生素，容易消化和吸收，被排出的量随体内的需要以及蛋白质的流失程度而有所增减。它不会蓄积

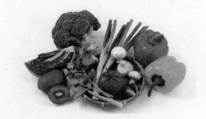

新鲜蔬菜与水果中都含有维生素B₂，只要不偏食、不挑食，老年人一般不会缺乏。

在体内，所以时常要以食物或营养补品来补充。如果维生素B2摄入不足，蛋白质、脂肪、碳水化合物等所有能量代谢都无法顺利进行。

维生素B₂的作用

维生素B₂参与体内生物氧化与能量代谢，在碳水化合物、蛋白质和脂肪等的代谢中起重要的作用，可提高机体对蛋白质的利用率，促进生长发育，维护皮肤和细胞膜的完整性，具有保护皮肤毛囊黏膜及皮脂腺，消除口舌炎症，增进视力等功能。

食物来源

维生素B₂的食物来源有奶类、蛋类、鱼肉、肉类、谷类、新鲜蔬菜与水果等动植物食物。只要不偏食、不挑食，老年人一般不会缺乏维生素B₂。

建议摄取量

建议男性老年人每天摄取1.4毫克，女性老年人每天摄取1.2毫克。

8 维生素B₆

走近维生素B₆

维生素B₆又称吡哆素，是一种水溶性维生素，遇光或碱易被破坏，不耐高温。维生素B₆是几种物质的集合，是合成抗体和红细胞的必要物质，摄取高蛋白食物时要增加它的摄取量。多吃蔬菜可以提高肠内的细菌合成维生素B₆的能力。另外，在消化维生素B₁₂时维生素B₆是必不可少的。

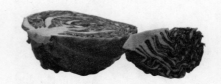

老年人食用富含维生素B₆的食物，有助降低血中胆固醇含量。

维生素B₆的作用

维生素B₆不仅有助于体内蛋白质、脂肪和碳水化合物的代谢，还能帮助转换氨基酸，形成新的红细胞、抗体和神经递质，有调节体液、稳定神经系统、利尿以及维持骨骼肌肉正常功能的作用。此外，维生素B₆还能降低血中胆固醇含量，有预防动脉粥样硬化的作用。

食物来源

维生素B₆的食物来源很广泛，动物、植物中均含有，如绿叶蔬菜、黄豆、包菜、糙米、蛋、燕麦、花生、核桃、鸡肉、猪肉和鱼肉等。

建议摄取量

如果老年人服用过量维生素B₆或服用时间过长，会对它产生依赖性，因此建议每日摄取2毫克为宜。

9 维生素B₁₂

走近维生素B₁₂

维生素B₁₂又叫钴胺素，是人体造血原料之一，它是唯一含有金属元素钴的维生素。维生素B₁₂与四氢叶酸（另外一种造血原料）的作用是相互联系的。维生素B₁₂呈红色，容易溶于水和乙醇中，耐热，在强酸、强碱及光照下不稳定。

维生素B₁₂是由微生物合成的，当其进入消化道后，在胃内通过蛋白水解酶作用而游离出来，游离的维生素B₁₂与胃底壁细胞所分泌的内因子结合后进入肠道，在钙离子的保护下，在回肠中被吸收进入血液循环，运送到肝脏，被储存或利用。

维生素B₁₂的作用

维生素B₁₂作为人体重要的造血原料之一，有预防贫血和维护神经系统健康的作用，还有消除烦躁不安的情绪、集中注意力、提高记忆力的作用。另外，通过对其生理功能的研究发现，维生素B₁₂是一种人体重要的营养素，参与体内多种代谢，还可有效预防阿尔茨海默病、抑郁症等疾病，对保持老年人身体健康起着重要作用。

食物来源

维生素B₁₂含量很丰富的食物包括动物的内脏，如牛羊的肝、肾、心脏，以及牡蛎类等；维生素B₁₂含量较丰富的食物还有奶及奶制品，部分海产品，如蟹类、沙丁鱼、鳟鱼等；维生素B₁₂含量较少的食物有鸡肉、海产品中的龙虾、剑鱼、比目鱼、扇贝，以及发酵食物。

建议摄取量

老年人每日摄入维生素B₁₂的推荐量为2.4微克。

🔟 维生素C

走近维生素C

维生素C又叫抗坏血酸，是一种水溶性维生素，普遍存在于蔬菜水果中，老年人可以从膳食中获得维生素C，但容易因外在环境改变而遭到破坏，很容易流失。维生素C由于其美肤作用而被大家熟知，它关系到毛细血管、肌肉和骨骼的形成。此外，它还能够防治坏血病，可作为细胞之间的黏连物，在人体代谢中具有多种功能，参与许多生化反应，促进机体蛋白质的合成，特别是结缔组织中胶原蛋白质和其他黏合物质的合成。

维生素C的作用

维生素C可以促进伤口愈合、增强机体抗病能力，对维护牙齿、骨骼、血管、肌肉的正常功能有重要作用。同

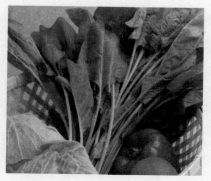

维生素C主要来源于新鲜蔬菜和水果，有增强机体抗病能力的作用。

时，维生素C还可以促进铁的吸收，可以改善贫血、提高免疫力。

食物来源

维生素C主要来源于新鲜蔬菜和水果，水果中以柑橘、草莓、猕猴桃、鲜枣等含量较高；蔬菜中以西红柿、豆芽、白菜、青椒等含量较高。其他蔬菜也含有较丰富的维生素C，蔬菜中的叶部比茎部含量高，新叶比老叶含量高，有光合作用的叶部含量最高。

建议摄取量

老年人每日应摄入100毫克维生素C。

11 维生素D

走近维生素D

维生素D又称胆钙化醇、固化醇，是脂溶性维生素，是老年人不可缺少的一种重要维生素。维生素D被称作阳光维生素，人体皮肤只要适度接受太阳光照射便不会匮乏维生素D。维生素D也被称为抗佝偻病维生素，是人体骨骼正常生长的必需营养素，其中最重要的有维生素D_2和维生素D_3。维生素D_2的前体是麦角醇，维生素D_3的前体是脱氢胆固醇，这两种前体在人体组织内是无效的，当受到阳光的紫外线照射以后才能转变为维生素D。

维生素D的作用

维生素D是钙、磷代谢的重要调节因子之一，可以提高机体对钙、磷的吸收，促进生长和骨骼钙化，健全牙齿，并可防止氨基酸通过肾脏损失。

食物来源

维生素D的来源并不是很多，鱼肝油、沙丁鱼、小鱼干、动物肝脏和蛋类，以及添加了维生素D的奶制品等都含有较为丰富的维生素D。其中，鱼肝油是最丰富的来源。另外，通过晒太阳也能获得人体所需的维生素D。

建议摄取量

建议老年人每日摄入量为10微克，可耐受最高摄入量为每日20微克。

12 维生素E

走近维生素E

维生素E又名生育酚，是一种脂溶性维生素，其在人体内可保护其他可被氧化的物质，接触空气或紫外线照射则缓缓氧化变质。维生素E是一种很重要的血管扩张剂和抗凝血剂，在食用油、水果、蔬菜及粮食中均存在。

近年来，维生素E被广泛应用于抗

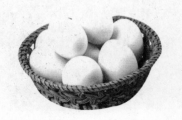

鸡蛋中含有较为丰富的维生素D，老年人食用有助于骨骼和牙齿健康。

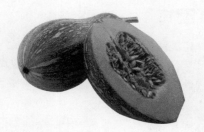

南瓜是维生素E的主要食材来源，老年人平时可以多食用南瓜。

衰老方面，被认为可消除脂褐素在细胞中的沉积，改善细胞的功能，减缓组织细胞的衰老过程。

维生素E的作用

维生素E是一种很强的抗氧化剂，可以改善血液循环、修复组织，对延缓衰老、预防癌症及心脑血管疾病非常有益，另外，它还有保护视力、提高人体免疫力、预防不孕等功效。

食物来源

含有丰富的维生素E的食物有核桃、糙米、芝麻、蛋类、牛奶、花生、黄豆、玉米、鸡肉、南瓜、西蓝花、杏、蜂蜜，以及坚果类食物、植物油等。

建议摄取量

建议老年人每日摄入维生素E为30毫克。

13 维生素K

走近维生素K

维生素K是脂溶性维生素，是促进血液正常凝固及骨骼生长的重要维生素，是形成凝血酶原不可缺少的物质，有"止血功臣"的美誉。维生素K是经肠道吸收，在肝脏产生凝血酶原及一些凝血因子，而起到凝血作用的。

维生素K的作用

人体对维生素K的需要量非常少，但它对促进骨骼生长和血液正常凝固具有重要作用。维生素K在细胞中有助于葡萄糖磷酸化，促进糖类吸收利用，并有助于骨骼中钙质的新陈代谢，对肝脏中凝血物质的形成起着重要的作用。它可以减少女性月经期大量出血，防止内出血及痔疮，还可以预防骨质疏松症。

食物来源

鱼肝油、蛋黄、奶酪、海藻、莲藕、菠菜、包菜、莴苣、西蓝花、豌豆和大豆油等均是维生素K很好的膳食来源。

建议摄取量

建议老年人每日摄入维生素K为70~140微克。

14 维生素P

走近维生素P

维生素P是由柑橘属生物类黄酮、芸香素和橙皮素构成的，在复合维生素C中都含有维生素P。维生素P是水溶性维生素，它能防止维生素C被氧化而受到破坏，增强维生素的效果。人体自身无法合成维生素P，因此必须从食物中摄取。

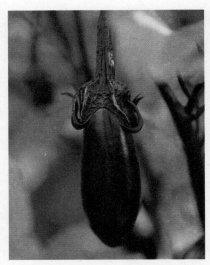

茄子中富含的维生素P是人体消化吸收维生素C时不可缺少的物质。

维生素P的作用

维生素P是人体消化吸收维生素C时不可缺少的物质。它能减少血管脆性，降低血管通透性，增强维生素C的活性，预防脑出血、视网膜出血、紫癜等疾病。此外，它还能增强毛细血管壁，防止淤伤，有助于牙龈出血的预防和治疗，有助于因内耳疾病引起的水肿或头晕的治疗等。

食物来源

维生素P主要来源于柑橘类水果、杏、枣、樱桃、茄子、荞麦等，其中苦荞中维生素P的含量最为丰富。

建议摄取量

建议老年人每日摄入维生素P为12毫克。

15 钙

走近钙

钙是人体中最丰富的矿物质，是骨骼和牙齿的主要组成物质。胎儿骨骼组织的生长和发育及母体的生理代谢，均需大量的钙。血压、组织液等其他组织中也有一定量的钙，虽然占人体钙量不到1%，但对骨骼的代谢和生命体征的维持有着重要的作用。

钙的作用

钙是构成人体骨骼和牙齿硬组织的主要元素，除了可以强化牙齿及骨骼外，还可维持肌肉神经的正常兴奋，调节细胞和毛细血管的通透性，强化神经系统的传导功能等。

食物来源

钙的来源很丰富：乳类与乳制品，如牛奶、羊奶及其奶粉、乳酪和酸奶；豆类与豆制品，如黄豆、毛豆、扁豆、蚕豆、豆腐、豆腐干和豆腐皮等；海产

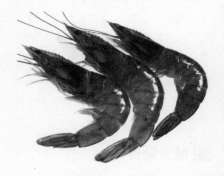

为了保证骨骼和牙齿健康，老年人可以食用富含钙的食物，如虾。

品，如鲫鱼、鲤鱼、鲢鱼、泥鳅、虾、虾米、虾皮、螃蟹、海带、紫菜、蛤蜊、海参和田螺等；肉类与禽蛋，如羊肉、猪肉、鸡肉、鸡蛋、鸭蛋、鹌鹑蛋和猪肉松等；蔬菜类，如芹菜、上海青、胡萝卜、萝卜缨、芝麻、香菜、雪里蕻、黑木耳和蘑菇等；水果与干果类，如柠檬、枇杷、苹果、黑枣、杏仁、山楂、葡萄干、核桃、西瓜子、南瓜子、花生和莲子等。

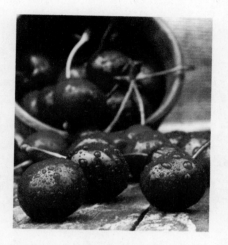

建议摄取量

建议老年人每日补充1000毫克钙。

16 铁

走近铁

铁元素是构成人体的必不可少的元素之一。其在人体内含量很少，主要和血液循环有关系，负责氧的运输和储存。2/3的铁元素在血红蛋白中，是构成血红蛋白和肌红蛋白的元素。铁元素是人体生成红细胞的主要材料之一，老年人缺铁可以影响细胞免疫和机体系统功能，降低机体的抵抗力，使其感染疾病的概率增高。

铁的作用

铁元素在人体中具有造血功能，参与血蛋白、细胞色素及各种酶的合成，促进人体生长；铁还在血液中起运输氧和营养物质的作用。人的颜面泛出红润之美，离不开铁元素。人体缺铁会发生小细胞性贫血、免疫功能下降和新陈代谢紊乱；如果铁元素不足可导致缺铁性贫血，使人的脸色萎黄，皮肤也会失去美丽的光泽。

食物来源

食物中含铁丰富的有动物肝脏和肾脏、瘦肉、蛋黄、鸡、鱼、虾和豆类。绿叶蔬菜中含铁较多的有菠菜、芹菜、上海青、苋菜、荠菜、黄花菜和西红柿等。水果中以杏、桃、李、葡萄干、红枣和樱桃等含铁较多。核桃、海带、红糖等也含有铁。

建议摄取量

老年人每日应至少摄入15毫克铁。

17 锌

走近锌

锌是人体必需的重要微量元素，被科学家称为"生命之素"，对人体的许多正常生理功能的完成起着极为重要的作用。锌是一些酶的组成要素，参与人体多种酶活动，参与核酸和蛋白质的合成，能提高人体的免疫功能。同时，它对生殖腺功能也有着重要的影响。

锌的作用

锌在核酸、蛋白质的生物合成中起着重要作用。锌还参与碳水化合物和维生素A的代谢过程，维持胰腺、性腺、脑下垂体、消化系统和皮肤正常功能。此外，锌还能够提高老年人清除自由基的能力，推迟细胞衰老，延长细胞寿命。

食物来源

一般的蔬菜、水果、粮食中均含有锌，其中含锌较多的有牡蛎、瘦肉、西蓝花、蛋类、粗粮、核桃、花生、西瓜子、板栗、干贝、榛子、松子、腰果、杏仁、黄豆、银耳、小米、萝卜、海带和白菜等。

建议摄取量

建议老年人每日摄入15毫克锌。

18 硒

走近硒

硒是一种比较稀有的准金属元素。

人体自身不能合成硒，要从食物中摄取。目前，天然食品中硒的含量很低，硒元素大多从含有有机硒的各种制品中摄入。

硒是人体必需的生理活性的微量元素，它是谷胱甘肽过氧化物酶的重要组成成分，有免疫调节、抗氧化、排除体内重金属、预防基因突变的作用，被科学界和医学界称为"细胞保护神""天然解毒剂""抗癌之王"。

硒的作用

硒能清除体内自由基，排除体内毒素，抗氧化，有效抑制过氧化脂质的产生，防止血栓形成，降低胆固醇，增强人体免疫功能。同时，硒还有促进糖分代谢、降血糖、提高视力、预防白内障、预防心脑血管疾病、护肝、防癌等作用。

食物来源

硒主要来源于猪肉、鲜贝、海参、鱿鱼、龙虾、动物内脏、蒜、蘑菇、黄花菜、洋葱、西蓝花、包菜、芝麻、白菜、南瓜、萝卜和酵母等。

建议摄取量

人体对硒的需求量很少，老年人每日只需摄入50微克硒。

19 钾

走近钾

钾是人体内不可缺少的元素，是机体重要的电解质，其主要功能是调节与维持细胞内液的容量及渗透压，维持心

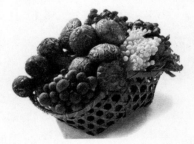

人体自身不能合成硒，要从食物中摄取，菌类食物是硒的主要来源。

肌正常运动。人体钾缺乏可引起心跳不规律和加速、心电图异常、肌肉衰弱和烦躁，最后导致心跳停止，所以老年人每日应摄入适量的钾。

钾的作用

钾可以调节细胞内适宜的渗透压和体液的酸碱平衡，参与细胞内糖和蛋白质的代谢，有助于维持神经健康、心跳规律正常，可以预防脑卒中，并协助肌肉正常收缩。在摄入高钠而导致高血压时，钾具有降血压作用。

食物来源

含钾丰富的水果有猕猴桃、香蕉、草莓、柑橘、葡萄、柚子、西瓜等；菠菜、山药、毛豆、苋菜、黄豆、绿豆、蚕豆、海带、紫菜、黄鱼、鸡肉、牛奶和玉米面等也含有一定量的钾。各种果汁，特别是橙汁，也含有丰富的钾，而且能补充水分和能量。

建议摄取量

建议老年人每日摄入2000毫克钾。

20 铜

走近铜

铜是人体健康不可缺少的微量元素，广泛分布于生物组织中，大部分以有机复合物存在，很多是金属蛋白，以酶的形式起着功能作用。老年人由于胃肠道消化吸收功能下降，摄入的食物中铜的利用率降低。另外，老年人牙齿脱落，食物咀嚼不全，也影响了铜的吸收，因而容易发生铜缺乏。

铜的功效

铜能够促进铁的吸收和利用，预防贫血；能够维持中枢神经系统的功能，促进大脑发育，而且对于血液、头发、皮肤和骨骼组织以及肝、心等内脏的发育和功能有重要作用。

食物来源

食物中铜的丰富来源有口蘑、海米、红茶、花茶、绿茶、榛子、葵花子、西瓜子、核桃和芝麻酱等。

建议摄取量

老年人要保证均衡营养，每日应摄入2.5毫克的铜。

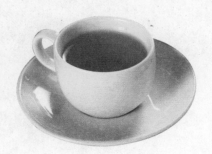

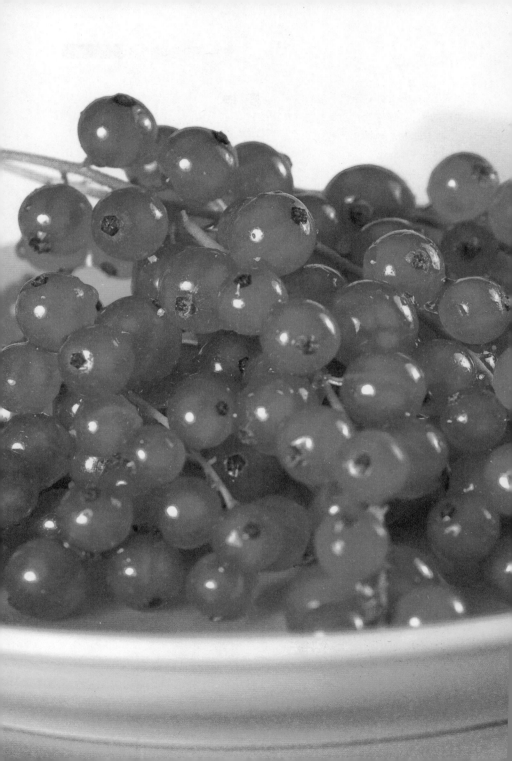

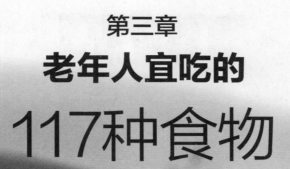

第三章
老年人宜吃的
117种食物

老年人因为牙齿和胃口的原因，很多东西吃不了，又有很多东西消化不了，因此面对一日三餐，总是有许多为难，不像年轻人无所顾忌。这里给出日常常见的饮食种类，既能让老年人吃得舒服，更能吃得健康。

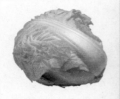

大白菜
da bai cai

分类：蔬菜菌菇类
别名：黄芽菜、黄矮菜
性味归经：性平，味苦、辛、甘；归大肠、胃经

适用量：每次100克左右为宜　　**热量**：约712焦/克

主打营养素

维生素C、膳食纤维

大白菜钠含量较低，且含有较多的维生素C和膳食纤维，常食可促进肠道蠕动，稀释肠道毒素，软化血管，降低血压和血清胆固醇，对预防动脉粥样硬化、高脂血症及脑卒中大有好处。

食疗功效

大白菜具有通利肠胃、清热解毒、止咳化痰、利尿养胃的功效，是营养极为丰富的蔬菜。而且，大白菜所含的丰富的粗纤维能促进肠壁蠕动，稀释肠道毒素，老年人常食可增强人体抗病能力和降低胆固醇，而且对伤口难愈、牙齿出血有防治作用。

选购保存

以挑选包得紧实、新鲜、无虫害的大白菜为宜。冬天可用无毒塑料袋保存，如果温度在0℃以上，可在大白菜叶上套上塑料袋，口不用扎，根朝下戳在地上即可。

烹饪提示

切大白菜时，宜顺着纹路切，这样大白菜易熟；烹调时不宜用焯煮、浸烫后挤汁等方法，否则易造成营养素的大量损失。

♥ 食用建议

脾胃气虚、大小便不利、维生素缺乏、原发性高血压、高脂血症、脑血管疾病的患者都可经常食用大白菜；另外，肺热咳嗽、便秘、肾病患者也可以多食用大白菜。但胃寒、腹泻者不宜多食。

搭配宜忌

宜	**大白菜+猪肉**	可补充营养、通便
	大白菜+辣椒	可促进消化、降脂减肥
忌	大白菜+羊肝	会破坏维生素C
	大白菜+黄鳝	会引起中毒

营养成分表

营养素	含量（每100克）
蛋白质	1.5克
脂肪	0.1克
碳水化合物	3.2克
膳食纤维	0.8克
维生素A	20微克
维生素C	31毫克
钙	50毫克
铁	0.7毫克
锌	0.38毫克
硒	0.49微克

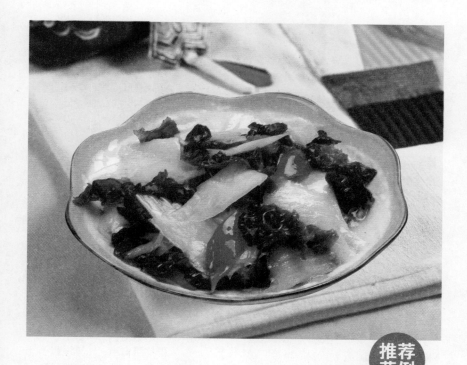

推荐
菜例

黑木耳炒大白菜梗

原料: 大白菜梗300克,黑木耳40克,红椒50克

调料: 盐4克,味精2克,水淀粉适量

做法:

❶ 大白菜梗用清水洗净,斜切片备用;黑木耳泡发,洗净,撕小块;红椒去籽,洗净切片。

❷ 锅洗净,置于火上,倒入适量的油烧热,下黑木耳和红椒片翻炒,加入大白菜梗,炒熟。

❸ 加入盐、味精,用水淀粉勾芡,炒匀即可。

健康指南: 此菜清爽利口,营养丰富,含有人体所需的蛋白质、膳食纤维、碳水化合物、维生素A、维生素C、钙、铁等多种营养成分,可减少血液凝块,预防血栓等病的发生,对于动脉粥样硬化、冠心病、原发性高血压具有食疗功效,老年人经常食用还可防癌抗癌、预防便秘。

小贴士: 如果选用的是干黑木耳,烹饪前宜用温水泡发,泡发后仍然紧缩在一起的部分不宜吃。

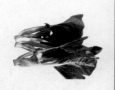

小白菜
Xiao Bai Cai

分类: 蔬菜菌菇类
别名: 不结球白菜、青菜
性味归经: 性凉,味甘;归肺、胃、大肠经

适用量: 每次100克为宜 **热量:** 约628焦/克

主打营养素

维生素C

小白菜的热量很低,老年人食用后不会引起血糖大的波动,而且其中还含有丰富的维生素C,有促进胆固醇排泄、清除粥样斑块、防治糖尿病并发动脉粥样硬化的作用。

食疗功效

小白菜能促进骨骼发育,加速人体新陈代谢和增加机体的造血功能。而且小白菜还具有清热除烦、行气散淤、消肿散结、通利肠胃等功效,对口渴、身热、胸闷、心烦、食少便秘、腹胀等症的老年人有食疗功效。

选购保存

选购小白菜时以外表青翠、叶片完整的为佳,叶片萎烂、枯黄的则不宜选购。保存时可先将小白菜清洗干净,然后用保鲜膜封好置于冰箱中,可保存1周左右。

烹饪提示

用小白菜制作菜肴,炒、熬时间不宜过长,以免损失营养。

♥ 食用建议

一般人群均可食用,尤其适宜于肺热咳嗽、便秘、丹毒、疮疖等患者及缺钙者食用。但脾胃虚寒、大便溏薄者或易痛经的女性不宜多食小白菜。

搭配宜忌

宜	小白菜+虾皮	可使营养更加全面
	小白菜+猪肉	可促进儿童成长
忌	小白菜+兔肉	会引起腹泻和呕吐
	小白菜+醋	会引起营养流失

营养成分表

营养素	含量(每100克)
蛋白质	2.7克
脂肪	0.3克
碳水化合物	3.2克
膳食纤维	1.1克
维生素A	280微克
维生素C	28毫克
钙	90毫克
铁	1.9毫克
锌	0.51毫克
硒	1.17微克

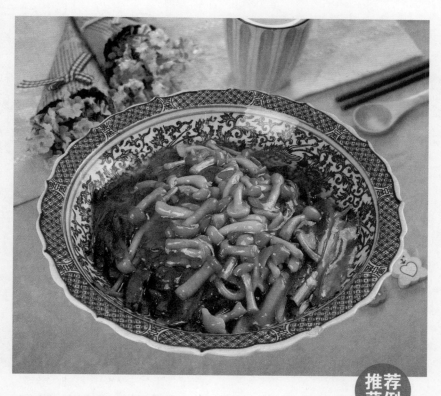

推荐
菜例

滑子菇扒小白菜

原料： 小白菜350克，滑子菇150克，枸杞子20克

调料： 盐3克，鸡精1克，蚝油、水淀粉各20毫升，高汤适量

做法：

❶ 将小白菜清洗干净，切段，入沸水锅中汆水至熟，装盘中备用；滑子菇清洗干净；枸杞子清洗干净。

❷ 炒锅注油烧热，放入滑子菇滑炒至熟，加少许高汤煮沸，加入枸杞子，加盐、鸡精、蚝油调味，用水淀粉勾芡。

❸ 起锅倒在小白菜上即可。

健康指南： 这道菜味道鲜美，营养丰富，对保持老年人的精力和脑力大有益处。小白菜有"和中，利大小便"的作用，能健脾利尿、促进营养吸收。滑子菇含有粗蛋白、脂肪、碳水化合物、粗纤维、钙、磷、铁、B族维生素、维生素C等营养成分，对老年人非常有益。

小贴士： 小白菜汆水的时间过长，容易变黄。另外，加入香菇，此菜味道会更好。

45

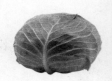

包菜
Bao Cai

分类： 蔬菜菌菇类
别名： 圆白菜、结球甘蓝
性味归经： 性平，味甘；归脾、胃经

适用量： 每次80克为宜　**热量：** 约921焦/克

主打营养素

维生素E、维生素C、B族维生素

包菜热量低，富含的维生素E可促进人体内胰岛素的生成和分泌，调节体内糖代谢；包菜所富含的维生素C、B族维生素，有调节新陈代谢的作用，对老年人的健康极为有益。

食疗功效

包菜有润脏腑、益心力、壮筋骨、清热止痛、增强食欲、促进消化、预防便秘的功效，对睡眠不佳、失眠多梦、耳目不聪、皮肤粗糙、关节屈伸不利、胃脘疼痛等病症的老年患者有食疗功效。

选购保存

结球紧实，修整良好；无老帮、焦边、侧芽萌发，无病虫害损伤的包菜为佳。包菜可置于阴凉通风处保存2周左右。

烹饪提示

烹熟的包菜不要长时间存放，否则亚硝酸盐沉积，容易导致中毒。

♥ 食用建议

包菜特别适合动脉硬化、胆结石症、肥胖患者及容易骨折的老年人食用。但皮肤瘙痒性疾病、眼部充血患者忌食。因包菜含粗纤维量多，且质硬，故脾胃虚寒、泄泻以及小儿脾弱者也不宜多食。

搭配宜忌

宜	包菜+西红柿	可益气生津补充营养，还可通便
	包菜+猪肉	
忌	包菜+黄瓜	会降低营养价值
	包菜+兔肉	会引起腹泻或呕吐

营养成分表

营养素	含量（每100克）
蛋白质	1.5克
脂肪	0.2克
碳水化合物	4.6克
膳食纤维	1克
维生素A	12微克
维生素C	40毫克
维生素B$_1$	0.04毫克
维生素B$_2$	0.04毫克
维生素E	0.76毫克

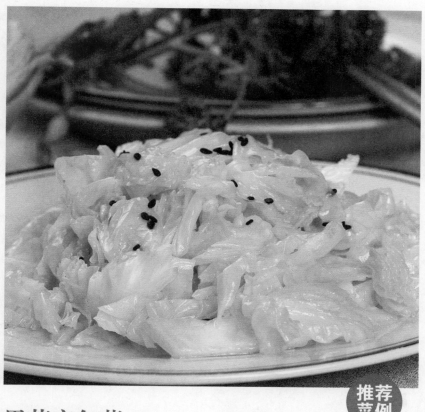

推荐菜例

黑芝麻包菜

原料： 黑芝麻10克，包菜嫩心500克

调料： 盐、味精各适量

做法：

❶ 黑芝麻清洗干净，入锅内小火慢炒，当炒至黑芝麻发香时盛出晾凉；包菜心清洗干净，切小片。

❷ 炒锅上火，油烧热，投入包菜心炒1分钟，后加盐，用大火炒至包菜熟透发软，加味精拌匀，起锅装盘，撒上黑芝麻即成。

健康指南： 此菜清新爽口，具有降血糖、开胃消食、润肠通便的功效，非常适合老年人食用。包菜中含有大量人体必需营养素，这些营养素都具有提高人体免疫功能的作用。此外，包菜对睡眠不佳、失眠多梦、耳目不聪、皮肤粗糙、关节屈伸不利、胃脘疼痛等病症患者也有食疗功效。

小贴士： 包菜心炒制的时间不宜过长，以免影响口感。

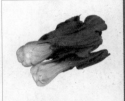

油菜
You Cai

分类： 蔬菜菌菇类

别名： 芸薹、上海青、油白菜

性味归经： 性凉，味辛；归肝、肺、脾经

适用量： 每次80克为宜　　**热量：** 约963焦/克

主打营养素

膳食纤维

油菜为低脂肪蔬菜，其还含有膳食纤维，能与胆酸盐和食物中的胆固醇及甘油三酯结合，使其从粪便中排出，从而减少人体对脂类的吸收。另外，油菜所含的膳食纤维还可以防治老年人便秘。

食疗功效

油菜具有活血化淤、消肿解毒、促进血液循环、润肠通便、美容养颜、强身健体的功效，对丹毒、手足疔肿、乳痈、习惯性便秘、老年人缺钙等病症有食疗功效。

选购保存

挑选叶色较青、新鲜、无虫害的油菜为宜。冬天可用无毒塑料袋保存，如果温度在0℃以上，可在菜叶上套上塑料袋，口不用扎，根朝下戳在地上即可。

烹饪提示

烹调油菜时最好做现切，炒的时候用大火，这样可保持油菜的鲜脆，而且可使其营养成分不被破坏。忌吃隔夜的熟油菜，因为其含有亚硝酸盐，易引发癌症。

♥ 食用建议

口腔溃疡者，齿龈出血、牙齿松动者，淤血腹痛者，癌症患者及老年人宜常食油菜。孕早期妇女，小儿麻疹后期、患有疥疮和狐臭的人不宜食用油菜。

搭配宜忌

宜	**油菜+黑木耳**	通便
	油菜+豆腐	清肺止咳
忌	油菜+螃蟹	引起腹泻
	油菜+黄瓜	会破坏维生素C

营养成分表

营养素	含量（每100克）
蛋白质	1.8克
脂肪	0.5克
碳水化合物	3.8克
膳食纤维	1.1克
维生素A	103微克
维生素C	36毫克
钙	108毫克
铁	1.2毫克
锌	0.33毫克
硒	0.79微克

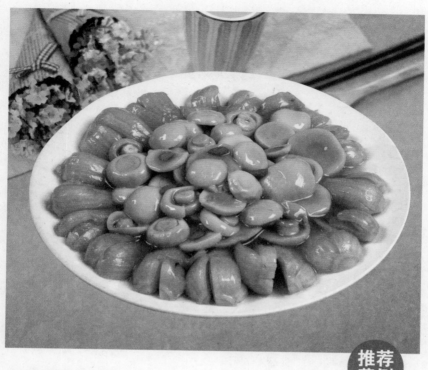

推荐
菜例

口蘑扒油菜

原料：油菜400克，口蘑150克，枸杞子30克

调料：高汤适量，盐3克，鸡精1克，蚝油15毫升

做法：

❶ 将油菜洗净，对半剖开，入沸水中焯水，沥干，摆盘中；口蘑洗净，切片，沥干备用；枸杞子洗净。

❷ 锅注油烧热，下入口蘑翻炒，注入适量高汤煮开，加入枸杞子。

❸ 加入蚝油、盐和鸡精调味，起锅倒在油菜上。

健康指南：口蘑具有益胃润肠、益气、化痰、补虚等功效，还能够降低血压、调节血脂、减肥排毒、抑制血清和肝脏中胆固醇上升，对肝脏起到良好的保护作用；油菜能减少机体对脂肪的吸收，可有效降低血脂；枸杞子可清肝明目、降脂降压。所以，这道菜非常适合患有高血压和高脂血症的老年人食用。

小贴士：油菜的食用方法较多，除了扒，还可炒、烧、烩。

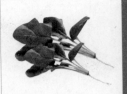

菠菜
Bo Cai

分类： 蔬菜菌菇类
别名： 赤根菜、鹦鹉菜、波斯菜
性味归经： 性凉，味甘、辛；归大肠、胃经

适用量： 每次80克为宜　　**热量：** 约1005焦/克

主打营养素

膳食纤维

菠菜中的膳食纤维可缓解血糖上升过快，刺激肠胃蠕动，帮助排便和排毒，加快胆固醇的排出，有利于脂肪和糖代谢，是控制血脂与血糖的有效物质。

食疗功效

菠菜具有养血、止血、敛阴、润燥，促进肠道蠕动，利于排便的功效，对于痔疮、慢性胰腺炎、便秘、肛裂等病症者有食疗功效，还能促进生长发育、增强抗病能力，促进人体新陈代谢，且老年人食用可以延缓衰老。

选购保存

挑选叶色较青、新鲜、无虫害的菠菜为宜。用湿纸包好装入塑料袋，或用保鲜膜包好放在冰箱里可保存2天左右。

烹饪提示

菠菜中含有草酸，食用后会影响人体对钙的吸收，所以烹制菠菜前，宜焯水，减少草酸含量。

♥ 食用建议

原发性高血压患者，便秘者，贫血者，坏血病患者，在电脑前工作者，糖尿病患者，皮肤粗糙、过敏者都可经常食用菠菜。

肾炎患者、肾结石患者、脾虚便溏者不宜食用菠菜。

搭配宜忌

宜	菠菜+胡萝卜	降低血压、保护血管壁
	菠菜+鸡蛋	可预防贫血、营养不良
忌	菠菜+大豆	会损害牙齿
	菠菜+鳝鱼	会导致腹泻

营养成分表

营养素	含量（每100克）
蛋白质	2.6克
脂肪	0.3克
碳水化合物	4.5克
膳食纤维	1.7克
维生素A	487微克
维生素C	32毫克
钙	66毫克
铁	2.9毫克
锌	0.85毫克
硒	0.97微克

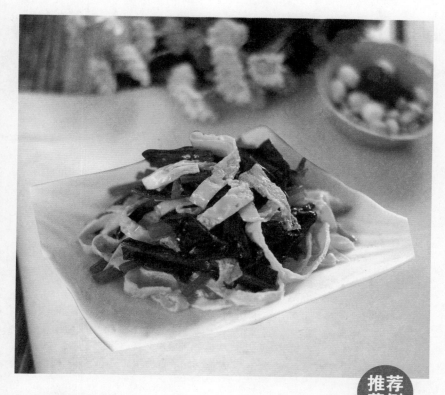

推荐菜例

菠菜拌蛋皮

原料： 鲜菠菜750克，鸡蛋3个

调料： 盐、味精、水淀粉、葱丝、姜丝、香油各适量

做法：

❶ 菠菜择去老根，剖开，洗去泥沙，捞出控水；鸡蛋磕入碗中，加盐、水淀粉搅匀，放入油锅中摊成蛋皮，切丝。

❷ 锅内注入清水，烧沸，放入菠菜焯熟，捞出放冷水中过凉，挤干水分，加盐、味精、葱丝、蛋皮丝、姜丝拌匀。

❸ 锅洗净，放入香油，用小火烧至五六成熟时，淋在菠菜上即可。

健康指南： 此菜具有补血益气、敛阴润燥、通便润肠、降低血脂的功效，可辅助治疗血虚便秘、贫血、高脂血症，非常适合老年人食用。其中菠菜中所含的微量元素，能促进人体新陈代谢，增进身体健康。老年人大量食用菠菜，可降低脑卒中的危险。

小贴士： 菠菜要选用叶嫩小棵的，且要保留菠菜根。

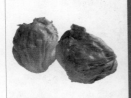

生菜
Sheng Cai

分类： 蔬菜菌菇类
别名： 叶用莴笋、鹅仔菜、莴仔菜
性味归经： 性凉，味甘；归心、肝、胃经

适用量： 每次100克为宜　　**热量：** 约628焦/克

主打营养素

膳食纤维、钙、铁

生菜富含膳食纤维，能够增加饱腹感，延缓人体对葡萄糖的吸收。生菜还含有钙、铁等矿物质，可降低血糖，减缓餐后血糖上升的速度，有助于老年人预防糖尿病。

食疗功效

生菜有利五脏、通经脉、开胸膈、坚筋骨、明耳目、利小便的功效。另外，生菜的茎叶中含有莴苣素，具有镇痛催眠、降低胆固醇、改善神经衰弱等功效，非常适合老年人食用。

选购保存

应挑选色绿、棵大、茎短的鲜嫩生菜。生菜不宜久存，用保鲜膜封好置于冰箱中可保存2~3天。

烹饪提示

不要食用过夜的熟生菜，以免引起亚硝酸盐中毒。

♥ 食用建议

一般人群均可食用，特别适合胃病患者、肥胖者、高胆固醇血症患者、神经衰弱者、肝胆病患者、维生素C缺乏者食用。但是尿频、胃寒的人应少吃。

搭配宜忌

宜	**生菜+沙拉酱**	可瘦身减肥
	生菜+豆腐	可排毒养颜
忌	生菜+醋	会破坏其营养物质

营养成分表

营养素	含量（每100克）
蛋白质	1.4克
脂肪	0.4克
碳水化合物	2.1克
膳食纤维	0.6克
维生素A	60微克
维生素C	20毫克
钙	70毫克
铁	1.2毫克
锌	0.43毫克
硒	1.55微克

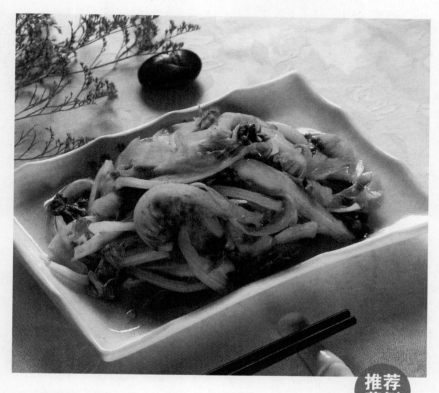

推荐菜例

蒜蓉生菜

原料： 生菜500克，蒜蓉10克

调料： 盐、味精、鸡精各适量

做法：

❶ 将生菜清洗干净。

❷ 将炒锅洗净，加适量水，放入盐、植物油，下生菜汆水，捞出再用冷水冲凉。

❸ 在锅内下适量油，烧热油，下入蒜蓉炒香后，下入生菜、盐、味精、鸡精，炒熟后起锅装入盘内即可。

健康指南： 生菜含有丰富的膳食纤维和维生素C，有调节血糖、消除多余脂肪的作用，而蒜蓉中含有的硒对胰岛素的合成有调节作用，故老年人常食本菜，能有效地减缓餐后血糖上升的速度，防治动脉硬化等并发症。此外，生菜中还含有莴苣素，具有镇痛催眠、辅助治疗神经衰弱的功效。

小贴士： 生菜无论生食还是炒熟，都不宜用刀切，建议要用手撕才会保留原有的好味道。

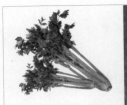

芹菜
Qin Cai

分类： 蔬菜菌菇类
别名： 蒲芹、香芹
性味归经： 性凉，味甘、辛；归肺、胃经

适用量： 每日100克左右为宜　　**热量：** 约586焦/克

主打营养素

维生素P、芹菜碱、甘露醇、膳食纤维

芹菜富含维生素P、芹菜碱和甘露醇等活性成分，可降低血压、血脂，对老年人原发性高血压、高脂血症有辅助治疗作用。芹菜含有丰富的膳食纤维，能促进胃肠蠕动，预防老年人便秘。

食疗功效

芹菜具有清热除烦、平肝降压、利水消肿、凉血止血的作用，对老年原发性高血压患者有食疗功效。而且芹菜含铁量较高，也是缺铁性贫血老年人的食疗佳品。

选购保存

要选色泽鲜绿、叶柄厚、茎部稍呈圆形、内侧微向内凹的芹菜。贮存时用保鲜膜将茎叶包严，根部朝下，竖直放入水中，水没过芹菜根部5厘米，可保持芹菜1周内不老不蔫。

烹饪提示

芹菜叶中所含的胡萝卜素和维生素C比茎中的含量多，因此吃时不要把能吃的嫩叶扔掉。

♥ 食用建议

高血压患者、动脉硬化患者、缺铁性贫血老年患者及经期妇女可经常食用芹菜，但脾胃虚寒者、肠滑不固者、血压偏低者慎食。正在计划生育的男性应注意适量少食。

搭配宜忌

宜	**芹菜+西红柿**	可降低血压
	芹菜+牛肉	可增强身体免疫力
忌	**芹菜+醋**	会损坏牙齿
	芹菜+南瓜	会引起腹胀、腹泻

营养成分表

营养素	含量（每100克）
蛋白质	0.8克
脂肪	0.1克
碳水化合物	3.9克
膳食纤维	1.4克
维生素A	10微克
维生素C	12毫克
钙	48毫克
铁	0.8毫克
锌	0.46毫克
硒	0.47微克

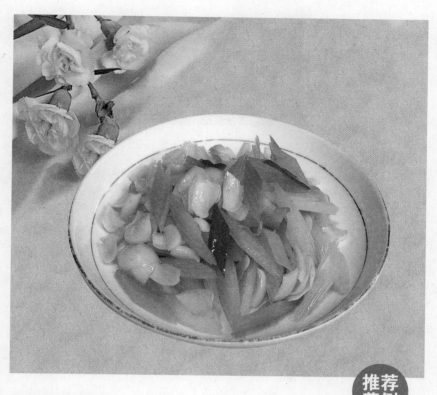

推荐
菜例

芹菜百合

原料： 芹菜250克，百合100克，红甜椒30克

调料： 盐3克，香油20毫升

做法：

❶ 将芹菜洗净，斜切成块；百合洗净；红甜椒洗净，切块。

❷ 锅洗净，置于火上，加水烧开，放入切好的芹菜、百合、红甜椒汆水至熟，捞出沥干水分，装盘待用。

❸ 加入香油和盐搅拌均匀即可食用。

健康指南： 芹菜含有丰富的维生素P，可以增强血管壁的弹性、韧度和致密性，降低血压、血脂，可有效预防冠心病、动脉硬化等病的发生。百合具有滋阴、降压、养心安神的功效，可改善高血压患者的睡眠状况。所以，此菜是老年人降血压、降血脂的一道好食谱，老年人可以常食用。

小贴士： 烹饪芹菜时先将芹菜放入沸水中焯烫，焯水后马上过凉，可以使成菜的颜色翠绿，还可减少芹菜对油脂的吸收。

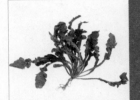

荠菜
Ji Cai

分类： 蔬菜菌菇类
别名： 水菜、护生草
性味归经： 性凉，味甘、淡；归肝、胃经

适用量： 每次60克左右为宜　**热量：** 约1130焦/克

主打营养素

黄酮苷、芸香苷、香叶木苷

荠菜所含的黄酮苷、芸香苷等能扩张冠状动脉，所含的香叶木苷能降低毛细血管的通透性和脆性，老年人常食荠菜可防治高血压性冠心病、动脉硬化、脑出血等并发症。

食疗功效

荠菜有健脾、利水、止血、解毒、降压、明目、预防冻伤的功效，并可抑制晶状体的醛还原为酶，对糖尿病、白内障者有食疗功效，还可增强大肠蠕动，促进排便，老年人可以适量食用。

选购保存

市场选购以单棵生长的为好。红叶的不要嫌弃，因为红叶的香味更浓，风味更好。荠菜去掉黄叶老根洗干净后，用开水焯一下，待颜色变得碧绿后捞出，沥干水分，按每顿的食量分成小包，放入冷冻室保存。

烹饪提示

荠菜食用方法很多，可拌、可炒、可烩，还可用来做馅或做汤。

♥ 食用建议

一般人皆可食用荠菜，尤其适合痢疾、水肿、淋病、吐血、便血、血崩、月经过多、目赤肿痛患者以及高脂血症、原发性高血压、冠心病、肥胖症、糖尿病、肠癌及痔疮等病症患者食用；但便溏泄泻及素日体弱者不宜常食。

搭配宜忌

宜	荠菜+豆腐	可降压止血
	荠菜+粳米	可健脾养胃
	荠菜+黄鱼	可利尿、止血
忌	荠菜+山楂	可引起腹泻

营养成分表

营养素	含量（每100克）
蛋白质	2.9克
脂肪	0.4克
碳水化合物	4.7克
膳食纤维	1.7克
维生素A	432微克
维生素C	43毫克
钙	294毫克
铁	5.4毫克
锌	0.68毫克
硒	0.51微克

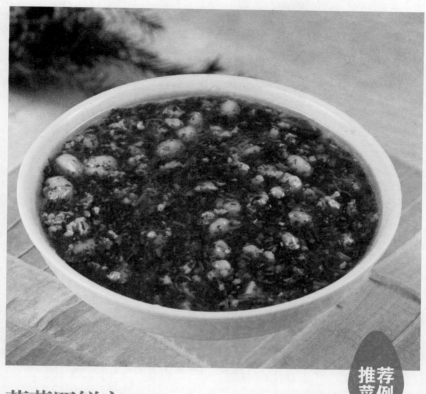

推荐
菜例

荠菜四鲜宝

原料： 荠菜、鸡蛋、虾仁、鸡丁、草菇
各适量

调料： 盐5克，鸡精、淀粉各5克，黄酒
3毫升

做法：

❶ 鸡蛋蒸成水蛋；荠菜、草菇洗净，切丁。

❷ 虾仁、鸡丁用少许盐、鸡精、黄酒、
淀粉上浆后，放入四成热的油中滑油
备用。

❸ 锅中加入清水、虾仁、鸡丁、草菇
丁、荠菜烧沸后，用剩余调料调味，

勾芡浇在水蛋上即可。

健康指南： 此菜营养丰富，可清热降
压、益智补脑，对原发性高血压等老年
疾病有很好的食疗功效。荠菜不仅可以
降低血液及肝里胆固醇和甘油三酯的含
量，而且还有降血压的作用。另外，荠
菜还能抗病毒，对易感染的老年患者也
有疗效。

小贴士： 荠菜不宜久烧久煮，时间过长
会破坏其营养成分，也不宜加蒜、姜来
调味，以免破坏荠菜本身的清香味。

57

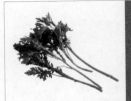

茼蒿
Tong Hao

分类： 蔬菜菌菇类
别名： 蓬蒿、蒿菜、艾菜
性味归经： 性温，味甘、涩；归肝、肾经

适用量： 每次40～60克为宜　　**热量：** 约879焦/克

主打营养素

挥发性精油、胆碱、膳食纤维

茼蒿含有一种挥发性的精油以及胆碱等物质，具有降血压、补脑的作用。它还含有较多的膳食纤维，能够促进消化、润肠通便、降低胆固醇，对高血压老年患者大有好处。

食疗功效

茼蒿具有平肝补肾、缩小便、宽中理气的作用，对心悸、怔忡、失眠多梦、心烦不安、痰多咳嗽、腹泻、胃脘胀痛、夜尿频多、腹痛寒疝等症有食疗功效。另外，茼蒿中富含铁、钙等营养元素，可以帮助身体制造新鲜血液，增强骨骼的坚硬性，这对老年人预防贫血和骨折有好处。

选购保存

茼蒿颜色以水嫩、深绿色为佳；不宜选择叶子发黄、叶尖开始枯萎乃至发黑收缩的茼蒿，茎或切口变成褐色也表明存放的时间太久了。保存时宜放入冰箱冷藏。

烹饪提示

茼蒿中的芳香精油遇热易挥发，这样会减弱茼蒿的健胃作用，所以烹调时应注意大火快炒。

♥ 食用建议

茼蒿对于很多病症都有很好的食疗功效，适合烦热头晕、睡眠不安之人食用。有高血压导致头昏脑涨、大便干结、记忆力减退、贫血等症状者均可经常食用。此外，茼蒿做汤或者凉拌对肠胃功能不好的人有利，但脾虚腹泻者不宜食用。

搭配宜忌

宜	茼蒿+蜂蜜	可润肺止咳
	茼蒿+粳米	可健脾养胃
忌	茼蒿+醋	会降低营养价值
	茼蒿+胡萝卜	会破坏维生素C

营养成分表

营养素	含量（每100克）
蛋白质	1.9克
脂肪	0.3克
碳水化合物	3.9克
膳食纤维	1.2克
维生素A	252微克
维生素C	18毫克
钙	73毫克
铁	2.5毫克
锌	0.35毫克
硒	0.6微克

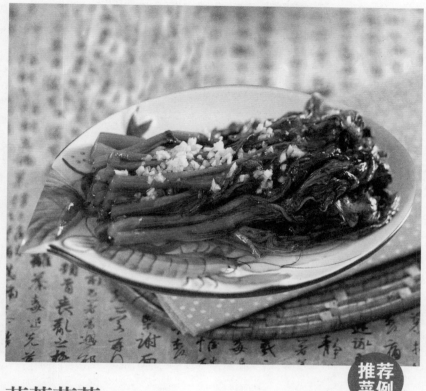

推荐菜例

蒜蓉茼蒿

原料： 茼蒿400克，蒜20克
调料： 盐3克，味精2克
做法：

❶ 蒜去皮，洗净剁成细末；茼蒿去掉黄叶后洗净去根。

❷ 锅中加水烧沸，将茼蒿稍焯，捞出。

❸ 锅中加油，炒香蒜蓉，下入茼蒿，调入盐、味精，翻炒匀即可。

健康指南： 此菜清淡爽口，可温胃散寒、杀菌解毒，老年人常食可消食开胃、增强体质、提高免疫力。成菜中的

茼蒿中含有多种氨基酸、脂肪、蛋白质及钙、铁等矿物质，能调节体内水钠代谢、通利小便；另外，茼蒿还含有一种挥发性的精油以及胆碱等物质，具有降血压、防治心脑血管疾病的作用。蒜可帮助保持体内某种酶的适当数量而避免出现高血压，是天然的降压药物，可防止血栓形成，减少心脑血管栓塞。

小贴士： 对于胃肠功能不好的人，做汤或凉拌会更有利于健康。

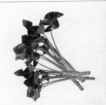

空心菜
Kong Xin Cai

分类： 蔬菜菌菇类
别名： 通心菜、竹叶菜
性味归经： 性寒，味甘；归肝、心、大肠及小肠经

适用量： 每次50克为宜　　**热量：** 约837焦/克

主打营养素

膳食纤维

空心菜中的膳食纤维含量比较多，这种食用纤维是由纤维素、半纤维素、木质素、胶浆及果胶等组成的，具有促进肠蠕动、通便排毒的功效。

食疗功效

空心菜具有促进肠道蠕动、通便解毒、清热凉血、利尿降压的功效，可用于防热解暑，对食物中毒、吐血、鼻出血、尿血、小儿胎毒、痈疮、疔肿、丹毒等症也有一定的食疗功效。

选购保存

选购空心菜以茎粗、叶绿、质脆的为佳，冬天可用无毒塑料袋保存，如果温度在0℃以上，可在空心菜叶上套上塑料袋，放入冰箱保存。

烹饪提示

空心菜买回后，容易因为失水而发软、枯萎，烹调前放入清水中浸泡半小时，可恢复鲜嫩的质感。

♥ 食用建议

原发性高血压、头痛、糖尿病、鼻出血、便秘、淋浊、痔疮、痈肿等患者可经常食用空心菜。但空心菜性寒滑利，所以体质虚弱、脾胃虚寒、大便溏泄者及血压低者要禁食，女性在月经期间应少食或不食。

搭配宜忌

宜	空心菜+尖椒	可解毒降压
	空心菜+橄榄油	可延缓衰老
忌	空心菜+奶制品	会影响钙质吸收

营养成分表

营养素	含量（每100克）
蛋白质	2.2克
脂肪	0.3克
碳水化合物	3.6克
膳食纤维	1.4克
维生素A	253微克
维生素C	25毫克
钙	99毫克
铁	2.3毫克
锌	0.39毫克
硒	1.2微克

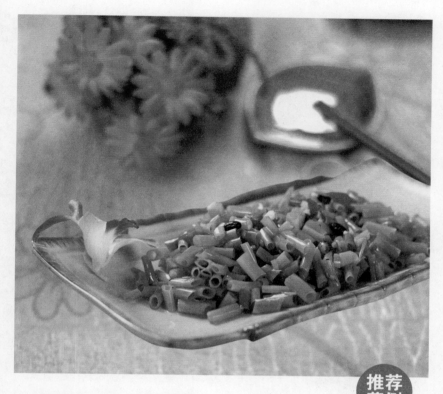

推荐
菜例

豆豉炒空心菜梗

原料：空心菜梗300克，豆豉30克，红甜椒20克

调料：香油4毫升，盐、鸡精各适量

做法：

❶ 将空心菜梗洗净，切小段；红甜椒洗净，切片。

❷ 锅加油烧至七成热，倒入豆豉炒香，再倒入空心菜梗滑炒，加入红甜椒一起翻炒至熟。

❸ 加盐、鸡精和香油调味，炒匀即可装盘。

健康指南：本菜具有降低血脂、防癌抗癌、预防感冒的功效，适合抵抗力差者以及糖尿病、癌症、高脂血症等老年患者食用。空心菜营养丰富，100克空心菜含钙99毫克，居叶菜首位，维生素A含量比西红柿高出4倍，维生素C含量比西红柿高出17.5%。空心菜汁对金黄色葡萄球菌、链球菌等有抑制作用，可预防感染，提高老年人的抵抗力。

小贴士：空心菜宜大火快炒，不宜焖煮，以免维生素流失过多。

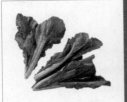

芥菜
Jie Cai

分类： 蔬菜菌菇类

别名： 盖菜

性味归经： 性凉，味甘、淡；归肝、胃经

适用量： 每次50克为宜　**热量：** 约1632焦/克

主打营养素

膳食纤维

芥菜中含有大量的膳食纤维，被人体摄入后，会吸水膨胀而呈胶状，延缓食物中的葡萄糖的吸收，有降低餐后血糖的作用。同时，还可以促进肠道蠕动，防治老年人便秘。

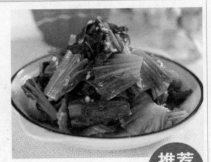

推荐菜例

蒜蓉芥菜

原料： 芥菜400克，蒜20克

调料： 姜末2克，盐、鸡精各适量

做法：

❶ 将芥菜洗净，切成片；蒜拍碎后剁成蓉，备用。

❷ 将炒锅置火上，放油烧热，加姜末炒香，将芥菜、蒜蓉放入锅中煸炒。

❸ 加入盐、鸡精，炒至入味即可装盘。

健康指南： 此菜具有清热解毒、消炎杀菌、降压降糖的功效，老年人经常食用，既可强身健体，还能预防心脑血管性疾病。蒜对心脑血管疾病的患者大有益处。此外，芥菜可抑制晶状体的醛还原酶为酶，对糖尿病性视网膜病变有辅助治疗作用。

搭配宜忌

宜	芥菜+冬笋	可减肥、延缓衰老
	芥菜+鸭肉	可滋阴润肺
忌	芥菜+鳖肉	会引发水肿
	芥菜+鲫鱼	会引起水肿

营养成分表

营养素	含量（每100克）
蛋白质	2克
脂肪	0.4克
碳水化合物	4.7克
膳食纤维	1.6克
维生素A	52微克
维生素C	31毫克
钙	230毫克
铁	3.2毫克
锌	0.7毫克
硒	0.7微克

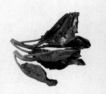

芥蓝
Jie Lan

分类： 蔬菜菌菇类
别名： 芥兰
性味归经： 性凉，味甘、辛；归肝、胃经

适用量： 每次100克为宜　　**热量：** 约795焦/克

主打营养素

膳食纤维、胡萝卜素

　　芥蓝中含有的可溶性膳食纤维可以增加人的饱腹感，能减少食物的摄入，还可以润肠通便，减缓餐后血糖的上升速度。芥蓝中含有的胡萝卜素也有降血糖、降血压的功效。

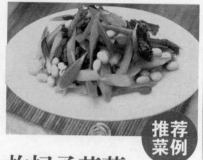

推荐菜例

枸杞子芥蓝

原料： 芥蓝200克，黄豆50克，枸杞子10克

调料： 盐3克，香油适量

做法：

❶ 将黄豆洗净，放进清水里泡发备用；芥蓝洗净，切段；枸杞子洗净备用。

❷ 锅洗净，加入适量的水烧开，分别将芥蓝、黄豆、枸杞子汆熟，捞出沥干，装盘。

❸ 加入盐、适量的香油拌匀即可。

健康指南： 此菜具有解毒祛风、清心明目、利尿化痰、降压降糖、降低胆固醇、软化血管的作用，老年人常食，既可降低血糖，改善全身症状，还可预防高脂血症、动脉硬化、心脏病等并发症的发生。

搭配宜忌

宜	芥蓝+西红柿	有防癌、抗癌的功效
	芥蓝+山药	有消暑热的功效
忌	芥蓝+茭白	容易导致月经不调

营养成分表

营养素	含量（每100克）
蛋白质	2.8克
脂肪	0.4克
碳水化合物	1克
膳食纤维	1.6克
维生素A	575微克
维生素C	76毫克
钙	128毫克
铁	2毫克
锌	1.3毫克
硒	0.88微克

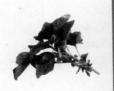

苋菜
Xian Cai

分类： 蔬菜菌菇类

别名： 长寿菜、野苋菜

性味归经： 性凉，味微甘；归肺、大肠经

适用量： 每次80克左右为宜　　**热量：** 约1046焦/克

主打营养素

钙、镁

　　苋菜中富含钙、镁。镁对心脏活动具有重要的调节作用，可预防动脉硬化，扩张血管，预防高血压及心肌梗死；钙既可预防老年骨质疏松，还能降低人体对胆固醇的吸收，能有效降低血压。

搭配宜忌

宜	苋菜+猪肝	可增强免疫力
	苋菜+猪肉	可治疗慢性尿道疾病
忌	苋菜+牛奶	会影响对钙的吸收
	苋菜+甲鱼	会引起中毒

营养成分表

营养素	含量（每100克）
蛋白质	2.8克
脂肪	0.3克
碳水化合物	2.8克
膳食纤维	2.2克
维生素A	352微克
维生素C	47毫克
钙	187毫克
铁	5.4毫克
锌	0.8毫克
硒	0.52微克

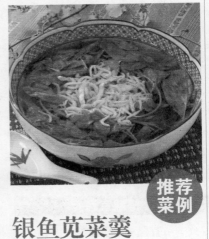

推荐菜例

银鱼苋菜羹

原料： 苋菜200克，银鱼200克，瘦肉20克

调料： 盐适量

做法：

❶ 将苋菜洗净，切成丁；银鱼洗净，切丝；瘦肉洗净，切末。

❷ 再将苋菜、银鱼、瘦肉末放入锅中加水煮熟，加入适量盐即可。

健康指南： 此菜具有清热、补虚、降血糖、降血压的功效，老年人常食可预防心脑血管疾病的发生。银鱼是极富钙质，高蛋白、低脂肪的鱼类，适合高脂血症、糖尿病患者食用。

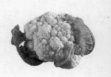

花菜
Hua Cai

分类：蔬菜菌菇类
别名：菜花、球花甘蓝
性味归经：性平，味甘；归肾、脾、胃经

适用量：每次70克为宜　　**热量：**约1004焦/克

主打营养素

铬、膳食纤维

　　花菜中含有丰富的矿物质铬，能有效调节血糖；花菜中还含有丰富的膳食纤维，能防止餐后血糖上升过快，促进胃肠蠕动，预防老年性便秘。

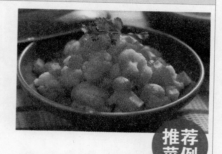

推荐菜例

搭配宜忌

宜	花菜+蚝油	可健脾开胃
	花菜+辣椒	可防癌抗癌
忌	花菜+猪肝	会阻碍营养物质的吸收
	花菜+豆浆	会降低营养价值

营养成分表

营养素	含量（每100克）
蛋白质	2.1克
脂肪	0.2克
碳水化合物	4.6克
膳食纤维	1.2克
维生素A	5微克
维生素C	61毫克
钙	23毫克
铁	1.1毫克
锌	0.38毫克
硒	0.73微克

花菜炒西红柿

原料：花菜250克，西红柿200克，香菜10克

调料：植物油4毫升，盐、鸡精各适量

做法：

❶ 将花菜去除根部，切成小朵，用清水洗净，汆水，捞出沥水待用；西红柿洗净，切小丁；香菜洗净，切小段。

❷ 锅中加入植物油烧至六成热，将花菜和西红柿丁放入锅中翻炒至熟。

❸ 最后调入适量盐、鸡精，盛盘，撒上香菜段即可。

健康指南：花菜含有丰富的类黄酮，可防止感染，阻止胆固醇氧化，防止血小板凝结成块，从而减少心脏病和脑卒中的危险。

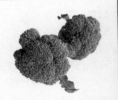

西蓝花
Xi Lan Hua

分类：蔬菜菌菇类
别名：绿菜花、青花菜、西兰花
性味归经：性平，味甘；归肾、脾、胃经

适用量：每日60克为宜　**热量**：约1381焦/克

主打营养素

铬、膳食纤维

西蓝花含有丰富的铬，铬能促进胰岛素分泌，有效调节血糖水平，适合糖尿病老年患者食用。西蓝花还含有大量的膳食纤维，不仅能促进肠道蠕动，还有利于脂肪代谢，可预防高脂血症。

食疗功效

西蓝花有爽喉、开音、润肺、止咳的功效，长期食用可以减少乳腺癌、直肠癌及胃癌等癌症的发病概率，有助于老年人防癌抗癌。西蓝花还能够阻止胆固醇氧化，防止血小板凝结成块，从而减少心脏病与脑卒中的发病危险。

选购保存

选购西蓝花以菜株亮丽、花蕾紧密结实的为佳。用纸张或透气膜包住西蓝花（纸张上可喷少量的水），然后直立放入冰箱的冷藏室内，大约可保鲜1周。

烹饪提示

食用西蓝花前将其放在盐水里浸泡几分钟，可去除残留农药，诱菜虫出来后再烹饪。

♥ 食用建议

一般人都可以食用。高脂血症、口干口渴、消化不良、食欲不振、大便干结者，癌症患者，肥胖者，体内缺乏维生素K者宜常吃西蓝花，但尿路结石者不宜食用西蓝花。

搭配宜忌

宜	西蓝花+西红柿	有利营养的吸收
	西蓝花+胡萝卜	防癌抗癌
忌	西蓝花+牛奶	影响钙质吸收

营养成分表

营养素	含量（每100克）
蛋白质	4.1克
脂肪	0.6克
碳水化合物	4.3克
膳食纤维	1.6克
维生素A	1202微克
维生素C	51毫克
钙	67毫克
铁	1毫克
锌	0.78毫克
硒	0.7微克

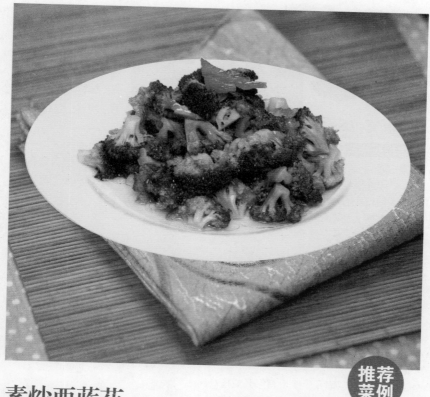

推荐菜例

素炒西蓝花

原料： 西蓝花400克

调料： 盐3克，鸡精2克

做法：

❶ 将西蓝花撕成小朵，放入清水中，加少量盐浸泡15分钟，然后洗净，捞起沥干水分。

❷ 炒锅置于火上，注入适量油烧热，放入西蓝花滑炒至七成熟时调入盐和鸡精调味。

❸ 炒熟后即可起锅装盘。

健康指南： 此菜具有利尿降压、降脂润肠的功效，高脂血症、高血压、糖尿病等病的老年患者皆可经常食用，能有效预防心脑血管性疾病的发生。西蓝花的维生素C含量极高，不但有利于人的生长发育，还能增强机体的免疫功能，促进肝脏解毒，增强人的体质，增加抗病能力。

小贴士： 烹煮西蓝花时应当高温快煮，以防止维生素C流失，且起锅前再放盐，以减少水溶性营养物质随着汤汁流失。

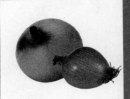

洋葱
Yang Cong

分类： 蔬菜菌菇类
别名： 玉葱、葱头、洋葱头
性味归经： 性温，味甘、微辛；归肝、脾、胃经

适用量： 每日50克左右为宜　　**热量：** 约1632焦/克

主打营养素

钾、钙

洋葱富含钾、钙等元素，能减少外周血管和心脏冠状动脉的阻力，对抗人体内儿茶酚胺等升压物质，促进钠盐的排泄，从而使血压下降。

选购保存

洋葱具有散寒、健胃、发汗、祛痰、杀菌、降血脂、降血压、降血糖、抗癌之功效，能帮助防治流行性感冒，老年人常食洋葱还可以降低血管脆性，保持人体动脉血管弹性。

选购保存

要挑选球体完整、没有裂开或损伤、表皮完整光滑的洋葱。保存时应将洋葱放入网袋中，然后悬挂在室内阴凉通风处。

烹饪提示

洋葱不可过量食用。因为它易产生挥发性气体，过量食用会产生胀气和排气过多。

♥ 食用建议

高血压、高脂血症、动脉硬化、糖尿病、癌症、痢疾等病症患者以及消化不良、饮食减少和胃酸分泌不足者可经常食用洋葱。皮肤瘙痒性疾病、眼疾以及胃病、肠胃发炎者、热病患者不宜食用洋葱。

搭配宜忌

宜	洋葱+红酒	可降压降糖
	洋葱+鸡肉	可延缓衰老
忌	洋葱+蜂蜜	会伤害眼睛

营养成分表

营养素	含量（每100克）
蛋白质	1.1克
脂肪	0.2克
碳水化合物	9克
膳食纤维	0.9克
维生素A	3微克
维生素C	8毫克
钙	24毫克
铁	0.6毫克
锌	0.23毫克
硒	0.92微克

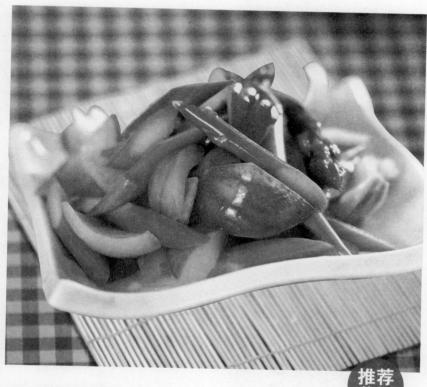

推荐菜例

洋葱炒芦笋

原料：洋葱150克，芦笋200克
调料：盐3克，味精少许
做法：

❶ 芦笋洗净，切成斜段；洋葱洗净，切成片。

❷ 锅中加水烧开，下入芦笋段稍焯后捞出沥水。

❸ 锅中加油烧热，下入洋葱片炒香后，再下入芦笋段稍炒，加入盐和味精炒匀即可。

健康指南：洋葱富含钾、钙等元素，能减少外周血管和心脏冠状动脉的阻力并降低血压；同时洋葱还能刺激胃肠蠕动及消化腺分泌，增进食欲，促进消化，可用于治疗消化不良、食欲不振、食积内停等症，是老年人的佳蔬良药。芦笋含有钙、钾、铁等人体必需的矿物质，对冠心病、高血压、心律不齐以及肥胖症都有很好的食疗效果，故此菜非常适合老年人食用。

小贴士：切洋葱时要把根部切去，因为根部的硫化物含量最高。

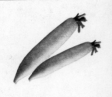

白萝卜
Bai Luo Bo

分类： 蔬菜菌菇类
别名： 莱菔、罗菔
性味归经： 性凉，味辛、甘；归肺、胃经

适用量： 每日60克左右为宜　　**热量：** 约879焦/克

主打营养素

香豆酸

白萝卜富含香豆酸等活性成分，能够降低血糖、胆固醇，促进脂肪代谢，适合患有高血压性糖尿病、高脂血症、肥胖症等老年人食用。

食疗功效

白萝卜能促进新陈代谢、增强食欲、清热化痰、帮助消化、化积滞，对食积腹胀、咳痰失音、吐血、消渴、痢疾、头痛、排尿不利等症有食疗功效。老年人常吃白萝卜可降低血脂、软化血管、稳定血压，还可预防冠心病、动脉硬化等疾病。

选购保存

以个体大小均匀、表面光滑的白萝卜为优。白萝卜最好能带泥存放，如果室内温度不太高，可放在阴凉通风处保存。

烹饪提示

白萝卜的做法多样，可生食、炒食，可做药膳，煮食，或者煎汤、捣汁饮，或外敷患处均可。

♥ 食用建议

高血压、糖尿病患者，头屑多、头皮痒者，咳嗽痰多者，鼻出血者，腹胀积食等患者可经常食用。阴盛偏寒体质者，脾胃虚寒者，胃及十二指肠溃疡者，慢性胃炎者，先兆流产、子宫脱垂者不宜多食。

搭配宜忌

宜	白萝卜+紫菜	可清肺热、治咳嗽
	白萝卜+金针菇	可缓解消化不良
忌	白萝卜+蛇肉	会引起中毒
	白萝卜+黑木耳	易引发皮炎

营养成分表

营养素	含量（每100克）
蛋白质	0.9克
脂肪	0.1克
碳水化合物	5克
膳食纤维	1克
维生素A	3微克
维生素C	21毫克
钙	36毫克
铁	0.5毫克
锌	0.3毫克
硒	0.61微克

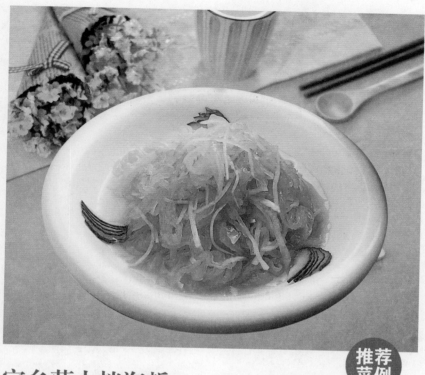

推荐菜例

家乡萝卜拌海蜇

原料： 白萝卜100克，海蜇200克，黄瓜50克

调料： 盐3克，香油、白醋各适量

做法：

❶ 白萝卜去掉外皮洗净，切丝备用；海蜇用清水洗净，切丝备用；黄瓜洗净，切片。

❷ 锅洗净，置于火上，加入适量清水烧开，分别将白萝卜、海蜇焯熟（焯海蜇的时间不要过长，以免太熟）后，捞出沥干水分，再装盘，然后加盐、香油、白醋一起拌匀。

❸ 将切好的黄瓜片摆盘即可。

健康指南： 白萝卜属于典型的高钾低钠食物，可有效降低血压；海蜇能扩张血管、降低血压，同时也可预防肿瘤的发生，抑制癌细胞的生长；黄瓜能清热泻火、降压降糖、降脂减肥。将白萝卜搭配海蜇和黄瓜一同烹制，非常适合老年人食用，尤其适合患有高血压、高血脂、肥胖症的老年人食用。

小贴士： 白萝卜主泻，胡萝卜为补，所以二者最好不要同食，若要一起吃应加些醋来调和。

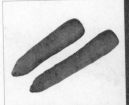

胡萝卜
Hu Luo Bo

分类: 蔬菜菌菇类
别名: 红萝卜、黄萝卜、番萝卜
性味归经: 性平,味甘、涩;归心、肺、脾、胃经

适用量: 每次50~100克　**热量:** 约1800焦/克

主打营养素

胡萝卜素、维生素A、槲皮素、山柰酚

胡萝卜中的胡萝卜素与维生素A是溶脂性物质,可以溶解脂肪。其中富含的槲皮素、山柰酚能有效改善微血管循环,降低血脂,增加冠状动脉流量,有降压、强心、降血糖等作用。

食疗功效

胡萝卜具有健脾和胃、补肝明目、降低血压、透疹、降气止咳等功效,对于肠胃不适、便秘、夜盲症、性功能低下、麻疹、百日咳、小儿营养不良、高血压等症有食疗功效。

选购保存

要选根粗大、心细小、质地脆嫩、外形完整、表面有光泽、感觉沉重的为佳。宜将胡萝卜加热,放凉后用容器保存,冷藏可保鲜5天,冷冻可保鲜2个月左右。

烹饪提示

由于胡萝卜素和维生素A是脂溶性物质,所以胡萝卜应当用油炒熟或和肉类一起炖煮后再食用,以利于营养吸收。

♥ 食用建议

癌症、高血压、夜盲症、干眼症、营养不良、食欲不振、皮肤粗糙者可经常食用胡萝卜。但胡萝卜不要过量食用,因为大量摄入胡萝卜素会令皮肤的色素产生变化,变成橙黄色。烹调胡萝卜时,不要加醋,以免胡萝卜素损失。

搭配宜忌

宜	胡萝卜+香菜	可开胃消食
	胡萝卜+绿豆芽	可排毒瘦身
忌	胡萝卜+酒	会损害肝脏
	胡萝卜+山楂	破坏食物中的维生素C

营养成分表

营养素	含量(每100克)
蛋白质	1.4克
脂肪	0.2克
碳水化合物	8.9克
膳食纤维	1.3克
维生素A	668微克
维生素C	16毫克
钙	32毫克
铁	0.5毫克
锌	0.14毫克
硒	2.80微克

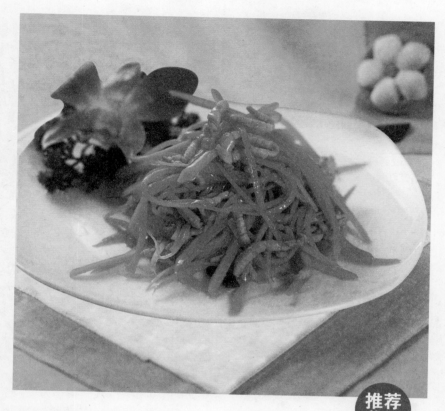

推荐菜例

胡萝卜炒肉丝

原料： 胡萝卜、猪肉各300克

调料： 料酒10毫升，酱油5毫升，盐、葱花、姜末各5克，味精3克，白糖适量

做法：

❶ 胡萝卜洗净，去皮切丝；猪肉洗净，切丝。

❷ 锅烧热，下肉丝炒香，再调入料酒、酱油、味精、盐、白糖，加入葱花和姜末，炒至肉熟。

❸ 再加入胡萝卜丝炒至入味即可。

健康指南： 胡萝卜富含碳水化合物、胡萝卜素、B族维生素、维生素A等营养成分，有降低血压、改善微血管循环、降低血脂和血糖的作用；猪肉富含蛋白质、脂肪、铁、锌等营养成分，有补虚强身、滋阴润燥的功效，还可改善缺铁性贫血。此菜是高血压以及贫血的老年患者日常生活中的调养佳肴。

小贴士： 在切猪肉时最好斜切，以便嚼食。

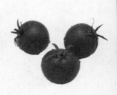

西红柿
Xi Hong Shi

分类： 蔬菜菌菇类

别名： 番茄、番李子、洋柿子

性味归经： 性凉，味甘、酸；归肺、肝、胃经

适用量： 每日100克左右为宜 **热量：** 约795焦/克

主打营养素

番茄红素

西红柿中的番茄红素具有类似胡萝卜素的强力抗氧化作用，可清除自由基，防止低密度脂蛋白被氧化，还能降低血浆胆固醇浓度，有利于老年人降低血脂；同时番茄红素还有防癌抗癌作用。

食疗功效

西红柿具有止血、降压、利尿、健胃消食、生津止渴、清热解毒、凉血平肝的功效，可以预防宫颈癌、膀胱癌、胰腺癌等。另外，西红柿还有美容、抗衰老和治愈口疮之功效。

选购保存

选购西红柿以个大、饱满、色红成熟、紧实者为佳，常温下置通风处能保存3天左右，放入冰箱冷藏可保存5~7天。

烹饪提示

不能吃未成熟的西红柿，因为青色的西红柿含有大量有毒的番茄碱，食用后会引起恶心、呕吐、全身乏力等中毒症状，对身体有害。

♥ 食用建议

西红柿的营养价值很高，对于很多病症都有很好的食疗功效，热性病发热、口渴、食欲不振、习惯性牙龈出血、贫血、头晕、心悸、高血压、急慢性肝炎、急慢性肾炎、夜盲症和近视者可经常食用西红柿；但急性肠炎、细菌性痢疾者及溃疡活动期患者不宜食用。

营养成分表

营养素	含量（每100克）
蛋白质	0.9克
脂肪	0.2克
碳水化合物	4克
膳食纤维	0.5克
维生素A	92微克
维生素C	19毫克
钙	10毫克
铁	0.4毫克
锌	0.13毫克
硒	0.15微克

搭配宜忌

宜	西红柿+芹菜	可降压、健胃消食
	西红柿+蜂蜜	可补血养颜
忌	西红柿+红薯	会引起呕吐、腹痛、腹泻

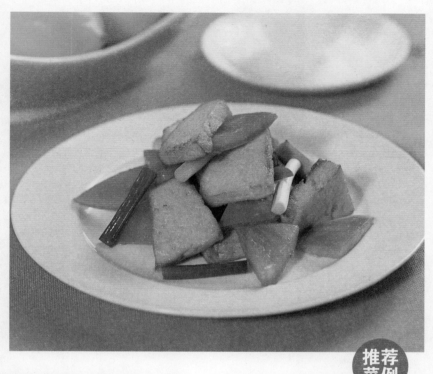

推荐菜例

西红柿烧豆腐

原料： 嫩豆腐100克，西红柿150克

调料： 葱段10克，盐5克，胡椒粉、味精各1克，淀粉15克，熟菜油150毫升，白糖3克，鲜汤适量

做法：

❶ 豆腐用清水洗净，切厚块，过水后沥干水分备用；西红柿用清水洗净，去籽，切块备用。

❷ 炒锅洗净，置于火上，用大火加热，入油烧至七成热，然后放入西红柿块翻炒，最后加入少许盐、少许白糖翻炒，将西红柿盛起。

❸ 原锅内倒入鲜汤、剩余白糖、剩余盐、味精和胡椒粉一起拌匀，然后将豆腐块倒入锅中烧沸，用淀粉勾芡，加入西红柿和菜油，用大火略收汤汁，最后撒上葱段即可。

健康指南： 此菜有降低血液中胆固醇的功效，可以有效地防治老年人高胆固醇血症或高脂血症，减缓心血管疾病的发展。而且老年人多吃西红柿还有抗衰老作用。

小贴士： 西红柿常用于生食凉菜，用于热菜时可炒、炖和做汤。

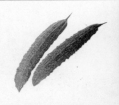

苦瓜
Ku Gua

分类： 蔬菜菌菇类
别名： 凉瓜、癞瓜
性味归经： 性寒，味苦；归心、肝、脾、胃经

适用量： 每次80克左右　**热量：** 约795焦/克

主打营养素

维生素C、钾

苦瓜富含维生素C，对于老年人保持血管弹性、维持正常生理功能，以及防治高血压、脑出血、冠心病等具有积极作用。此外，苦瓜中的钾可以保护心肌细胞，有效降低血压。

选购保存

苦瓜具有清热消暑、解毒、明目、降低血糖、提高机体免疫力的功效，对治疗痢疾、疮肿、热病烦渴、痱子过多、眼结膜炎、小便短赤等病症有一定的疗效。

选购保存

苦瓜身上一粒一粒的果瘤，是判断苦瓜好坏的特征。颗粒越大越饱满，表示瓜肉越厚。苦瓜不耐保存，即使在冰箱中存放也不宜超过2天。

烹饪提示

苦瓜质地较嫩，不宜炒制过久，以免影响口感。

♥ 食用建议

苦瓜对于很多病症都有很好的食疗效果，一般人均可食用，特别适合糖尿病、高血压、癌症患者食用。但脾胃虚寒者不宜生食，食之容易引起腹泻腹痛。

搭配宜忌

宜	苦瓜+猪肝	可清热解毒、补肝明目
	苦瓜+洋葱	可降低血压、增强免疫力
忌	苦瓜+豆腐	易引起结石

营养成分表

营养素	含量（每100克）
蛋白质	1克
脂肪	0.1克
碳水化合物	4.9克
膳食纤维	1.4克
维生素A	17微克
维生素C	56毫克
钙	14毫克
铁	0.7毫克
锌	0.36毫克
硒	0.36微克

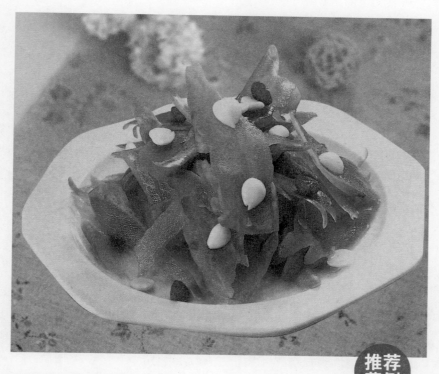

推荐菜例

杏仁拌苦瓜

原料： 杏仁50克，苦瓜250克，枸杞子5克

调料： 香油10毫升，盐3克，鸡精5克

做法：

❶ 苦瓜洗净，剖开，去掉瓜瓤，切成薄片，放入沸水中焯至断生，捞出，沥干水分，放入碗中。

❷ 杏仁用温水泡一下，撕去外皮，掰成两半，放入开水中烫熟；枸杞子洗净，泡发。

❸ 将香油、盐、鸡精与苦瓜片搅拌均匀，撒上杏仁、枸杞子即可。

健康指南： 苦瓜中的苦瓜苷和苦味素能增进食欲、健脾开胃，胃口不佳的老年人可以常食此菜。此菜有保持血管弹性、降低血液中胆固醇浓度的作用，对于患有高血压、动脉硬化、脑血管病、冠心病等的老年人具有食疗功效。此外，此菜还有清热泻火、润肠通便、润肺止咳的功效，适合肝火旺盛的高血压老年患者食用，还能有效预防老年性便秘。

小贴士： 切好的苦瓜宜放入开水中焯烫一下，或放在无油的热锅中干煸一会儿，或用盐腌一下，都可减轻它的苦味。

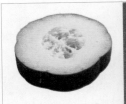

冬瓜
Dong Gua

分类： 蔬菜菌菇类
别名： 白瓜、白冬瓜、枕瓜
性味归经： 性凉，味甘；归肺、大肠、小肠、膀胱经

适用量： 每次50克为宜　　**热量：** 约460焦/克

主打营养素

丙醇二酸、维生素、矿物质

冬瓜中含有的丙醇二酸，能抑制糖类转化为脂肪，可预防人体内的脂肪堆积。冬瓜富含多种维生素、膳食纤维和钙、磷、铁等矿物质，且钾含量高，钠含量低，尤为适合老年人食用。

食疗功效

冬瓜具有清热解毒、利水消肿、减肥美容的功效，能减少体内脂肪，有利于减肥。常吃冬瓜，还可以使皮肤光洁。另外，冬瓜对慢性支气管炎、肠炎、肺炎等感染性疾病也有一定的治疗作用。老年人适量食用，有益身体健康。

选购保存

挑选时用手指掐一下，皮较硬，肉质密，种子成熟变成黄褐色的冬瓜口感较好。买回来的冬瓜如果吃不完，可用一块比较大的保鲜膜贴在冬瓜的切面上，用手抹紧贴满，可保鲜3～5天。

烹饪提示

冬瓜是一种清热、利尿效果比较理想的日常食物，连皮一起煮汤，效果更显著。

♥ 食用建议

心烦气躁、口干烦渴、小便不利者以及糖尿病、高血压、高脂血症患者宜经常食用冬瓜。脾胃虚弱、肾阳虚、久病滑泄、阳虚肢冷者不宜常食冬瓜。

搭配宜忌

宜	冬瓜+海带	可利尿降压
	冬瓜+甲鱼	可润肤、滋阴
忌	冬瓜+鲫鱼	多食会导致身体脱水
	冬瓜+醋	会降低食物的营养价值

营养成分表

营养素	含量（每100克）
蛋白质	0.4克
脂肪	0.2克
碳水化合物	2.6克
膳食纤维	0.7克
维生素A	13微克
维生素C	18毫克
钙	19毫克
铁	0.2毫克
锌	0.07毫克
硒	0.22微克

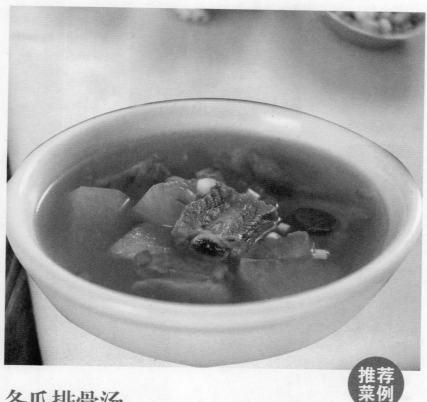

推荐
菜例

冬瓜排骨汤

原料： 排骨300克，冬瓜500克

调料： 盐适量，姜5克

做法：

❶ 冬瓜去皮去籽，切块状；姜洗净切片。

❷ 排骨洗净斩块，汆水去浮沫，洗净备用。

❸ 排骨、冬瓜、姜同时下锅，加清水煮30～45分钟，加盐调味，再焖数分钟即可。

健康指南： 此汤具有益气补虚、利尿通淋、降脂减肥的功效，一般人皆可食用，尤其适合体虚的高脂血症、肥胖症患者以及水肿尿少的患者食用。冬瓜富含维生素C，属于高钾低钠食物，可排钠降压、利尿消肿、降低血液中的胆固醇，并且还有清热泻火、利尿通淋的作用；排骨富含钙，可预防老年性骨质疏松。因此，本汤尤其适合老年人食用。

小贴士： 汤煮开时，汤面上有很多浮沫出现，应先将汤上的浮沫舀去。

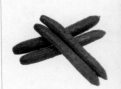

黄瓜
Huang Gua

分类： 蔬菜菌菇类
别名： 胡瓜、青瓜
性味归经： 性凉，味甘；归肺、胃、大肠经

适用量： 每次100克左右　　**热量：** 约628焦/克

主打营养素

维生素P

黄瓜中的维生素P有保护心血管的作用，而且黄瓜的热量很低，对于高血压、高脂血症，以及合并肥胖症的糖尿病老年患者，是一种理想的食疗良蔬。

食疗功效

黄瓜具有除湿、利尿、降脂、消暑、促消化的功效。尤其是黄瓜中所含的膳食纤维能促进肠内腐败食物排泄，而所含的丙醇、乙醇和丙醇二酸还能抑制糖类物质转化为脂肪，对肥胖症患者有利。

选购保存

选购黄瓜，色泽应亮丽，以外表有刺状凸起，而且黄瓜头上顶着新鲜黄花的为最好。保存黄瓜要先将它表面的水分擦干，再放入密封保鲜袋中，封好袋口后冷藏即可。

烹饪提示

黄瓜尾部含有较多的苦味素，苦味素有抗癌作用，所以不宜把黄瓜尾部全部丢掉。

♥ 食用建议

热病患者，肥胖、高血压、高脂血症、水肿、癌症、嗜酒者及糖尿病患者可经常食用黄瓜；脾胃虚弱、胃寒、腹痛腹泻、肺寒咳嗽者不宜常食黄瓜。

搭配宜忌

宜	黄瓜+蜂蜜	可润肠通便和清热解毒
	黄瓜+醋	可开胃消食
忌	黄瓜+花生	会消化不良

营养成分表

营养素	含量（每100克）
蛋白质	0.8克
脂肪	0.2克
碳水化合物	2.9克
膳食纤维	0.5克
维生素A	15微克
维生素C	9毫克
钙	24毫克
铁	0.5毫克
锌	0.18毫克
硒	0.38微克

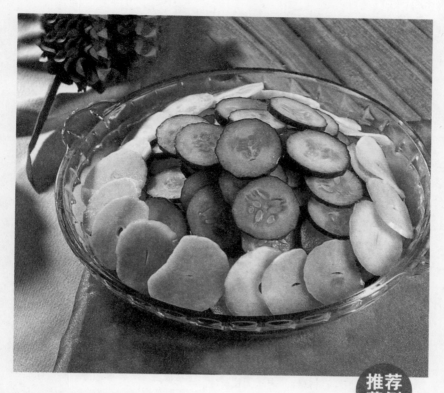

推荐
菜例

香油蒜片黄瓜

原料： 蒜80克，黄瓜150克

调料： 香油、醋、盐各适量

做法：

❶ 蒜、黄瓜洗净切片。

❷ 将蒜片和黄瓜片放入沸水中焯一下，捞出待用。

❸ 将蒜片、黄瓜片装入盘中，将盐、醋和香油搅拌均匀，淋在蒜片、黄瓜片上即可。

健康指南： 黄瓜中含有的维生素C具有提高人体免疫功能的作用，可达到抗肿瘤的目的；黄瓜中富含的维生素E，可起到延年益寿、抗衰老的作用。蒜能调节血脂、血压，可清除血管内的沉积物，被称为"血管清道夫"，能有效预防高血压和心脏病的发生。香油富含不饱和脂肪酸，可降低血中胆固醇、软化血管。所以老年人常食本菜可杀菌消炎、增强免疫力、防癌抗癌、调节血压。

小贴士： 有肝病、心血管疾病、肠胃病以及原发性高血压的人都不宜吃腌黄瓜。

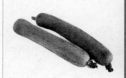

丝瓜
Si Gua

分类： 蔬菜菌菇类
别名： 布瓜、绵瓜、絮瓜
性味归经： 性凉，味甘；归肝、胃经

适用量： 每次100克左右　　**热量：** 约837焦/克

主打营养素

膳食纤维、丝瓜苦味质、瓜氨酸、皂苷

丝瓜中含有丰富的膳食纤维、丝瓜苦味质、瓜氨酸、皂苷等成分，能减少肠道对葡萄糖的吸收，控制餐后血糖升高，而且丝瓜所含的热量很低，适合老年人食用。

食疗功效

丝瓜具有清暑凉血、解毒通便、祛风化痰、润肤美容、通经络、行血脉、下乳汁、调理月经等功效，能用于治疗热病身热烦渴、痰喘咳嗽、肠风痔漏、崩漏带下、血淋、痔疮痈肿、产妇乳汁不下等病症。老年人长期食用或取瓜汁搽脸能消炎抗皱。

选购保存

选购丝瓜应选择鲜嫩、结实和光亮的，皮色为嫩绿或淡绿色，果肉顶端比较饱满，无臃肿感者为佳。丝瓜过熟不能食用。丝瓜可放阴凉通风处保存或放入冰箱冷藏。

烹饪提示

烹制丝瓜时应注意尽量保持清淡，要少用油，可用味精或胡椒粉提味，这样才能体现丝瓜香嫩爽口的特点。

♥ 食用建议

皮肤粗糙等患者，月经不调者，身体疲乏、痰喘咳嗽、产后乳汁不通的妇女以及老年人均可常食丝瓜。但由于丝瓜性凉，体虚内寒、脾虚腹泻者均不宜食用。

搭配宜忌

宜	**丝瓜+毛豆**	可降低胆固醇、增强免疫力
忌	丝瓜+菠菜	会引起腹泻
	丝瓜+芦荟	会引起腹痛、腹泻

营养成分表

营养素	含量（每100克）
蛋白质	1克
脂肪	0.2克
碳水化合物	4.2克
膳食纤维	0.6克
维生素A	15微克
维生素C	5毫克
钙	14毫克
铁	0.4毫克
锌	0.21毫克
硒	0.86微克

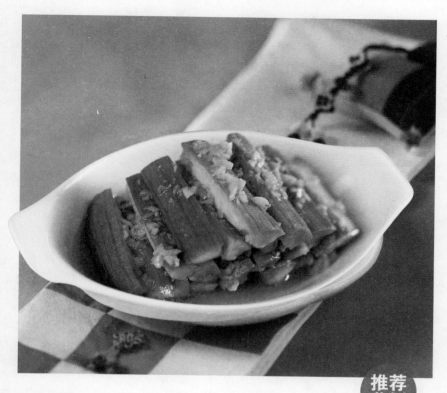

推荐菜例

蒜蓉丝瓜

原料： 丝瓜300克，蒜20克

调料： 盐、味精各适量

做法：

❶ 将丝瓜去皮后洗干净，切成条状，排入盘中。

❷ 蒜去皮，洗净剁成蓉。

❸ 锅内加入油烧热，下入蒜蓉爆香，再加入适量盐、味精炒匀，待汁香浓后，将其舀出淋于丝瓜排上。

❹ 将摆好的丝瓜盘放入锅蒸中蒸5分钟即可取出食用。

健康指南： 丝瓜有扩张血管、营养心脏、防止血栓形成、降低血压的作用，对于老年人的高血压、动脉硬化等症具有一定的食疗功效。蒜中所含的蒜素可帮助保持体内某种酶的适当数量而使人避免出现高血压，是天然的降压药物，具有降血脂及预防冠心病和动脉硬化的作用，并可防止血栓的形成，减少心脑血管堵塞。

小贴士： 丝瓜汁水丰富，宜现切现做，以免营养成分随汁水流走。

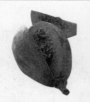

南瓜
Nan Gua

分类：蔬菜菌菇类
别名：麦瓜、倭瓜、金冬瓜、金瓜
性味归经：性温，味甘；归脾、胃经

适用量：每日100克左右为宜　　**热量：**约921焦/克

主打营养素

果胶、钴

南瓜中含有大量的果胶，可使肠胃对糖类的吸收减慢，并有改变肠蠕动的速度、减缓饭后血糖的升高、缓解老年人便秘之功效。南瓜中的钴能促进胰岛素分泌，从而降低血糖。

食疗功效

南瓜具有润肺益气、化痰、消炎止痛、降低血糖、驱虫解毒、止喘、美容等功效，可减少粪便中毒素对人体的危害，防止结肠癌的发生，对高血压及肝脏的一些病变也有预防作用。

选购保存

挑选外形完整，最好是瓜梗蒂连着瓜身的南瓜，这样的南瓜更新鲜。南瓜切开后，可将南瓜籽去掉，用保鲜袋装好后，放入冰箱冷藏保存。

烹饪提示

南瓜营养丰富，特别适合炖食。用南瓜和大米熬粥，对体弱气虚的中老年人大有好处。

♥ 食用建议

糖尿病、高脂血症、前列腺增生、动脉硬化、胃黏膜溃疡、肋间神经痛、痢疾、灼烫伤等症患者以及脾胃虚弱者、营养不良者、肥胖者、便秘者可常食南瓜。水肿、黄疸、下痢胀满、产后痧痘、气滞湿阻等病症患者不宜食用。

搭配宜忌

宜	南瓜+牛肉	补脾健胃、解毒止痛
	南瓜+绿豆	清热解毒、生津止渴
忌	南瓜+虾	引起腹泻或者腹胀
	南瓜+黄瓜	影响维生素的吸收

营养成分表

营养素	含量（每100克）
蛋白质	0.7克
脂肪	0.1克
碳水化合物	5.3克
膳食纤维	0.8克
维生素A	148微克
维生素C	8毫克
钙	16毫克
铁	0.4毫克
锌	0.14毫克
硒	0.46微克

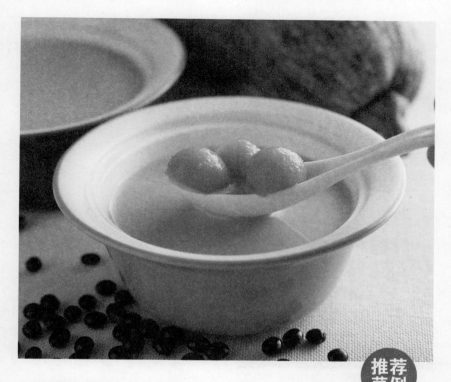

推荐菜例

豆浆南瓜球

原料： 南瓜50克，黑豆20克

调料： 白糖10克

做法：

❶ 黑豆洗净，泡水8小时，放入果汁机搅打，倒入锅中煮沸。

❷ 滤取汤汁，做成黑豆浆。

❸ 南瓜削皮洗净，用挖球器挖成圆球，放入滚水煮熟，捞起沥干。

❹ 将南瓜球、黑豆浆装碗，调入白糖即可食用。

健康指南： 此饮具降压功效，患有高血压的老年人可以常饮用。成品中的南瓜含有较丰富的维生素A、B族维生素、维生素C，同时还含有丰富的矿物质，以及人体必需的8种氨基酸，具有润肺益气、化痰止喘、消炎止痛、健胃消食等作用，老年人常食可助消化，还能预防肺病的发生。黑豆有软化血管、促进血液循环的功效，高血压患者饮用黑豆汁可显著降压。

小贴士： 黑豆应充分浸泡，这样在保证细腻口感的同时可减少豆子对果汁机的磨损。

西葫芦
Xi Hu Lu

分类： 蔬菜菌菇类
别名： 菱瓜、白瓜
性味归经： 性寒，味甘；归肺、胃、肾经

适用量： 每日80克为宜　　**热量：** 约753焦/克

主打营养素

维生素C、低脂肪、低糖

　　西葫芦富含维生素C，有调节糖代谢、促进胆固醇的排泄、预防动脉硬化的作用；同时西葫芦所含的热量、脂肪、糖分都很低，是老年人的优选食物。

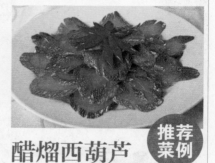

推荐菜例

醋熘西葫芦

原料： 西葫芦500克，红椒30克
调料： 白醋10毫升，香油4毫升，盐、味精、生抽各适量

做法：

❶ 将西葫芦、红椒洗净，改刀，入沸水中汆熟，装盘。

❷ 把香油、盐、味精、生抽和白醋一起放入碗中，调匀成调味汁，均匀淋在西葫芦和红椒上即可。

健康指南： 此菜具有降血糖、开胃消食、除烦利尿的功效，老年人常食此菜，可改善烦渴多饮的症状，还可软化血管、防治动脉硬化和心脏病的发生。西葫芦中含有瓜氨酸、腺嘌呤、天门冬氨酸、巴碱等物质，且含钠盐很低，可有效地防治糖尿病，预防肝、肾病变。

搭配宜忌

宜	西葫芦+鸡蛋	补充蛋白质
	西葫芦+洋葱	增强免疫力
	西葫芦+韭菜	可通便
忌	西葫芦+西红柿	降低食物营养价值

营养成分表

营养素	含量（每100克）
蛋白质	0.8克
脂肪	0.2克
碳水化合物	3.8克
膳食纤维	0.6克
维生素A	17微克
维生素C	6毫克
钙	15毫克
铁	0.3毫克
锌	0.12毫克
硒	0.28微克

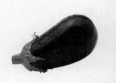

茄子
Qie Zi

分类： 蔬菜菌菇类
别名： 茄瓜、白茄、紫茄
性味归经： 性凉，味甘；归脾、胃、大肠经

适用量： 每次60~100克为宜。　**热量：** 约879焦/克

主打营养素

维生素P、皂苷

　　茄子中所含的维生素P，能增强毛细血管的弹性，防止微血管破裂出血，对老年人易患的高血压、动脉硬化有一定的防治作用。茄子还富含皂苷，能有效控制血糖的上升。

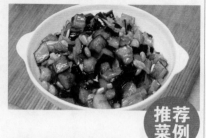

推荐菜例

风味炒茄丁

原料： 茄子400克，猪肉150克，柿子椒30克，青豆30克

调料： 蒜5克，盐、鸡精、酱油、水淀粉各适量

做法：

❶ 将茄子、柿子椒均去蒂洗净，切丁；猪肉洗净，切粒；青豆清洗干净；蒜去皮洗净，切片。

❷ 锅下油烧热，入蒜爆香，放入猪肉略炒，再放入茄子、青豆、柿子椒一起炒，加适量盐、鸡精、酱油调味，起锅前用水淀粉勾芡，装盘即可。

健康指南： 这道菜有增强免疫力的功效，是老年人的良好选择。其中茄子中含有糖类、维生素、脂肪、蛋白质等，可以补充身体所需的营养素。

搭配宜忌

宜	茄子+猪肉	可维持血压稳定
	茄子+黄豆	可润肠、润燥消肿
忌	茄子+蟹	引起腹泻
	茄子+墨鱼	伤害肠胃

营养成分表

营养素	含量（每100克）
蛋白质	1克
脂肪	0.1克
碳水化合物	5.4克
膳食纤维	1.9克
维生素A	30微克
维生素C	7毫克
钙	55毫克
铁	0.4毫克
锌	0.16毫克
硒	0.57微克

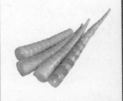

竹笋
Zhu Sun

分类： 蔬菜菌菇类
别名： 笋、闽笋
性味归经： 性微寒，味甘；归胃、大肠经

适用量： 每次40~60克为宜　**热量：** 约795焦/克

主打营养素

植物蛋白、维生素、膳食纤维

竹笋中植物蛋白、维生素的含量均较高，有助于增强机体的免疫功能，提高防病抗病能力。竹笋中所含的膳食纤维对肠胃有促进蠕动的作用，对治疗老年人便秘有一定的效果。

食疗功效

竹笋具有清热化痰、益气和胃、治消渴、利水道、利膈爽胃、帮助消化、消食积、防便秘等功效，非常适合老年人食用。另外，竹笋含脂肪、淀粉很少，属天然低脂、低热量食品，是肥胖者减肥的佳品。

选购保存

竹笋节之间距离越近的竹笋越嫩，选购时以外壳色泽鲜黄或淡黄略带粉红，笋壳完整且饱满光洁者为佳。宜在低温条件下保存，但不能保存过久，否则质地变老会影响口感。建议保存1周左右。

烹饪提示

竹笋在食用前应该先用开水焯一下，去除其中的草酸。靠近笋尖的部位应该顺着切，下部应该横切，这样烹制易熟烂、入味。

♥ 食用建议

竹笋营养丰富，一般人均可食用，尤其适合肥胖症、高血压、习惯性便秘、糖尿病、心血管疾病患者食用。但是严重肾炎、尿路结石、胃出血、慢性肠炎、久泻滑脱者不宜常食。

营养成分表

营养素	含量（每100克）
蛋白质	2.6克
脂肪	0.2克
碳水化合物	3.6克
膳食纤维	1.8克
维生素A	未测定
维生素C	5毫克
钙	9毫克
铁	0.5毫克
锌	0.33毫克
硒	0.04微克

搭配宜忌

宜	竹笋+莴笋	可治疗肺热痰多
忌	竹笋+羊肉	会导致腹痛
	竹笋+豆腐	易形成结石

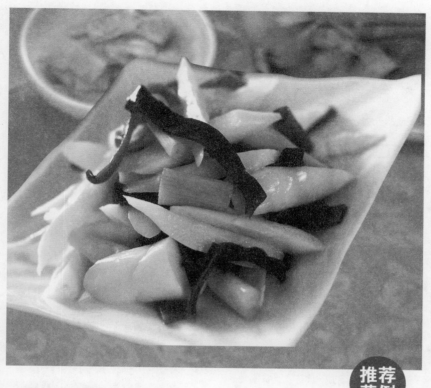

推荐菜例

竹笋炒黑木耳

原料： 竹笋200克，黑木耳150克

调料： 盐5克，味精3克，葱段少许

做法：

❶ 竹笋洗净，切滚刀块；黑木耳泡发洗净，切粗丝。

❷ 竹笋入沸水中焯水，取出控干水分。

❸ 锅中放油，爆香葱段，下入竹笋、黑木耳炒熟，调入盐、味精，炒至入味即可。

健康指南： 此菜鲜香味美，具有滋阴润肺、补血益气、润肠通便、降脂减肥等功效，适合老年人食用。竹笋属于低脂肪、低热量食物，可治疗原发性高血压、高脂血症、糖尿病，老年人食用大有益处；黑木耳含有维生素K，能减少血液凝块，预防血栓的形成，有防治动脉粥样硬化和冠心病的作用，同时黑木耳中铁的含量极为丰富，故老年人常吃黑木耳能养血驻颜、肌肤红润、容光焕发，并可防治缺铁性贫血。

小贴士： 竹笋宜用温水煮好后自然冷却，再用水冲洗，可去除涩味。

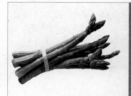

芦笋
Lu Sun

分类：蔬菜菌菇类
别名：青芦笋
性味归经：性凉，味苦、甘；归肺经。

适用量： 每次50克左右　　**热量：** 约795焦/克

主打营养素

铬、胡萝卜素、维生素、膳食纤维

芦笋中的铬元素能够调节血液中脂肪与糖分的浓度，从而促进脂肪与糖分的代谢。芦笋中含有丰富的胡萝卜素、维生素、膳食纤维，都能够调节血脂，预防高脂血症。

食疗功效

老年人经常食用芦笋，对心脏病、高血压、心律不齐、疲劳、水肿、膀胱炎、排尿困难、肝功能障碍和肥胖症等病症有一定的疗效。芦笋可以使细胞生长正常化，具有防止癌细胞扩散的功能，对淋巴癌、皮肤癌等病有极好的辅助疗效。

选购保存

选购芦笋，以全株形状正直、笋尖花苞（鳞片）紧密、不开芒，未长腋芽，没有水伤腐臭味，表皮鲜亮不萎缩，细嫩粗大者为佳。贮存时宜用报纸卷好，置于冰箱冷藏。

烹饪提示

芦笋中的叶酸很容易被破坏，所以如果想通过食用芦笋补充叶酸的人，应该避免高温烹煮，最好用微波炉小功率热熟。

♥ 食用建议

高血压、高脂血症、癌症、动脉硬化患者，体质虚弱、气血不足、营养不良、缺铁性贫血、肥胖、习惯性便秘者及肝功能不全者可经常食用。

芦笋中含嘌呤较多，所以痛风患者不宜食用。

搭配宜忌		
宜	**芦笋+黄花菜**	可养血、止血、除烦
	芦笋+冬瓜	可降压降脂
忌	芦笋+羊肉	会导致腹痛
	芦笋+羊肝	会降低营养价值

营养成分表	
营养素	含量（每100克）
蛋白质	1.4克
脂肪	0.1克
碳水化合物	4.9克
膳食纤维	1.9克
维生素A	17微克
维生素C	45毫克
钙	10毫克
铁	1.4毫克
锌	0.41毫克
硒	0.21微克

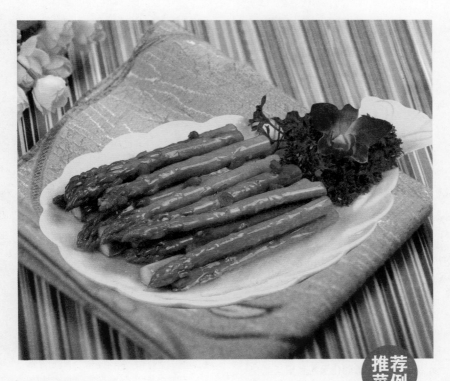

推荐菜例

清炒芦笋

原料： 芦笋350克

调料： 盐3克，鸡精2克，白醋5毫升

做法：

❶ 将芦笋洗净，沥干水分，切去老根，
备用。

❷ 炒锅加入适量油烧至七成热，放入芦
笋翻炒，放入适量白醋炒匀。

❸ 最后调入盐和鸡精，炒入味后即可
装盘。

健康指南： 芦笋有鲜美清香的风味，膳
食纤维柔软可口，能增进食欲，帮助消
化。它还富含多种氨基酸、蛋白质和维

生素，其含量均高于一般水果和蔬菜，
特别是芦笋中的天冬酰胺和微量元素
硒、钼、铬、锰等，具有调节机体代
谢、提高身体免疫力的功效，对高血
压、心脏病等疾病均有一定的疗效。老
年人常食既能降低血压，还可增强食
欲、帮助消化、补充维生素和矿物质、
均衡营养。

小贴士： 芦笋营养丰富，尤其是嫩茎的
顶尖部分，但芦笋不宜生吃，也不宜长
时间存放，存放1周以上最好不要再食
用了。

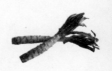

莴笋
Wo Sun

分类：蔬菜菌菇类

别名：莴苣、白苣、莴菜

性味归经：性凉，味甘、苦；归胃、膀胱经

适用量：每日60克左右为宜　　**热量**：约586焦/克

主打营养素

膳食纤维、维生素B₃

莴笋中含有大量的膳食纤维，能够促进肠胃蠕动，延缓肠道对脂肪和胆固醇的吸收，是防治高脂血症的理想食物。莴笋还含有丰富的维生素B₃，维生素B₃是胰岛素的激活剂，可激活胰岛素，辅助降低血糖。

食疗功效

莴笋有增进食欲、刺激消化液分泌、促进胃肠蠕动等功能，还有利尿、降血压、预防心律不齐的作用；莴笋还能改善消化系统和肝脏功能，且对风湿性疾病、痛风有食疗功效。老年人可以适量食用。

选购保存

选购莴笋时应选择茎粗大、肉质细嫩、多汁新鲜、无枯叶、无空心、中下部稍粗或呈棒状、叶片不弯曲、无黄叶、不发蔫、不苦涩的为佳。莴笋泡水保鲜法：将莴笋放入盛有凉水的器皿内，一次可放几棵，水淹至莴笋主干1/3处，可放置室内3~5天。

烹饪提示

莴笋怕咸，在烹制时少放盐才好吃。焯莴苣时要注意时间和温度，时间过长、水温过高会使莴苣绵软，失去清脆口感。

♥ 食用建议

小便不通、尿血、水肿、痛风、糖尿病、肥胖、神经衰弱症、高血压、高脂血症、心律不齐、失眠患者以及妇女产后缺奶或乳汁不通者可经常食用莴笋。多动症儿童，眼病、脾胃虚寒、腹泻便溏者不宜常食莴笋。

搭配宜忌

宜	莴笋+蒜苗	可预防高血压
	莴笋+香菇	可利尿通便
忌	莴笋+蜂蜜	会引起腹泻
	莴笋+乳酪	会引起消化不良

营养成分表

营养素	含量（每100克）
蛋白质	1克
脂肪	0.1克
碳水化合物	2.8克
膳食纤维	0.6克
维生素A	25微克
维生素C	4毫克
钙	23毫克
铁	0.9毫克
锌	0.33毫克
硒	0.54微克

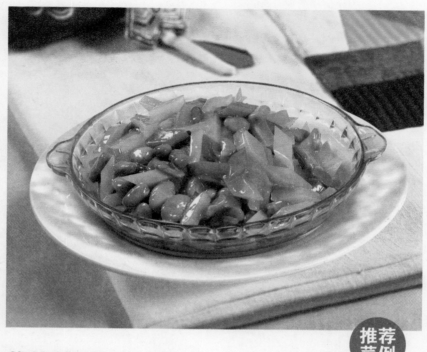

推荐
菜例

莴笋烩蚕豆

原料： 莴笋200克，蚕豆100克，胡萝卜50克，枸杞子3克

调料： 盐3克，鸡精2克，白醋、水淀粉各适量

做法：

❶ 莴笋去皮洗净，切菱形块；蚕豆、枸杞子洗净备用；胡萝卜洗净，切菱形块。

❷ 锅下油烧热，放入蚕豆炒至五成熟时，再放入莴笋、胡萝卜、枸杞子一起煸炒，加盐、鸡精、白醋调味。

❸ 将熟时用水淀粉勾芡，装盘即可。

健康指南： 莴笋含钾量较高，有利于促进排尿，减少心房的压力，对高血压和心脏病患者极为有益。它含有少量的碘元素，对促进人的基础代谢有重大影响。胡萝卜含有降糖物质，其所含的某些成分，如槲皮素、山柰酚能增加冠状动脉血流量，降低血脂，促进肾上腺素的合成，还有降压、强心作用。所以，此菜具有强心、利尿、降脂、降压等作用，非常适合老年人食用。

小贴士： 莴笋下锅前挤干水分，可以增加莴笋的脆嫩度，但从营养角度考虑，不应挤干水分，这会丧失莴笋中大量的水溶性维生素。

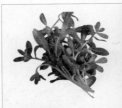

马齿苋
Ma Chi Xian

分类: 蔬菜菌菇类
别名: 长命菜、五行草、麻绳菜
性味归经: 性寒,味甘、酸;归心、肝、脾、大肠经

适用量: 每日30~60克为宜　　**热量:** 约1130焦/克

主打营养素

钾、ω-3脂肪酸

马齿苋含有大量的钾,钾离子可直接作用于血管壁上,使血管壁扩张,阻止动脉管壁增厚,从而起到降低血压的作用。马齿苋还含有丰富的ω-3脂肪酸,对降低心血管疾病的发生有很好的作用。

食疗功效

马齿苋具有清热利湿、消肿止痛、凉血止痢的功效,对肠道传染病,如肠炎、痢疾等,有独特的食疗功效。马齿苋还有消除尘毒、防止吞噬细胞变形和坏死、杜绝肺结节形成,防止硅沉着病发生的功效。老年人可以适量食用。

选购保存

要选择叶片厚实、水分充足、鲜嫩肥厚多汁的马齿苋。贮存时马齿苋用保鲜袋封好,放在冰箱中可以保存1周左右。

烹饪提示

马齿苋在烹饪前应先焯水,去除部分草酸。马齿苋可炒食,又可做馅,还可凉拌、做汤。

♥ 食用建议

马齿苋营养价值很高,对于很多病症都有良好的食疗功效,尤其适合高血压、皮肤粗糙干燥、维生素A缺乏症、干眼症、夜盲症、肠炎、尿血、尿道炎、湿疹、皮炎、赤白带下、痔疮等患者食用;但脾胃虚寒、肠滑腹泻者不宜食用。

搭配宜忌

宜	马齿苋+绿豆	可消暑解渴、止痢、降压
	马齿苋+猪肠	可治疗痔疮
忌	马齿苋+茼蒿	会减少茼蒿中钙、铁的吸收
	马齿苋+胡椒	容易引起中毒

营养成分表

营养素	含量(每100克)
蛋白质	2.3克
脂肪	0.5克
碳水化合物	3.9克
膳食纤维	0.7克
维生素A	327微克
维生素C	23毫克
钙	85毫克
铁	未测定
锌	未测定
硒	未测定

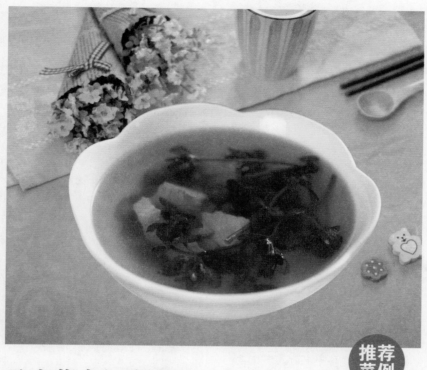

推荐菜例

马齿苋杏仁瘦肉汤

原料： 马齿苋50克，杏仁100克，猪瘦肉150克

调料： 盐适量

做法：

❶ 马齿苋择嫩枝用清水冲洗干净备用；猪瘦肉用清水洗净，切块备用；杏仁用清水洗净备用。

❷ 锅洗净，置于火上，将洗净切好的马齿苋、猪瘦肉以及杏仁一起放入锅内，加适量清水。

❸ 大火煮沸后，改小火煲2小时，加盐调味即可。

健康指南： 马齿苋作为一种野菜，不仅能做出可口的佳肴，还能起到预防某些疾病的效果。马齿苋中含有的钾离子可直接作用于血管壁上，使血管壁扩张，阻止动脉管壁增厚，从而起到降低血压的作用。调查研究发现，"三高"人群经常吃马齿苋可保护血管，预防心脑血管疾病的发生。

小贴士： 春天常吃些马齿苋，不仅可以补充身体营养，还能控制胆固醇水平。

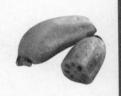

莲藕
Lian Ou

分类： 蔬菜菌菇类
别名： 水芙蓉、莲根、藕丝菜、藕
性味归经： 性凉，味辛、甘；归肺、胃经

适用量： 每日60~100克为宜　　**热量：** 约2930焦/克

主打营养素

黏液蛋白、膳食纤维

莲藕中含有黏液蛋白和膳食纤维，能与人体内的胆酸盐和食物中的胆固醇及甘油三酯结合，使其从粪便中排出，从而减少对脂肪的吸收。

食疗功效

莲藕具有健脾养血的功效，可以补五脏之虚、强壮筋骨、补血养血，非常适合老年人食用。生食能清热润肺、凉血行淤，熟食可健脾开胃、止泻固精，对肺热咳嗽、烦躁口渴、脾虚泄泻、食欲不振等症有较好的食疗功效。

选购保存

选择新鲜、脆嫩、色白，藕节短、藕身粗的莲藕为好，从藕尖数起第二节藕最好。保存以放入冰箱内冷藏为佳。

烹饪提示

莲藕切片后可放入沸水中焯烫片刻，捞出后再放清水中清洗，一来可以使莲藕不变色，二来还可以保持莲藕本身的爽脆口感。

♥ 食用建议

一般人皆可食用莲藕，尤其适合体弱多病、营养不良、高热、吐血者以及高血压、肝病、食欲不振、缺铁性贫血者食用。

脾胃虚寒、大便溏薄的患者及产妇要少食或慎食莲藕。

搭配宜忌

宜	**莲藕+鳝鱼**	补肾固精、利尿祛湿
	莲藕+黑木耳	降压降脂、润肺
忌	莲藕+菊花	易导致腹泻
	莲藕+人参	会减弱人参的药性

营养成分表

营养素	含量（每100克）
蛋白质	1.9克
脂肪	0.2克
碳水化合物	16.4克
膳食纤维	1.2克
维生素A	3微克
维生素C	44毫克
钙	39毫克
铁	1.4毫克
锌	0.23毫克
硒	0.39微克

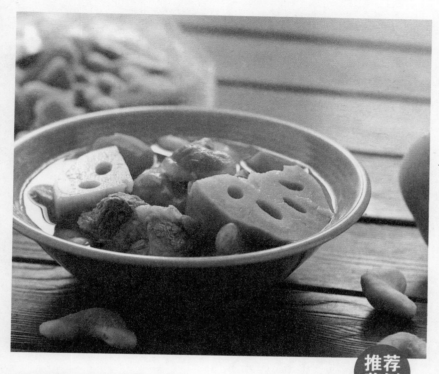

推荐菜例

莲藕菱角排骨汤

原料： 莲藕、菱角各300克，胡萝卜80克，排骨500克

调料： 盐4克，白醋10毫升

做法：

❶ 排骨斩块，汆水，捞出洗净。

❷ 莲藕削去皮，洗净切片；胡萝卜洗净、切块；菱角入开水中烫熟，捞起，剥净外面皮膜。

❸ 将排骨、莲藕、胡萝卜、菱角放入锅内，加水盖过原材料，加入白醋，以大火煮开，转小火炖40分钟，加盐调味即可。

健康指南： 此汤味道鲜美，有补虚健脾、养血止血的作用，是老年人的一道营养汤。莲藕富含淀粉、蛋白质和B族维生素、维生素C、钙、磷等，有健脾、益气、补血、开胃等功能。排骨可提供人体生理活动必需的优质蛋白质、脂肪，尤其是丰富的钙质可维护骨骼健康，有益精补血的功效。菱角营养丰富，熟食能益气健脾、祛病强身。

小贴士： 莲藕切开之后马上放进醋里可去除涩味，防止变色。煲此汤的时候要用小火慢慢煲至熟。

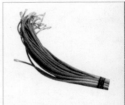

蒜薹
Suan Tai

分类： 蔬菜菌菇类
别名： 蒜毫、青蒜
性味归经： 性平，味甘；归肺、脾经

适用量： 每日50克为宜　**热量：** 约2553焦/克

主打营养素

维生素C、蒜素

　　蒜薹中含有丰富的维生素C，具有明显的降血脂及预防冠心病和动脉硬化的作用。蒜薹中所含的蒜素可以增强老年人的机体免疫力。

食疗功效

　　蒜薹中含有丰富的膳食纤维，可刺激排便，调治便秘。老年人食用蒜薹，能预防痔疮的发生，降低痔疮的复发次数，并对轻中度痔疮有一定的治疗效果。蒜薹中所含的蒜素、蒜新素，可以抑制金黄色葡萄球菌、链球菌、痢疾杆菌、大肠杆菌、霍乱弧菌等细菌的生长繁殖。

选购保存

　　选购时应挑选长条脆嫩、枝条浓绿、茎部鲜嫩者。根部发黄、顶端开花、纤维粗的则不宜购买。冷藏保存效果最佳。

烹饪提示

　　烹调蒜薹时，宜先烧热油锅，高温时再下菜，煸炒透后再放盐，这样可保证菜嫩而不老，营养损失较少。

♥ 食用建议

　　一般人均可食用蒜薹，冠心病、高脂血症、便秘患者可常食蒜薹。消化功能不佳的人宜少吃；有肝病的人过量食用，可能造成肝功能障碍。

搭配宜忌

宜	蒜薹+莴笋	预防高血压
	蒜薹+香干	可平衡营养
	蒜薹+虾仁	可美容养颜
忌	蒜薹+蜂蜜	易伤眼睛

营养成分表

营养素	含量（每100克）
蛋白质	2克
脂肪	0.1克
碳水化合物	15.4克
膳食纤维	2.5克
维生素A	80微克
维生素C	1毫克
钙	19毫克
铁	4.2毫克
锌	1.04毫克
硒	2.17微克

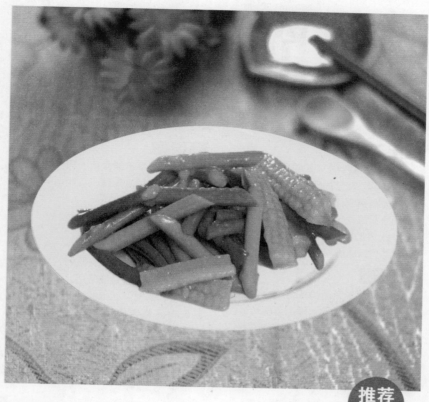

推荐菜例

蒜薹炒玉米笋

原料： 蒜薹200克，玉米笋200克

调料： 盐2克，味精1克，料酒、香油各适量

做法：

❶ 蒜薹洗净，切段；玉米笋用开水焯。

❷ 炒锅加油烧热，放入蒜薹煸炒，再加入玉米笋、料酒、盐、味精炒熟，淋上香油即可。

健康指南： 蒜薹外皮含有丰富的膳食纤维，可刺激排便，调理便秘。玉米笋是一种低热度、高纤维、无胆固醇的优质蔬菜，可以促进肠胃蠕动，消除水肿，具有减脂、降血压、强身健体的作用。老年人食用此菜，不仅能滋补身体，预防水肿，还能预防痔疮的发生。

小贴士： 玉米笋应以呈圆锥形，鲜嫩、乳黄色，无折断的为好。与甜玉米不同的是玉米笋是连籽带穗一同食用，而甜玉米只食嫩籽不食其穗。

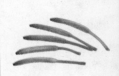

黄花菜
Huang Hua Cai

分类： 蔬菜菌菇类
别名： 金针菜、川草、安神菜
性味归经： 性微寒，味甘；归心、肝经

适用量： 每日20克左右（干品）为宜　　**热量：** 约8330焦/克

主打营养素

卵磷脂、胡萝卜素、矿物质

黄花菜富含的卵磷脂，对增强大脑功能有重要作用。黄花菜中胡萝卜素的含量最为丰富，对老年人视力很有好处。此外，还含有钙、铁、锌等矿物质，有补血、强身等作用。

食疗功效

黄花菜具有清热解毒、止血、止渴生津、利尿通乳、解酒毒的功效，对口干舌燥、大便带血、小便不利、吐血、鼻出血、便秘等有食疗功效，老年人食用对身体极为有益。

选购保存

以洁净、鲜嫩、尚未开放、干燥、无杂物的黄花菜为优。保存时宜放入干燥的保鲜袋中扎紧，放置阴凉干燥处。

烹饪提示

鲜黄花菜不能食用，因为它含有毒物质——秋水仙碱，食用后会引起中毒。

♥ 食用建议

情志不畅、心情抑郁、气郁不舒、神经衰弱、健忘失眠者，气血亏损、体质虚弱、心悸气短、各种出血病患者，妇女产后体弱缺乳、月经不调者可经常食用黄花菜，但皮肤瘙痒、支气管哮喘患者不宜食用。

搭配宜忌

宜	**黄花菜+马齿苋**	清热解毒、降低血压
	黄花菜+鳝鱼	通血脉、强筋骨
忌	黄花菜+鹌鹑	易引发痔疮
	黄花菜+驴肉	易引起中毒

营养成分表

营养素	含量（每100克）
蛋白质	19.4克
脂肪	1.4克
碳水化合物	27.2克
膳食纤维	7.7克
维生素A	4微克
维生素C	10毫克
钙	301毫克
铁	9.1毫克
锌	3.99毫克
硒	4.22微克

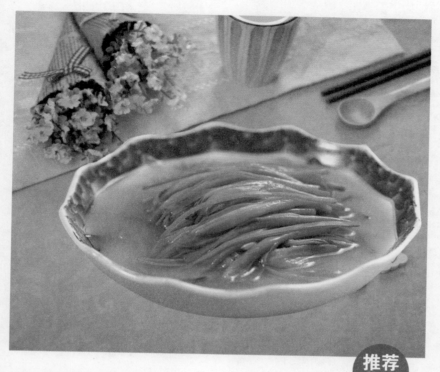

黄花菜炒海蜇

推荐菜例

原料： 海蜇200克，黄花菜100克，红椒少许

调料： 盐3克，味精1克，白醋8毫升，生抽10毫升，香油15毫升

做法：

❶ 黄花菜洗净；海蜇洗净；红椒洗净，切丝。

❷ 锅内注水烧沸，分别放入海蜇、黄花菜焯熟后，捞出沥干放凉，并装入碗中，再放入红椒丝。

❸ 向碗中加入盐、味精、白醋、生抽、香油拌匀后，再倒入盘中即可。

健康指南： 此菜有很高的营养价值，富含蛋白质、维生素，及磷、钙、铁等矿物质，对老年人很有益处。黄花菜中含有丰富的膳食纤维，能促进大便的排泄，可防治肠道肿瘤。同时，黄花菜还有降低胆固醇的功效，对神经衰弱、高血压、动脉硬化、慢性肾炎均有辅助治疗作用。

小贴士： 黄花菜吃之前先用开水焯一下，再用凉水浸泡2小时以上。黄花菜适合凉拌（应先焯熟）、炒、做汤或做配料；另外，选用冷水发制的较好。

101

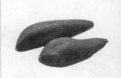

红薯
Hong Shu

分类： 蔬菜菌菇类
别名： 山芋、地瓜、番薯
性味归经： 性平，味甘；归脾、胃经

适用量： 每日1个（100~150克）为宜　**热量：** 约4144焦/克

主打营养素

膳食纤维

红薯富含膳食纤维，可防止便秘，能够阻止碳水化合物转化为脂肪，是理想的减肥食品。红薯能够预防心血管上脂质的沉积，预防动脉粥样硬化，减少皮下脂肪，防治过度肥胖，预防高脂血症。

食疗功效

红薯能供给人体大量的黏液蛋白、糖类、维生素C和维生素A，因此具有补虚乏、益气力、健脾胃、强肾阴以及和胃、益肺等功效。

选购保存

选购时优先挑选表面光滑、无黑色或褐色斑点、闻起来没有霉味的纺锤形状红薯。表面有斑点或有发芽的红薯有毒，不要购买。发霉的红薯含有毒素，不可食用。

烹饪提示

烂的红薯和发芽的红薯有毒；食用红薯一定要蒸熟、煮透。因为红薯中淀粉的细胞膜不经高温破坏，难以被人体消化。

❤ 食用建议

一般人群皆可食用，尤其适合高血压、高脂血症、肥胖症、冠心病、动脉硬化、便秘、结滞组织病、癌症等患者食用。但胃及十二指肠溃疡及胃酸过多的患者不宜食用。凉红薯不宜食用，会导致胃腹不适。

搭配宜忌

宜		
	红薯+红薯叶	健脾益胃、降压降脂
	红薯+粳米	可补中益气、增强体质
忌	红薯+鸡蛋	不容易消化，易致腹痛
	红薯+西红柿	易导致腹泻，易患结石

营养成分表

营养素	含量（每100克）
蛋白质	1.1克
脂肪	0.2克
碳水化合物	24.7克
膳食纤维	1.6克
维生素A	125微克
维生素C	26毫克
钙	23毫克
铁	0.5毫克
锌	0.15毫克
硒	0.48微克

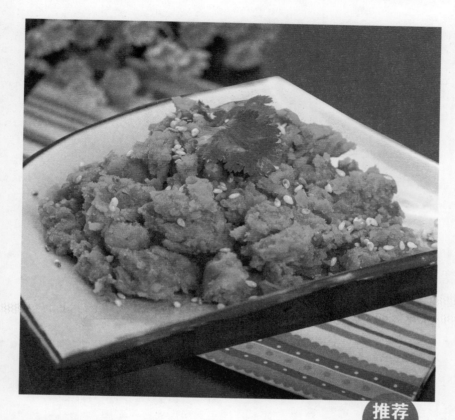

推荐
菜例

芝麻红薯

原料：红薯500克，白芝麻20克

调料：白糖10克

做法：

❶ 白芝麻炒香，盛出碾碎。

❷ 红薯去皮洗净，切成小块，放入锅里蒸熟，稍凉时压成薯泥。

❸ 锅中加油烧热，放入薯泥反复翻炒，炒干后调入白糖，再点入一些油，炒至呈红薯沙时撒上白芝麻即成。

健康指南：本品具有健脾补虚、开胃消食、润肠通便、降脂降压的功效，尤其适合体虚便秘、食欲不振、高脂血症、高血压的患者食用。红薯有降低血中胆固醇和血压的作用，可防治高血压、高脂血症和动脉硬化等症。此外，芝麻富含不饱和脂肪酸和膳食纤维，可降低血脂、软化血管，还能润肠通便，适合高脂血症患者食用。

小贴士：表皮呈褐色或有黑色斑点的红薯不宜食用。

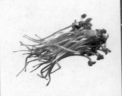

黄豆芽
Huang Dou Ya

分类：蔬菜菌菇类
别名：如意菜
性味归经：性凉，味甘；归脾、大肠经

适用量：每次50克为宜　　**热量：**约1842焦/克

主打营养素

膳食纤维、维生素E

黄豆芽中含有的膳食纤维有润肠通便的作用，能减缓葡萄糖与胆固醇的吸收。黄豆芽中还含有维生素E，有促进胆固醇代谢、稳定血脂的作用，老年人食用有益健康。

食疗功效

黄豆芽具有清热明目、补气养血、消肿除痹、祛黑痣、治疣赘、润肌肤、防止牙龈出血及心血管硬化以及降低胆固醇等功效，对脾胃湿热、大便秘结、寻常疣、高脂血症等症有食疗功效，老年人可以适量食用。

选购保存

消费者最好选购顶芽大、茎长、有须根的黄豆芽比较安全，特别雪白和有刺激味道的黄豆芽建议不要购买。黄豆芽质地娇嫩，含水量大，一般有两种保存方法，一种是用水浸泡保存，另一种是放入冰箱冷藏。

烹饪提示

炒黄豆芽时，先在锅中放少量黄酒，然后放盐，可以去除黄豆芽的豆腥味；也可放少量白醋，能防止营养成分的流失。

♥ 食用建议

一般人群皆可食用黄豆芽，尤其适合胃中积热、妇女妊娠高血压综合征、癌症、癫痫、肥胖、便秘、痔疮患者食用。慢性腹泻、脾胃虚寒者不宜食用黄豆芽。

搭配宜忌

宜	黄豆芽+牛肉	可预防感冒，防止中暑
	黄豆芽+榨菜	可增进食欲
忌	黄豆芽+猪肝	会破坏营养
	黄豆芽+皮蛋	会导致腹泻

营养成分表

营养素	含量（每100克）
蛋白质	4.5克
脂肪	1.6克
碳水化合物	4.5克
膳食纤维	1.5克
维生素A	5微克
维生素C	8毫克
钙	21毫克
铁	0.9毫克
锌	0.54毫克
硒	0.96微克

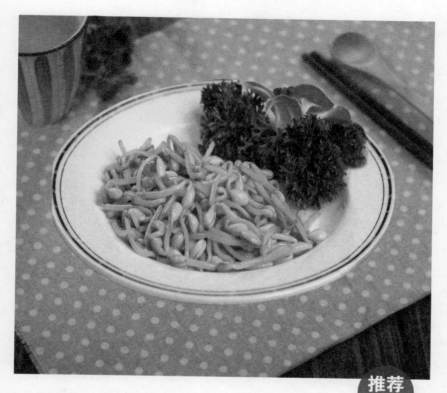

豆油黄豆芽

原料： 黄豆芽350克

调料： 豆油、葱花、盐各适量

做法：

❶ 黄豆芽用清水洗净后加沸水汆熟，捞出沥干水分待用，汆豆芽的汤留作炒菜时用。

❷ 锅置火上，加入豆油烧热，投入葱花炒出香味，将黄豆芽放入，炒2~3分钟。

❸ 加入汆豆芽的原汤和盐，炒至汤将干即可。

健康指南： 此菜营养价值高，可降低血压、软化血管，还能利尿消肿，是老年人的一道营养保健菜谱。黄豆芽由黄豆发芽而成，富含蛋白质、维生素、钙、铁等营养成分，可预防老年人缺铁性贫血。

小贴士： 加热黄豆芽时要掌握好时间，八成熟即可，没熟透的黄豆芽往往带点涩味，可加醋去除涩味，能保持黄豆芽的爽脆鲜嫩。

推荐菜例

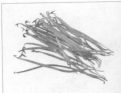

绿豆芽
Lü Dou Ya

分类： 蔬菜菌菇类
别名： 绿豆菜
性味归经： 性凉，味甘；归胃、三焦经

适用量： 每次50克为宜　　**热量：** 约753焦/克

主打营养素

维生素C、膳食纤维

绿豆芽富含维生素C，可影响高密度脂蛋白含量，将胆固醇转变为胆酸排出，从而降低总胆固醇水平。绿豆芽中含有丰富的膳食纤维，是便秘老年人的健康蔬菜。

食疗功效

绿豆芽具有清暑热、解诸毒的功效，还可用于补肾、利尿、消肿、调五脏、美肌肤、利湿热、降血脂、软化血管等。夏季，老年人可以多食用绿豆芽。

选购保存

消费者可以采用"一看二闻"的方法。看看绿豆芽的颜色是否特别雪白，闻闻有没有一些刺鼻的气味，特别雪白和有刺激味道的绿豆芽建议不要购买。消费者最好选购顶芽大、茎长、有须根的绿豆芽比较安全。绿豆芽由绿豆浸水发芽而成，需趁新鲜时食用，若需保存，应放塑料袋中密封置冰箱中冷藏。

烹饪提示

绿豆芽性凉，如果在烹调时配上一点姜丝，可以减弱它的寒性；另外，炒绿豆芽时，还可适当加些醋，以保存水分和维生素C。

♥ 食用建议

高脂血症、湿热内蕴、食少体倦、热病烦渴、大便秘结、小便不利、目赤肿痛、口鼻生疮等患者宜常食绿豆芽。脾胃虚寒者要慎食、少食绿豆芽。

搭配宜忌

宜	**绿豆芽+韭菜**	解毒，补肾，减肥
	绿豆芽+鸡肉	降低心血管疾病发病率
忌	绿豆芽+猪肝	降低食物的营养价值

营养成分表

营养素	含量（每100克）
蛋白质	2.1克
脂肪	0.1克
碳水化合物	2.9克
膳食纤维	0.8克
维生素A	3微克
维生素C	6毫克
钙	9毫克
铁	0.6毫克
锌	0.35毫克
硒	0.5微克

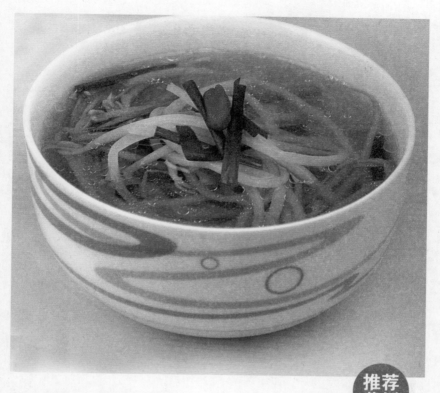

推荐菜例

豆芽韭菜汤

原料： 绿豆芽100克，韭菜30克，枸杞子少许

调料： 盐少许

做法：

❶ 将绿豆芽洗净；韭菜洗净切段备用。

❷ 净锅上火倒入油，下入绿豆芽煸炒，倒入水，调入盐煮至熟，撒入余熟的韭菜和枸杞子即可。

健康指南： 韭菜中含有挥发性精油、大量的膳食纤维以及硫化物，能够降低胆固醇和血脂，有效预防高脂血症、高血压以及冠心病。此外，韭菜还能补肾壮阳、通利肠道。绿豆芽可清热解毒、利尿除湿、降脂减肥，对患有肥胖症、高脂血症、高血压的老年人都有一定的食疗功效。将绿豆芽搭配韭菜，是老年人防治便秘的最佳选择。

小贴士： 绿豆在发芽的过程中，维生素C含量会增加很多，且部分蛋白质也被分解为人体所需的氨基酸，可达到绿豆原含量的7倍，所以绿豆芽的营养价值比绿豆更高。

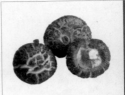

香菇
Xiang Gu

分类：蔬菜菌菇类
别名：菊花菇、合蕈、冬菇
性味归经：性平，味甘；归脾、胃经

适用量：每次4~8朵　**热量**：约795焦/克

主打营养素

香菇嘌呤、天门冬素、天门冬氨酸

香菇中所含有的香菇嘌呤可防止脂质在动脉壁沉积，能够有效降低胆固醇、甘油三酯。香菇中的天门冬素和天门冬氨酸，具有降低血脂、保护血管的功能。

食疗功效

香菇具有化痰理气、益胃和中、透疹解毒之功效，对食欲不振、身体虚弱、小便失禁、大便秘结、形体肥胖等病症有食疗功效，老年人常食用有益身体健康。

选购保存

选购时以味香浓，菇肉厚实，菇面平滑，大小均匀，色泽黄褐或黑褐，菇面稍带白霜，菇褶紧实细白，菇柄短而粗壮，干燥，无霉变，不碎的为佳。干香菇应放在干燥、低温、避光、密封的环境中储存，新鲜的香菇要放在冰箱里冷藏。

烹饪提示

泡发好的香菇要放在冰箱里冷藏才不会损失营养成分；泡发香菇的水不要倒掉，很多营养物质都溶在水中。

❤ 食用建议

一般人群均可食用。贫血、抵抗力低下、高脂血症、高血压、动脉硬化、糖尿病、癌症、肾炎、佝偻病患者宜常食用。慢性虚寒性胃炎患者、痘疹已透发之人不宜食用香菇。

搭配宜忌

宜	香菇+牛肉	可补气养血
忌	香菇+野鸡	会引发痔疮
	香菇+螃蟹	会引起结石

营养成分表

营养素	含量（每100克）
蛋白质	2.2克
脂肪	0.3克
碳水化合物	5.2克
膳食纤维	3.3克
维生素C	1毫克
钙	2毫克
铁	0.3毫克
锌	0.66毫克
硒	2.58微克

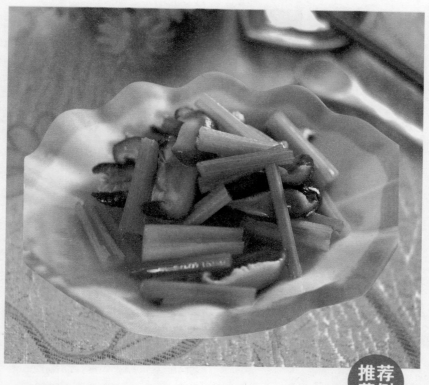

芹菜炒香菇

原料： 芹菜400克，水发香菇50克

调料： 白醋、干淀粉、酱油、味精、菜油各适量

做法：

❶ 芹菜择去叶、根，洗净，剖开切成约2厘米的长节，用盐拌匀腌渍约10分钟，再用清水漂洗，沥干待用。

❷ 香菇洗净切片；白醋、味精、淀粉混合后装入碗内，加水约50毫升兑成汁待用。

❸ 炒锅置大火上烧热，倒入菜油30毫升，待油烧至无泡沫冒油烟时，即下入芹菜爆炒，再投入香菇片迅速炒匀，再加入酱油约炒1分钟，最后淋入芡汁，速炒起锅即可。

健康指南： 此菜有平肝清热、益气和血、降低血压的功效，非常适合患有高脂血症、高血压及脑血管疾病的老年人食用。

小贴士： 长得特别大的鲜香菇不要吃，因为它们多是用激素催肥的，对人体有害。

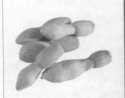

鸡腿菇
Ji Tui Gu

分类： 蔬菜菌菇类
别名： 刺蘑菇、毛头鬼伞
性味归经： 性平，味甘；归脾、胃、肝经

适用量： 每次20克左右为宜   **热量：** 约1075焦/克

主打营养素

不饱和脂肪酸、生物活性酶

　　鸡腿菇中含有大量的不饱和脂肪酸，可以降低血液中的胆固醇水平，预防动脉硬化和冠心病、肥胖症等。鸡腿菇中还含有多种生物活性酶，有帮助消化的作用，老年人可以常食用。

推荐菜例

鲍汁鸡腿菇

原料： 鲍汁、鸡腿菇、滑子菇、香菇、西蓝花各适量

调料： 盐、蚝油、香油、水淀粉各适量

做法：

❶ 鸡腿菇、滑子菇、香菇洗净，切小块；西蓝花洗净。

❷ 所有原料分别烫熟，捞出沥干水分，摆盘待用。

❸ 另起锅油烧热，入鲍汁、盐、蚝油、香油烧开，用水淀粉勾芡浇在三菇上即可。

健康指南： 鸡腿菇、滑子菇、香菇都有降低血脂和血压、保护血管的作用；西蓝花能促进脂肪代谢，有效降低血脂。因此，此菜非常适合老年人食用。

搭配宜忌

宜	鸡腿菇+牛肉	可健脾养胃
	鸡腿菇+莴笋	可降脂降糖
忌	鸡腿菇+蜂蜜	降低食物的营养价值

营养成分表

营养素	含量（每100克）
蛋白质	25.9克
脂肪	2.9克
膳食纤维	7.1克
钙	106.7毫克
铁	1.376毫克
锌	0.092毫克

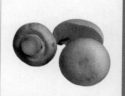

口蘑
KOU MO

分类： 蔬菜菌菇类

别名： 白蘑、云盘蘑、银盘

性味归经： 性平，味甘；归肺、心经

适用量： 每次以20克左右为宜　**热量：** 约1013焦/克

主打营养素

膳食纤维、硒

　　口蘑中含有大量的膳食纤维，有润肠通便、排毒的功效，还可促进胆固醇的排泄，降低胆固醇的含量。富含微量元素的口蘑是老年人良好的补养食品，可调节甲状腺的功能，提高免疫力。

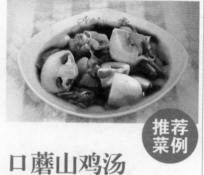

推荐菜例

口蘑山鸡汤

原料： 口蘑200克，山鸡400克，红枣30克，莲子50克，枸杞子30克

调料： 姜片、盐、味精、鸡精各适量

做法：

❶ 将口蘑清洗干净，切块；山鸡清洗干净，剁块；红枣、莲子、枸杞子泡发。

❷ 将山鸡入沸水中氽透捞出，入冷水中清洗干净。

❸ 待锅中水烧开，下入姜片、山鸡块、口蘑、红枣、莲子、枸杞子一同煲炖90分钟，调入适量盐、味精、鸡精即可。

健康指南： 此汤口味鲜美，有滋补强身、增进食欲、防治便秘的效果，老年人食用极为有益。

搭配宜忌

宜	**口蘑+鸡肉**	可补中益气
	口蘑+鹌鹑蛋	可防治肝炎
	口蘑+冬瓜	可利小便、降血压
忌	口蘑+驴肉	会导致腹痛、腹泻

营养成分表

营养素	含量（每100克）
蛋白质	38.7克
脂肪	3.3克
碳水化合物	14.4克
膳食纤维	17.2克
钙	169毫克
铁	19.4毫克
锌	9.04毫克

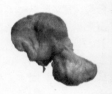

猴头菇
Hou Tou Gu

分类： 蔬菜菌菇类

别名： 羊毛菌、猴头菌、猴菇菌

性味归经： 性平，味甘；归脾、胃、心经

适用量： 每次30~50克为宜　　**热量：** 约544焦/克

主打营养素

猴头菇多糖、维生素B$_1$、不饱和脂肪酸

猴头菇含有丰富的猴头菇多糖，猴头菇多糖具有明显的降糖效果。猴头菇还含有丰富的维生素B$_1$和不饱和脂肪酸，能降低血液中胆固醇的含量，有利于老年人健康。

搭配宜忌

宜		
猴头菇+银耳	有助于睡眠
猴头菇+黄芪	可滋补身体
猴头菇+鸡肉	可益气养血

营养成分表

营养素	含量（每100克）
蛋白质	2克
脂肪	0.2克
碳水化合物	4.9克
膳食纤维	4.2克
维生素C	4毫克
钙	19毫克
铁	2.8毫克
锌	0.4毫克
硒	1.28微克

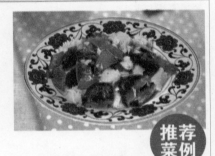

推荐菜例

三鲜猴头蘑

原料： 香菇100克，荷兰豆50克，红甜椒30克，猴头菇150克

调料： 植物油5毫升，盐4克，鸡精、生抽各适量

做法：

❶ 将猴头菇、香菇、红甜椒分别洗净，切块；荷兰豆去老筋洗净，切段。

❷ 起锅，加入5毫升植物油烧热，放入猴头菇、香菇、荷兰豆炒至断生，加入红甜椒翻炒至熟。

❸ 最后加入适量的盐、鸡精、生抽调味，起锅盛盘即可。

健康指南： 此菜具有降血糖、保肝护肾、降压降脂的功效，适合患有糖尿病、高血压、高脂血症以及癌症的老年人经常食用。

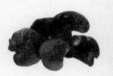

黑木耳

Hei Mu Er

分类： 蔬菜菌菇类

别名： 树耳、木蛾、黑菜、木耳

性味归经： 性平，味甘；归肺、胃、肝经

适用量： 每日50克（水发木耳）左右为宜　　**热量：** 约879焦/克

主打营养素

铁、钙、碳水化合物

黑木耳中所含的铁有补血的功效，能有效预防缺铁性贫血；含有的钙有助于老年骨骼健康，预防骨质疏松症；含有的碳水化合物能为老年人提供日常消耗的热量。

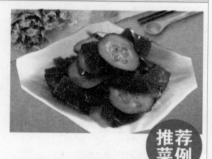

推荐菜例

黄瓜炒黑木耳

原料： 水发黑木耳50克，黄瓜200克

调料： 盐、淡色酱油、味精、香油、白糖各适量

做法：

❶ 将黄瓜洗净，切片，加盐腌10分钟左右，装入盘中。

❷ 将所有调料调成味汁。

❸ 将黑木耳洗净，撕成小片，入油锅中与黄瓜一起炒匀，再加入味汁炒入味即可。

健康指南： 此菜中黑木耳所含的胶质，可将残留在人体消化系统内的灰尘杂质吸附聚集，排出体外，起清涤肠胃的作用，有助于老年人排毒。同时，黑木耳含有抗肿瘤活性物质，老年人经常食用可防癌抗癌。

搭配宜忌

宜	黑木耳+绿豆	可降压消暑
	黑木耳+银耳	提高免疫力
忌	黑木耳+田螺	不利于消化
	黑木耳+茶	不利于铁的吸收

营养成分表

营养素	含量（每100克）
蛋白质	1.5克
脂肪	0.2克
碳水化合物	6克
膳食纤维	2.6克
维生素A	3微克
维生素C	1毫克
钙	34毫克
铁	5.5毫克
锌	0.53毫克
硒	0.46微克

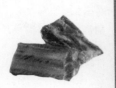

猪脊骨
Zhu Ji Gu

分类： 肉禽蛋乳类

别名： 猪骨、猪排、猪大骨

性味归经： 性温，味甘、咸；归脾、胃经

适用量： 每天食用100克左右为宜　**热量：** 约11050焦/克

主打营养素

神经节苷脂

　　猪脊骨中富含的神经节苷脂，能促进神经细胞核酸及蛋白质的合成，还能促进轴索再生和骨体形成，能预防和辅助治疗糖尿病以及骨质疏松症，适宜老年人食用。

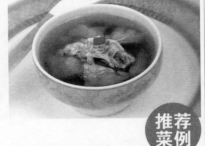

推荐菜例

苦瓜脊骨汤

原料： 猪脊骨250克，苦瓜200克

调料： 植物油4毫升，姜末、葱末、香菜、盐各适量

做法：

❶ 将猪脊骨洗净，斩块，氽水；苦瓜去籽，切块。

❷ 炒锅上火倒入植物油，加适量的姜末、葱末炝香，倒入水，下入猪脊骨、苦瓜，加盐，煲熟，撒入香菜即可。

健康指南： 猪脊骨可补脾、健胃、生津液、丰肌体、泽皮肤、补中益气、养血健骨。经常喝骨头汤，能及时补充人体所必需的骨胶原等物质，增强骨髓造血功能，有助于骨骼的生长发育。老年人喝此汤，可预防骨质疏松，延缓衰老。

搭配宜忌

宜	猪脊骨+西洋参	滋补养生
	猪脊骨+洋葱	抗衰老
忌	猪脊骨+甘草	阻碍钙质吸收，引起中毒

营养成分表

营养素	含量（每100克）
蛋白质	18.3克
脂肪	20.4克
碳水化合物	1.7克
维生素A	12微克
维生素E	2.71毫克
钙	164毫克
钾	27毫克
铁	0.8毫克
锌	1.11毫克
硒	2.3微克

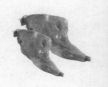

兔肉
TU ROU

分类： 肉禽蛋乳类

别名： 菜兔肉、野兔肉

性味归经： 性凉，味甘；归肝、脾、大肠经

适用量： 每日80克左右为宜 **热量：** 约4270焦/克

主打营养素

不饱和脂肪酸、卵磷脂

兔肉的脂肪和胆固醇低于其他肉类，且其脂肪多为不饱和脂肪酸。兔肉富含大量的卵磷脂，不仅能够有效抑制血小板凝聚，防止血栓形成，而且还有助于老年人降低胆固醇，预防脑功能衰退。

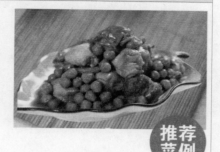

推荐菜例

搭配宜忌

宜	兔肉+葱	预防冠心病、脑梗死等
	兔肉+枸杞子	缓解高血压性头晕、耳鸣
忌	兔肉+橘子	导致腹泻
	兔肉+鸡蛋	引起腹痛、腹泻

营养成分表

营养素	含量（每100克）
蛋白质	19.7克
脂肪	2.2克
碳水化合物	0.9克
维生素A	26微克
维生素E	0.42毫克
钙	12毫克
钾	284毫克
铁	2毫克
锌	1.3毫克
硒	10.93微克

青豆烧兔肉

原料： 兔肉200克，青豆150克

调料： 姜末、盐各5克，葱末、鸡精各3克

做法：

❶ 兔肉用清水洗净，切成大块备用；青豆洗净备用。

❷ 将切好的兔肉放入沸水中汆去血水，捞出，用清水洗净。

❸ 锅洗净，置于火上，加入适量油烧热，先放入葱末、姜末爆香，再下入兔肉、青豆焖煮至熟，最后加盐、鸡精调味即可。

健康指南： 此菜中的青豆富含植物性蛋白质，能够有效降低胆固醇水平；兔肉富含卵磷脂，能抑制血小板聚集，防止血栓形成。

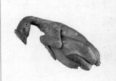

鸡肉
Ji Rou

分类： 肉禽蛋乳类
别名： 家鸡肉、母鸡肉
性味归经： 性平、微温，味甘；归脾、胃经

适用量： 每天食用80克左右为宜　**热量：** 约6990焦/克

主打营养素

蛋白质

鸡肉营养丰富，有良好的滋补作用。其含有丰富的优质蛋白，且容易被人体吸收，患有糖尿病的老年人体内蛋白质的消耗量比正常人要快，所以鸡肉是其补充蛋白质的良好来源。

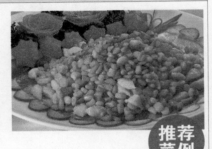

推荐菜例

松仁鸡肉炒玉米

原料： 松仁、黄瓜、胡萝卜各50克，鸡肉150克，玉米粒200克。

调料： 盐3克，鸡精2克，水淀粉适量

做法：

❶ 玉米粒、松仁均清洗干净备用；鸡肉清洗干净，切丁；黄瓜清洗干净，一半切丁，一半切片；胡萝卜丁清洗干净，切丁。

❷ 锅下油烧热，放入鸡肉、松仁略炒，再放入玉米粒、黄瓜丁、胡萝卜丁翻炒片刻，加盐、鸡精调味，待熟用水淀粉勾芡，装盘，将切好的黄瓜片摆在四周即可。

健康指南： 此菜蛋白质含量丰富，老年人吃了容易消化且还易被身体吸收利用，有增强体力、强壮身体的作用。

搭配宜忌

宜	鸡肉+人参	益气养血
	鸡肉+黑木耳	降压降脂
忌	鸡肉+鲤鱼	引起中毒
	鸡肉+兔肉	引起腹泻

营养成分表

营养素	含量（每100克）
蛋白质	19.3克
脂肪	9.4克
碳水化合物	1.3克
维生素A	48微克
维生素E	0.67毫克
钙	9毫克
钾	251毫克
铁	1.4毫克
锌	1.09毫克
硒	11.75微克

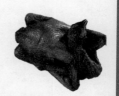

乌鸡
Wu Ji

分类： 肉禽蛋乳类

别名： 黑脚鸡、乌骨鸡、药鸡

性味归经： 性平，味甘；归肝、肾经

适用量： 每天食用100克左右为宜　　**热量：** 约4646焦/克

主打营养素

维生素E、维生素B₂、维生素B₃、矿物质

乌鸡是典型的低脂肪、低糖、低胆固醇、高蛋白的食物，富含维生素E、维生素B₂、维生素B₃、磷、铁、钠、钾等营养成分，可促进胰岛素的分泌，加强胰岛素的作用。

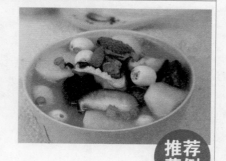

搭配宜忌

宜	乌鸡+核桃仁	提升补锌功效
	乌鸡+三七	养血活血
	乌鸡+粳米	增强免疫力
忌	乌鸡+狗肾	会引起腹痛、腹泻

营养成分表

营养素	含量（每100克）
蛋白质	22.3克
脂肪	2.3克
碳水化合物	0.3克
维生素E	1.77毫克
钙	17毫克
钾	323毫克
铁	2.3毫克
锌	1.6毫克
硒	7.73微克

推荐菜例

莲子乌鸡山药煲

原料： 莲子10克，乌鸡200克，山药100克，鲜香菇50克

调料： 盐3克，葱段、姜片各适量

做法：

❶ 将乌鸡洗净斩块，氽水后洗净备用；鲜香菇洗净切片；山药去皮洗净，切块；莲子泡发洗净，去莲心。

❷ 砂锅上火，倒入适量水，调入盐、葱段、姜片。

❸ 下入乌鸡、鲜香菇、山药、莲子煲至熟烂即可。

健康指南： 此汤是十分平和的滋补汤水，具有降血糖、补肾固精、健脾养血的功效。

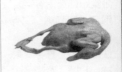

鸭肉
Ya Rou

分类： 肉禽蛋乳类

别名： 鹜肉、家凫肉、白鸭肉

性味归经： 性寒，味甘、咸；归脾、胃、肺、肾经

适用量： 每天食用60克左右为宜　　**热量：** 约10046焦/克

主打营养素

蛋白质、多种矿物质、不饱和脂肪酸、B族维生素、维生素E

　　鸭肉含丰富的蛋白质、B族维生素和维生素E，以及钾、锌、镁、铜等多种矿物质，可降血糖。鸭肉所含的脂肪较少，且多为不饱和脂肪酸，老年人常食可防治心血管疾病。

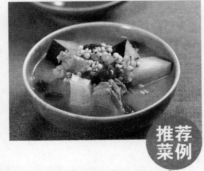

推荐菜例

搭配宜忌

宜	鸭肉+白菜	促进血液中胆固醇的代谢
	鸭肉+豆豉	降低人体内的脂肪
忌	鸭肉+甲鱼	导致泄泻
	鸭肉+栗子	引起中毒

营养成分表

营养素	含量（每100克）
蛋白质	15.5克
脂肪	19.7克
碳水化合物	0.2克
维生素A	52微克
维生素E	0.27毫克
钙	6毫克
钾	191毫克
铁	2.2毫克
锌	1.33毫克
硒	12.25微克

冬瓜薏米煲老鸭

原料： 冬瓜200克，老鸭肉200克，红枣10克，薏米20克

调料： 姜3片，盐、胡椒粉、香油各适量

做法：

❶ 冬瓜洗净，切块；老鸭肉洗净剁块；红枣、薏米泡发，洗净。

❷ 锅内加入适量清水烧沸，下老鸭肉煮熟，捞出洗净。

❸ 起油锅，爆香姜片，放入老鸭肉爆炒至香后盛入砂锅内，放入红枣、薏米、适量水，大火烧开后用小火煲约1小时，放入冬瓜，煲至熟软，调入盐、胡椒粉，淋入香油即可。

健康指南： 此汤具有降血糖、健脾祛湿、补虚强身的功效。

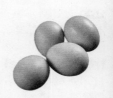

鸡蛋
Ji Dan

分类： 肉禽蛋乳类
别名： 鸡卵、鸡子
性味归经： 性平，味甘；归脾、胃经

适用量： 每天食用1个（约60克）为宜　**热量：** 约6028焦/克

主打营养素

蛋白质、卵磷脂、维生素A

　　鸡蛋中富含蛋白质和卵磷脂，其中卵磷脂有抑制血小板凝集和防止血栓形成的作用，还有保护血管壁、防止动脉硬化的功效，老年人食用，可预防糖尿病性高血压、动脉硬化、脑卒中等症。

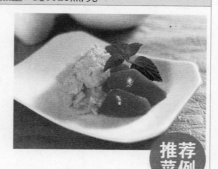

推荐菜例

搭配宜忌

宜	鸡蛋+西红柿	预防心血管疾病
	鸡蛋+大豆	健脾益气
忌	鸡蛋+兔肉	导致腹泻
	鸡蛋+红薯	导致腹痛

营养成分表

营养素	含量（每100克）
蛋白质	13.3克
脂肪	8.8克
碳水化合物	2.8克
维生素A	234微克
维生素E	1.84毫克
钙	56毫克
钾	154毫克
铁	2毫克
锌	1.1毫克
硒	14.34微克

西红柿炒鸡蛋

原料： 西红柿200克，鸡蛋2个
调料： 橄榄油8毫升，盐适量
做法：

❶ 将西红柿洗净，切块；鸡蛋打入碗内，加入少量盐搅匀。

❷ 锅内放橄榄油，将鸡蛋倒入，炒成散块盛出。

❸ 锅中放橄榄油，放入西红柿翻炒，再放入炒好的鸡蛋，翻炒均匀，加入剩余盐，再翻炒几下即成。

健康指南： 此菜营养丰富，对老年人的身体极为有利，有降压降糖、美容养颜、防癌抗癌、益气补虚的功效。鸡蛋能补气益精、健脾补虚，还具有护肤美颜的作用，有助于延缓衰老。

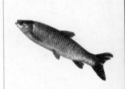

草鱼
Cao Yu

分类： 水产类

别名： 混子、鲩鱼、白鲩

性味归经： 性温，味甘，无毒；归肝、胃经

适用量： 每日50克左右为宜　**热量：** 约4730焦/克

主打营养素

不饱和脂肪酸、锌

　　草鱼含有丰富的不饱和脂肪酸，对血液循环有利，是患有心血管疾病老年人的良好食物。草鱼还富含锌元素，有增强体质、美容养颜的功效。

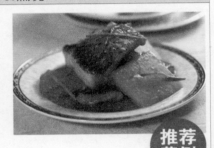

推荐菜例

搭配宜忌

宜	草鱼+冬瓜	可祛风、平肝、降压
	草鱼+豆腐	可增强免疫力
忌	草鱼+甘草	会引起中毒
	草鱼+西红柿	会抑制铜元素释放

营养成分表

营养素	含量（每100克）
蛋白质	16.6克
脂肪	5.2克
维生素A	11微克
维生素E	2.03毫克
钙	38毫克
钾	312毫克
镁	31毫克
铁	0.8毫克
锌	0.87毫克
硒	6.66微克

草鱼煨冬瓜

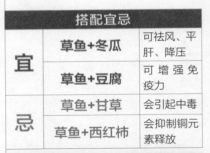

原料： 冬瓜500克，草鱼250克

调料： 姜10克，葱花2克，绍酒10毫升，白醋5毫升，盐5克

做法：

❶ 将草鱼去鳞、鳃和内脏，洗净切块；冬瓜洗净，去皮切块。

❷ 炒锅内加油烧热，将草鱼放入锅内煎至金黄色，加冬瓜、盐、姜、葱、绍酒、白醋、水炖煮。

❸ 煮沸后转小火炖至鱼肉熟烂即成。

健康指南： 冬瓜有利尿、减肥、降脂的功效，而且其所含的热量极低；草鱼肉营养丰富，有补脾益气、利水消肿之效。将冬瓜搭配草鱼，有健脾祛湿、利尿通淋、降脂降压的功效，非常适合老年人食用。

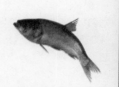

鲢鱼
Lian Yu

分类： 水产类

别名： 鲢、鲢子、边鱼

性味归经： 性温，味甘；归脾、胃经

适用量： 每次50克为宜　　**热量：** 约4353焦/克

主打营养素

钙、镁、磷、铁、钾、硒

鲢鱼富含蛋白质、钙、镁、磷、铁、钾、硒等营养成分，既能健脑，又可促进胰岛素的形成和分泌，加强胰岛素的功能，维持血糖水平，所以适合老年人食用。

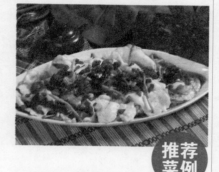

推荐菜例

古法蒸鲢鱼

原料： 鲢鱼1条（约300克），黑木耳、黄花菜各10克

调料： 葱花3克，酱油、香油、料酒、盐各适量

做法：

❶ 将鲢鱼收拾干净，用盐和料酒腌渍；黑木耳泡发后，洗净切条；黄花菜泡发，洗净。

❷ 把鲢鱼摆入盘中，放上黑木耳和黄花菜，撒上葱花，淋入适量酱油。

❸ 用大火蒸15分钟后取出，淋上香油即成。

健康指南： 此菜具有降血糖、健脾利水、疏肝解郁、通便的功效，老年人食用可预防血糖升高，有益身体健康。

搭配宜忌

宜	**鲢鱼+豆腐**	可解毒、美容
	鲢鱼+萝卜	可利水消肿
忌	**鲢鱼+西红柿**	不利于营养的吸收
	鲢鱼+甘草	会引起中毒

营养成分表

营养素	含量（每100克）
蛋白质	17.8克
脂肪	3.6克
维生素A	20微克
维生素E	1.23毫克
钙	53毫克
钾	277毫克
镁	23毫克
铁	1.4毫克
锌	1.17毫克
硒	15.63微克

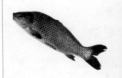

鲫鱼
Ji Yu

分类： 水产类
别名： 鲋鱼
性味归经： 性平，味甘；归脾、胃、大肠经

适用量： 每次约50克为宜　　**热量：** 约4520焦/克

主打营养素

优质蛋白质、氨基酸、钙、铁、锌

　　鲫鱼肉中富含极高的蛋白质，而且易于被人体所吸收，氨基酸、钙、铁、锌的含量也很高，对老年人有补身体的作用。另外，老年人食用鲫鱼还可有效防治高血压、动脉硬化。

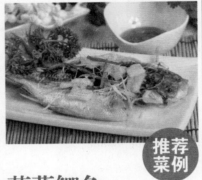

推荐菜例

蒜蒸鲫鱼

原料： 蒜泥50克，鲫鱼1条，肉片250克

调料： 盐3克，味精、酱油、葱丝、葱片、姜片、姜丝、植物油、香油各适量

做法：

❶ 将鲫鱼收拾干净，抹上盐和味精腌渍入味，备用。

❷ 在腌好的鲫鱼上放好准备好的肉片和葱片、姜片，然后将其上笼蒸熟后取出，去掉肉片、葱片、姜片，加葱丝、姜丝，用热的植物油浇一下。

❸ 蒜泥加盐、酱油和香油调匀，跟鲫鱼一同上桌，蘸食即可。

健康指南： 此菜味道鲜美，老年人食用可强身健体。

搭配宜忌

宜	鲫鱼+黑木耳	可降压降脂、润肤抗老
	鲫鱼+赤小豆	可降压、利水消肿
忌	鲫鱼+蜂蜜	易中毒
	鲫鱼+芥菜	会引起水肿

营养成分表

营养素	含量（每100克）
蛋白质	17.1克
脂肪	2.7克
维生素A	17微克
维生素E	0.68毫克
钙	79毫克
钾	290毫克
镁	41毫克
铁	1.3毫克
锌	1.94毫克
硒	14.31微克

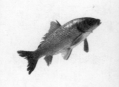

鲤鱼
Li Yu

分类： 水产类
别名： 白鲤、黄鲤、赤鲤
性味归经： 性平，味甘；归脾、肾、肺经

适用量： 每次80克为宜　**热量：** 约4563焦/克

主打营养素

镁、不饱和脂肪酸

鲤鱼中含有丰富的微量元素镁，可促进胰岛素的分泌，从而降低血糖。鲤鱼还含有大量的不饱和脂肪酸，具有降低胆固醇、防治心脑血管并发症的作用。

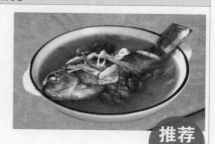

推荐菜例

核桃烧鲤鱼

原料： 鲤鱼500克，核桃350克

调料： 姜片、葱段、酱油、味精各适量

做法：

❶ 鲤鱼杀好洗净，煎锅放油烧至七成热，放入鲤鱼煎呈金黄色，捞起沥油。

❷ 将核桃仁下锅炒约2分钟。

❸ 另一锅内加清水，水沸时放入鲤鱼和核桃仁以小火慢炖，熟后加入姜片、酱油、味精调味，撒上葱段，即可起锅。

健康指南： 核桃中所含的维生素E和不饱和脂肪酸能降低胆固醇、稳定血压，软化血管；鲤鱼中所含不饱和脂肪酸也能很好地降低胆固醇和血脂。

搭配宜忌

宜	鲤鱼+白菜	可治水肿
	鲤鱼+黑豆	可利水消肿
忌	鲤鱼+甘草	易引起中毒

营养成分表

营养素	含量（每100克）
蛋白质	17.6克
脂肪	4.1克
维生素A	25微克
维生素E	1.27毫克
钙	50毫克
钾	33毫克
镁	33毫克
铁	1毫克
锌	2.08毫克
硒	15.38微克

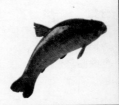

青鱼
Qing Yu

分类： 水产类
别名： 螺蛳鱼、乌青鱼、青根鱼
性味归经： 性平，味甘；归脾、胃经

适用量： 每次80克为宜　**热量：** 约4939焦/克

主打营养素

磷脂、钾、硒、ω-3脂肪酸

青鱼中含有磷脂和ω-3脂肪酸，可减少甘油三酯，能有效预防糖尿病所并发的高脂血症。青鱼中还含有丰富的微量元素钾和硒，可促进胰岛素的分泌，调节血糖水平。

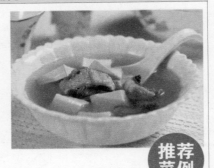

搭配宜忌

宜	青鱼+银耳	可滋补身体
	青鱼+苹果	可治疗腹泻
忌	青鱼+李子	会引起身体不适
	青鱼+西红柿	不利营养成分的吸收

营养成分表

营养素	含量（每100克）
蛋白质	20.1克
脂肪	4.2克
维生素A	42微克
维生素E	0.81毫克
钙	31毫克
钾	325毫克
镁	32毫克
铁	0.09毫克
锌	0.96毫克
硒	37.69微克

推荐菜例

鱼片豆腐汤

原料： 青鱼肉300克，豆腐150克
调料： 盐、鸡精各适量，蚝油少许
做法：

❶ 将青鱼肉洗净，切片；豆腐洗净，切块。

❷ 油烧热，下入鱼肉片滑炒，倒入适量清水烧开，再加入豆腐煮至熟，调入适量的盐和鸡精调味。

❸ 起锅装盘，加入少许蚝油即可。

健康指南： 此菜有降糖降脂、健脾祛湿、提神健脑的功效，既可改善老年人体虚症状，又可预防心脑血管疾病的发生。由于青鱼还含丰富的硒、钾等微量元素，故有抗衰老、防癌的作用，所以老年人可常吃些青鱼。

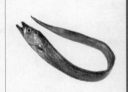

带鱼
Dai Yu

分类: 水产类

别名: 裙带鱼、海刀鱼、牙带鱼

性味归经: 性温，味甘；归肝、脾经

适用量: 每天80克左右　**热量:** 约5316焦/克

主打营养素

维生素A、卵磷脂

带鱼中含有丰富的维生素A，维生素A有维护细胞功能的作用，可保持皮肤、骨骼、牙齿、毛发健康生长。另外，带鱼中卵磷脂含量丰富，对提高智力、增强记忆力大有帮助，可预防阿尔茨海默病。

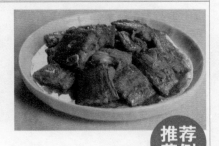

推荐菜例

家常烧带鱼

原料: 带鱼800克

调料: 盐5克，葱白10克，料酒15毫升，蒜20克，淀粉30克，香油少许

做法:

❶ 带鱼收拾干净，切块；葱白洗净，切段；蒜去皮，切片备用。

❷ 带鱼加盐、料酒腌渍5分钟，再抹一些淀粉，下油锅中炸至金黄色。

❸ 加入水，烧熟后，加入葱白、蒜片炒匀，以水淀粉勾芡，淋上香油即可。

健康指南: 本品营养十分丰富，富含优质蛋白质、不饱和脂肪酸、钙、磷、镁及多种维生素。老年人吃此菜有滋补身体、和中开胃及养肝补血的功效。

搭配宜忌

宜	带鱼+豆腐	可补气养血
	带鱼+牛奶	可健脑、滋补、强身
忌	带鱼+南瓜	会引起中毒
	带鱼+菠菜	不利于营养的吸收

营养成分表

营养素	含量（每100克）
蛋白质	17.7克
脂肪	4.9克
维生素A	29微克
维生素E	0.82毫克
钙	28毫克
钾	280毫克
镁	43毫克
铁	1.2毫克
锌	0.7毫克
硒	36.57微克

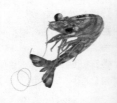

海虾
Hai Xia

分类： 水产类
别名： 长须公、虎头
性味归经： 性温，味甘、咸；归脾、肾经

适用量： 每日30克左右为宜　**热量：** 约3307焦/克

主打营养素

镁、钙

　　海虾富含的镁对心脏活动具有重要的调节作用，能很好地保护心血管系统，降低血液中胆固醇含量，有利于预防高血压及心肌梗死。海虾还富含钙，有助于老年人的骨骼和牙齿健康。

搭配宜忌

宜	海虾+白菜	可降压，增强机体免疫力
	海虾+西蓝花	可补脾和胃、降压、防癌
忌	海虾+猪肉	会导致胃肠不良反应
	海虾+南瓜	易引发腹泻

营养成分表

营养素	含量（每100克）
蛋白质	16.8克
脂肪	0.6克
维生素A	未测定
维生素E	2.79毫克
钙	146毫克
钾	228毫克
镁	46毫克
铁	3毫克
锌	1.44毫克
硒	56.41微克

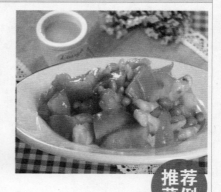

推荐菜例

西红柿青豆虾仁

原料： 西红柿250克，青豆50克，虾仁300克

调料： 葱末、姜末各15克，盐、味精各3克，料酒5毫升，白糖、淀粉各5克，鸡蛋清40毫升

做法：

❶ 虾仁洗净，加盐、料酒、鸡蛋清、淀粉拌匀上浆。

❷ 西红柿入沸水中烫一下，剥皮，切丁；青豆洗净，入锅煮熟。

❸ 烧油锅，加葱末、姜末炒香，再放入西红柿丁炒匀，加盐、味精、白糖、虾仁炒熟，用淀粉勾一层薄芡，放入青豆炒匀，淋热油即成。

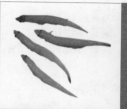

银鱼
Yin Yu

分类： 水产类
别名： 面条鱼、银条鱼、大银鱼
性味归经： 性平，味甘；归脾、胃经

适用量： 每次40克为宜　**热量：** 约4395焦/克

主打营养素

蛋白质

银鱼富含极高的蛋白质，易于被人体吸收，且脂肪含量极低，对降低胆固醇和血液黏稠度，预防高脂血症、心脑血管疾病有明显的作用，老年人可以适量食用。

搭配宜忌

宜	银鱼+蕨菜	减肥、降压、补虚、健胃
	银鱼+冬瓜	降压降脂、清热利尿
	银鱼+黑木耳	保护血管、益胃润肠
忌	银鱼+甘草	对身体不利

营养成分表

营养素	含量（每100克）
蛋白质	17.2克
脂肪	4克
维生素E	1.86毫克
钙	46毫克
钾	246毫克
镁	25毫克
铁	0.9毫克
锌	0.16毫克
硒	9.54微克

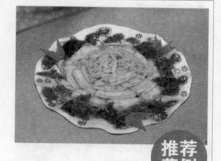

推荐菜例

银鱼干炒南瓜

原料： 银鱼干150克，南瓜350克
调料： 盐、姜末、蒜末、葱末各适量
做法：

❶ 银鱼干冲洗干净，用水泡发；南瓜去皮去瓤，洗净切块，摊平放入微波炉中，高火5分钟煮熟，备用。

❷ 热锅温油，倒入发好的银鱼干，加入姜末、蒜末，轻轻翻炒2分钟。

❸ 最后加入煮好的南瓜块，大火翻炒2分钟，加盐、葱末，出锅摆盘。

健康指南： 银鱼的脂肪由不饱和脂肪酸组成，容易被消化吸收。而且银鱼所含钙、磷等营养素也比畜肉含量高。因此，老年人食用银鱼既能补充优质蛋白质，增强体力，又能补钙。

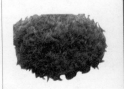

虾皮
Xia Pi

分类： 水产类

别名： 毛虾

性味归经： 性温，味甘、咸；归胃、肾、肝经

适用量： 每次30克左右为宜　　**热量：** 约6404焦/克

主打营养素

钙、蛋白质

虾皮富含蛋白质和矿物质，尤其富含钙，有"钙库"之称。研究结果表明，血压的高低与钙的含量成负相关，所以提高钙的摄取量能控制血压，还有助于降低血液中的胆固醇。

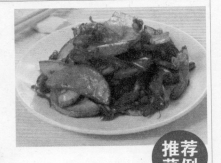

搭配宜忌

宜	虾皮+韭菜花	降压明目，可预防眼睛干燥、夜盲症
	虾皮+大葱	益气、下乳、开胃
忌	虾皮+苦瓜	易引起食物中毒
	虾皮+浓茶	易引起结石

营养成分表

营养素	含量（每100克）
蛋白质	30.7克
脂肪	2.2克
维生素A	19微克
维生素E	0.92毫克
钙	991毫克
钾	617毫克
镁	265毫克
铁	6.7毫克
锌	1.93毫克
硒	74.43微克

推荐菜例

虾皮西葫芦

原料： 虾皮100克，西葫芦300克，

调料： 盐3克，酱油适量

做法：

❶ 将西葫芦用清水洗净，切片备用；虾皮洗净。

❷ 锅洗净，置于火上，加入适量清水烧沸，放入西葫芦焯烫片刻，捞起，沥干水备用；锅中加油烧热，放入虾皮炸至金黄色，捞起。

❸ 锅中留少量油，将西葫芦和虾皮一起倒入锅中，翻炒，再调入酱油和盐，炒匀，即可。

健康指南： 此菜富含蛋白质、钙、镁等营养成分，有促进骨骼和牙齿健康，控制血压、血脂的作用。

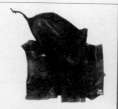

海带
Hai Dai

分类： 水产类
别名： 昆布、江白菜
性味归经： 性寒，味咸；归肝、胃、肾经

适用量： 每日15～20克为宜　**热量：** 约502焦/克

主打营养素

钙、钾

　　海带中钙的含量极为丰富，而钙可降低人体对胆固醇的吸收，并能降低血压。海带还含有丰富的钾，而钾有平衡钠摄入过多的作用，并有扩张外周血管的作用。因此，海带对患有心血管疾病的老年人有很好的食疗功效。

搭配宜忌

宜	**海带+黑木耳**	排毒素、降血压、保护血管
	海带+冬瓜	可降血压、降血脂
忌	海带+白酒	会引起消化不良

营养成分表

营养素	含量（每100克）
蛋白质	1.2克
脂肪	0.1克
维生素E	1.85毫克
钙	46毫克
钾	246毫克
镁	25毫克
铁	0.9毫克
锌	0.16毫克
硒	9.54微克

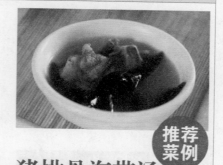

推荐菜例

猪排骨海带汤

原料： 猪排骨600克，海带150克

调料： 葱、姜、蒜、盐、味精、香油各适量

做法：

❶ 将猪排骨洗净，斩块，入沸水汆烫，捞出沥净血水。

❷ 海带泡发，洗净，切成块；葱、姜、蒜均洗净，葱切成段，姜、蒜切成片。

❸ 净锅置火上，放入适量清水，将猪排骨块煮开；加入海带、葱段、姜片，烧沸，撇去浮沫，改小火煮至熟烂；加入蒜片、盐、味精、香油，拌匀即可。

健康指南： 此汤可降低血脂、利尿降压，还可预防骨质疏松症。

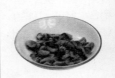

淡菜
Dan Cai

分类： 水产类
别名： 珠菜、红蛤、壳菜
性味归经： 性温，味咸；归脾、肾经

适用量： 每日30～50克为宜　　**热量：** 约3349焦/克

主打营养素

代尔太7—胆固醇、24—亚甲基胆固醇

　　淡菜含有一种具有降低血清胆固醇作用的代尔太7—胆固醇和24—亚甲基胆固醇，它们兼有抑制胆固醇合成和加速胆固醇排泄的独特作用，功效比常用的降胆固醇药物更强。

搭配宜忌

宜	淡菜+荠菜	可滋阴润燥、降低血压
	淡菜+鲫鱼	可健脾利水、消肿
	淡菜+百合	可润肺止咳、生津止渴，还可降血压
	淡菜+猪蹄	可滋阴益气、美容养颜

营养成分表

营养素	含量（每100克）
蛋白质	11.4克
脂肪	1.7克
维生素A	73微克
维生素E	14.02毫克
钙	63毫克
钾	160毫克
镁	56毫克
铁	6.7毫克
锌	2.47毫克
硒	57.77微克

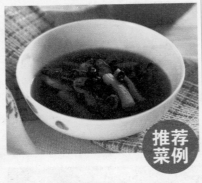

推荐菜例

党参苁蓉黑豆淡菜汤

原料： 党参、肉苁蓉、淡菜各20克，黑豆50克

调料： 姜、盐各适量

做法：

❶ 将党参、肉苁蓉、淡菜及姜分别洗净，沥干水备用。

❷ 黑豆洗净泡发，入锅炒至裂开。

❸ 所有材料放入砂锅内，加适量清水，大火烧沸后转小火煲2小时，加盐调味即可。

健康指南： 此汤营养丰富，有补肝肾、降血压、养气血等功效，尤其适合体质虚弱、气血不足的老年人食用。

紫菜
Zi Cai

分类： 水产类
别名： 紫英、索菜、灯塔菜
性味归经： 性寒，味甘、咸；归肺经

适用量： 每次15克为宜　　**热量：** 约8665焦/克

主打营养素

钙、铁、镁

　　紫菜中富含的钙、铁，可增强免疫力，预防贫血，使老年人骨骼和牙齿保持健康。紫菜含有的镁，可维持心脏和神经系统正常活动，能统领心血管疾病。

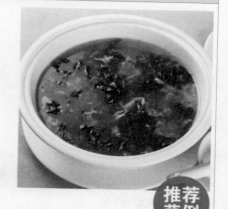

推荐菜例

搭配宜忌

宜	**紫菜+猪肉**	可化痰软坚、滋阴润燥
	紫菜+鸡蛋	可补充维生素B₁₂和钙质
忌	**紫菜+花菜**	会影响钙的吸收
	紫菜+柿子	不利于消化

营养成分表

营养素	含量（每100克）
蛋白质	26.7克
脂肪	1.1克
维生素A	228微克
维生素E	1.82毫克
钙	264毫克
钾	1796毫克
镁	105毫克
铁	54.9毫克
锌	2.47毫克
硒	7.22微克

紫菜蛋花汤

原料： 紫菜20克，鸡蛋2个，鸡汤1000毫升

调料： 盐、鸡精、胡椒粉、白糖、姜片各适量

做法：

❶ 紫菜洗净泡发，捞出。

❷ 将鸡汤倒入锅中，加入少许盐、白糖、姜片，待汤煮沸时放入紫菜。

❸ 最后将鸡蛋打成蛋花，倒入锅中，搅散，加入鸡精、胡椒粉即可。

健康指南： 此汤味道鲜美，有清热利尿、生津止渴、降低血压的功效，老年人平常可食用。

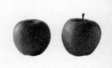

苹果
Ping Guo

分类： 水果类

别名： 滔婆、柰、柰子

性味归经： 性平，味甘、微酸；归脾、肺经

适用量： 每日1个为宜　**热量：** 约2177焦/克

主打营养素

铬、钾、苹果酸

　　苹果含有丰富的铬，能提高糖尿病患者对胰岛素的敏感性；苹果中所含的钾，有降低血压，防治心脑血管并发症的作用；苹果酸可以稳定血糖，预防老年性糖尿病。

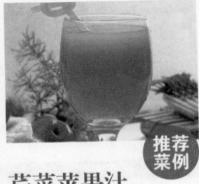

搭配宜忌

宜	苹果+洋葱	可降糖降脂，保护心脏
	苹果+香蕉	可防止铅中毒
忌	苹果+白萝卜	易导致甲状腺肿大
	苹果+海鲜	易导致腹痛、恶心、呕吐

营养成分表

营养素	含量（每100克）
蛋白质	0.2克
脂肪	0.2克
碳水化合物	13.5克
膳食纤维	1.2克
维生素A	3微克
维生素C	4毫克
钙	4毫克
铁	0.6毫克
锌	0.19毫克
硒	0.12微克

推荐菜例

芹菜苹果汁

原料： 芹菜80克，苹果50克，胡萝卜60克

调料： 蜂蜜少许

做法：

❶ 将芹菜洗净，切成段。

❷ 将苹果洗净，去皮去核，切成块；胡萝卜洗净，切成块。

❸ 将所有的原料倒入榨汁机内，搅打成汁，加入蜂蜜即可。

健康指南： 芹菜中含有酸性的降压成分，有明显的降压作用，同时它还含有利尿成分，可消除体内的水钠潴留；胡萝卜能有效改善微血管循环，降低血脂，增加冠状动脉血流量，具有降压、强心、降血糖等作用。

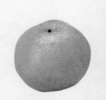

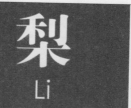

梨
Li

分类：水果类
别名：沙梨、白梨
性味归经：性凉，味甘；归肺、胃经

适用量： 每日1个为宜　　**热量：** 约1842焦/克

主打营养素

维生素B₁、维生素B₂、叶酸、果胶

　　梨所含的维生素B₁能增加血管弹性、保护心脏、减轻疲劳。维生素B₂及叶酸能增强心肌活力、降低血压。另外，梨中的果胶含量很高，老年人食用有助于消化、通利大便。

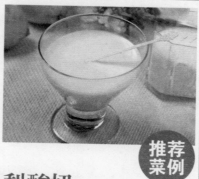

推荐菜例

搭配宜忌

宜	梨+银耳	润肺止咳、降压降脂
	梨+核桃	润肠通便
忌	梨+白萝卜	易诱发甲状腺肿大
	梨+鹅肉	会增加肾的负担

营养成分表

营养素	含量（每100克）
蛋白质	0.4克
脂肪	0.2克
碳水化合物	13.3克
膳食纤维	3.1克
维生素A	6微克
维生素C	6毫克
钙	9毫克
铁	0.5毫克
锌	0.46毫克
硒	1.14微克

梨酸奶

原料： 梨1个，柠檬半个

调料： 酸奶200毫升

做法：

❶ 将梨用清水冲洗干净，去皮去籽，切成块状，备用。

❷ 柠檬用清水洗净，切片备用。

❸ 将洗切好的梨和柠檬及酸奶放入搅拌机内搅打成汁即可。

健康指南： 此饮品具有增加血管弹性、降低血压的作用，老年人可以适量饮用。其中梨所含的B族维生素有保护心脏、减轻疲劳、降低血压、保持身体健康之功效；柠檬富含维生素C和柠檬酸，能有效降低血压，增强血管的弹性。

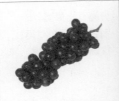

葡萄
Pu Tao

分类: 水果类

别名: 草龙珠、山葫芦、蒲桃

性味归经: 性平,味甘、酸;归肺、脾、肾经

适用量: 每日100克左右为宜　　**热量:** 约1800焦/克

主打营养素

碳水化合物、维生素C、铁、钾

　　葡萄所含的碳水化合物、维生素C和铁较为丰富,能为人体提供能量,其中所含的维生素C可促进人体对铁元素的吸收,有效预防老年人缺铁性贫血。葡萄还富含钾,能有效降低血压。

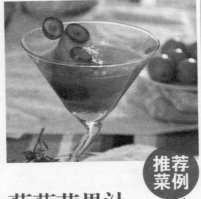

推荐菜例

搭配宜忌

宜	葡萄+枸杞子	降低血压、补血养颜
	葡萄+薏米	健脾利湿
忌	葡萄+白萝卜	易导致甲状腺肿大

营养成分表

营养素	含量(每100克)
蛋白质	0.5克
脂肪	0.2克
碳水化合物	10.3克
膳食纤维	0.4克
维生素A	8微克
维生素C	25毫克
钙	5毫克
铁	0.4毫克
锌	0.18毫克
硒	0.2微克

葡萄苹果汁

原料: 红葡萄150克,红色去皮的苹果1个

调料: 碎冰适量

做法:

❶ 红葡萄洗净,切片;苹果切几片作装饰用。

❷ 把剩余苹果切块,与红葡萄一起榨汁。

❸ 碎冰倒在成品上,装饰苹果片和红葡萄片。

健康指南: 此饮品中红葡萄与苹果均能降低人体血清胆固醇水平,并且富含能保护心血管的维生素C,不仅可以降低血脂,还有助于预防冠心病、动脉硬化等并发症的发生。

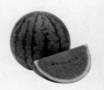

西瓜
Xi Gua

分类: 水果类
别名: 寒瓜、夏瓜
性味归经: 性寒，味甘；归心、胃、膀胱经

适用量: 每天150~200克为宜　**热量:** 约1046焦/克

主打营养素
酶类、维生素C、有机酸、钾

西瓜富含酶类、维生素C以及有机酸等营养成分，有平衡血糖水平的作用，老年人可以适量食用西瓜。另外，西瓜富含钾以及多种可降脂降压的成分，能有效平衡血脂，调节心脏功能。

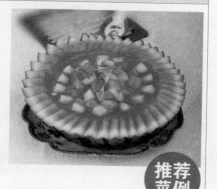

推荐菜例

搭配宜忌

宜	西瓜+冬瓜	可治疗暑热烦渴、尿浊等症
	西瓜+鳝鱼	可补虚损、祛风湿
忌	西瓜+海虾	会引起呕吐、腹泻等反应
	西瓜+鱼肉	会降低锌的吸收

营养成分表

营养素	含量（每100克）
蛋白质	0.6克
脂肪	0.1克
碳水化合物	5.8克
膳食纤维	0.3克
维生素A	75微克
维生素C	6毫克
钙	8毫克
铁	0.3毫克
锌	0.17毫克
硒	9.54微克

解暑西瓜汤

原料: 西瓜250克，苹果100克
调料: 白糖50克，水淀粉10毫升
做法:

❶ 将西瓜、苹果洗净，去皮，切成丁。

❷ 净锅上火倒入水，调入白糖烧沸。

❸ 加入西瓜、苹果，用水淀粉勾芡即可。

健康指南: 此饮品有清热解暑、降脂降压等功效。西瓜味道甘甜多汁，清爽解渴，是盛夏的佳果，为"瓜中之王"。西瓜中几乎不含胆固醇和脂肪，并具有清热利尿、泻火解毒、降脂降压的功效，在夏季，老年人可以适量食用。

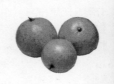

橘子
Ju Zi

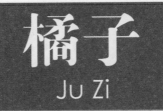

分类： 水果类
别名： 蜜橘、福橘、大红袍
性味归经： 性温，味甘、酸；归肺、胃经

适用量： 每日2个为宜　　**热量：** 约1800焦/克

主打营养素

维生素A、维生素C

橘子富含维生素A，能保证老年人皮肤、胃肠道和肺部的健康。橘子还富含维生素C，而维生素C是提高老年人身体免疫力，参与维持人体正常代谢的重要营养物质，有益于老年人健康。

搭配宜忌

宜	橘子+姜	可预防感冒
	橘子+玉米	可降低血脂
忌	橘子+白萝卜	易引发甲状腺肿大
	橘子+发菜	会影响胃肠消化

营养成分表

营养素	含量（每100克）
蛋白质	0.8克
脂肪	0.1克
碳水化合物	10.2克
膳食纤维	0.5克
维生素A	82微克
维生素C	35毫克
钙	24毫克
铁	0.2毫克
锌	0.08毫克
硒	0.3微克

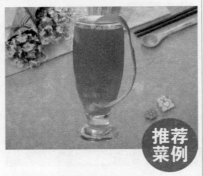

推荐菜例

西芹橘子哈密瓜汁

原料： 西芹、橘子各100克，哈密瓜200克，西红柿50克

调料： 蜂蜜少许

做法：

❶ 将哈密瓜切块；橘子去皮、籽；西芹洗净，切小段；西红柿洗净，切薄片备用。

❷ 将所有材料放入榨汁机中，加入冷开水榨汁。

❸ 最后加入蜂蜜调味即可。

健康指南： 西芹中含有丰富的挥发油、甘露醇等，能促进肠道胆固醇的排泄，减少人体对脂肪的吸收。橘子富含维生素C与柠檬酸，具有美容与消除疲劳的作用。

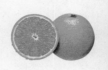

橙子
Cheng Zi

分类: 水果类
别名: 黄果、香橙、金球
性味归经: 性凉,味甘、酸;归肺、脾、胃经

适用量: 每日1~2个为宜　　**热量:** 约1967焦/克

主打营养素

维生素C、胡萝卜素

　　橙子含有大量维生素C和胡萝卜素,可以抑制致癌物质的形成,降低胆固醇和血脂,还能软化和保护血管,促进血液循环。

搭配宜忌

宜	**橙子+蜂蜜**	可治胃气不和、呕逆少食
	橙子+玉米	促进维生素的吸收,降血压
忌	**橙子+黄瓜**	会破坏维生素C
	橙子+虾	会产生毒素

营养成分表

营养素	含量(每100克)
蛋白质	0.8克
脂肪	0.2克
碳水化合物	11.1克
膳食纤维	0.6克
维生素A	27微克
维生素C	33毫克
钙	20毫克
铁	0.4毫克
锌	0.14毫克
硒	0.31微克

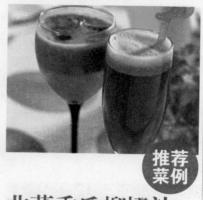

推荐菜例

韭菜香瓜柳橙汁

原料: 韭菜70克,香瓜80克,柳橙1个,柠檬1个

做法:

❶ 柠檬洗净,切块;柳橙去皮和籽加块;香瓜去皮、去瓤,切块。

❷ 韭菜洗净,折小段后备用。

❸ 将柠檬、柳橙、韭菜和香瓜放入榨汁机里榨成汁即可。

健康指南: 橙子所含膳食纤维质可促进肠道蠕动,有利于清肠通便,降低肠道对脂肪的吸收率,排除体内有害物质。香瓜富含钾和膳食纤维,可有效降低血中胆固醇,有效降低血压;柠檬也可降压降脂。

柠檬
Ning Meng

分类： 水果类

别名： 益母果、柠果、黎檬

性味归经： 性微温，味甘、酸；归肺、胃经

适用量：每次100～200克为宜　热量：约1465焦/克

主打营养素

维生素C、维生素P

柠檬富含维生素C和维生素P，能缓解钙离子促血液凝固的作用，有效降低血脂和血压，增强血管的弹性和韧性，有助预防和治疗老年人动脉硬化、心肌梗死等心血管疾病。

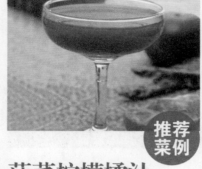

推荐菜例

菠菜柠檬橘汁

原料： 菠菜200克，柠檬半个，橘子1个，苹果20克

调料： 蜂蜜2大匙

做法：

❶ 将菠菜洗净，择去黄叶，切小段。

❷ 橘子剥皮，撕成瓣；苹果去皮去核，切成小块；柠檬去皮，切小块。

❸ 将所有原料放入榨汁机内，加冷开水搅打2分钟，加适量蜂蜜调匀。

健康指南： 柠檬含柠檬酸、苹果酸等有机酸和橙皮苷、柚皮苷等黄酮苷，还含有维生素C、钙、磷、铁等，可防治心血管疾病。橘子富含维生素C和维生素P，能增强血管弹性和韧性。

搭配宜忌

宜	柠檬+马蹄	可生津解渴、利尿通淋
忌	柠檬+牛奶	会影响蛋白质的吸收
	柠檬+山楂	会影响肠胃消化功能

营养成分表

营养素	含量（每100克）
蛋白质	1.1克
脂肪	1.2克
碳水化合物	6.2克
膳食纤维	1.3克
维生素C	22毫克
钙	101毫克
铁	0.8毫克
锌	0.65毫克
硒	0.5微克

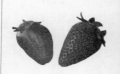

草莓
Cao Mei

分类： 水果类
别名： 洋莓果、红莓
性味归经： 性凉，味甘、酸；归肺、脾经

适用量： 每日80~100克为宜　**热量：** 约1256焦/克

主打营养素

膳食纤维

　　草莓中富含膳食纤维，可加强胃肠蠕动，加速肠道内胆固醇的排泄，还能改善便秘，对防治高脂血症、高血压、动脉硬化以及冠心病均有较好的疗效。

搭配宜忌

宜	草莓+蜂蜜	可补虚养血
	草莓+牛奶	有利于吸收维生素B$_{12}$
忌	草莓+黄瓜	会破坏维生素C

营养成分表

营养素	含量（每100克）
蛋白质	1克
脂肪	0.2克
碳水化合物	7.1克
膳食纤维	1.1克
维生素A	5微克
维生素C	47毫克
钙	18毫克
铁	1.8毫克
锌	0.14毫克
硒	0.7微克

推荐菜例

草莓豆浆蜂蜜汁

原料： 草莓180克，豆浆180毫升

调料： 蜂蜜适量

做法：

❶ 草莓洗净，去蒂。

❷ 在果汁机内放入豆浆、蜂蜜，搅拌20秒。

❸ 将草莓放入，搅拌30秒即可。

健康指南： 老年人饮用此饮品对高血压、动脉硬化、冠心病有较好的食疗功效，同时，还可提高身体免疫力、延缓衰老。饮品中的草莓酸甜可口，是一种色香味俱佳的水果。

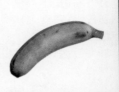

香蕉
Xiang Jiao

分类： 水果类
别名： 蕉果、甘蕉
性味归经： 性寒，味甘；归脾、胃、大肠经

适用量： 每日1~2根为宜　**热量：** 约1046焦/克

主打营养素

膳食纤维、维生素C、钾

　　香蕉中富含大量的膳食纤维和维生素C，可促进胃肠蠕动，减少肠道对胆固醇的吸收，有效防治便秘。另外，其中富含的钾，有利水减肥、降压的作用，适合老年人食用。

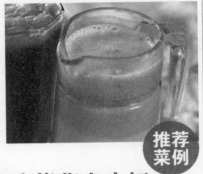

推荐菜例

搭配宜忌		
宜	香蕉+西瓜皮	缓解高血压
	香蕉+芝麻	补益心脾、养心安神
忌	香蕉+菠萝	易升高血钾浓度，引起高钾血症
	香蕉+西瓜	引起腹泻

营养成分表	
营养素	含量（每100克）
蛋白质	1.4克
脂肪	0.2克
碳水化合物	22克
膳食纤维	1.2克
维生素A	10微克
维生素C	8毫克
钙	7毫克
铁	0.4毫克
锌	0.18毫克
硒	0.87微克

香蕉燕麦牛奶

原料： 香蕉1根，燕麦80克，牛奶200毫升

做法：

❶ 将香蕉去皮，切成小段。

❷ 燕麦洗净。

❸ 将香蕉、燕麦、牛奶放入榨汁机内，搅打成汁即可。

健康指南： 香蕉中富含大量的膳食纤维和维生素C，可促进胃肠蠕动，预防便秘；牛奶富含蛋白质和钙，老年人饮用可以增强身体免疫力，促进骨骼和牙齿的健康；燕麦中含有极其丰富的亚油酸，对脂肪肝、糖尿病、水肿、便秘等也有辅助疗效，对老年人增强体力、延年益寿也大有裨益。

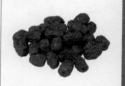

红枣
Hong Zao

分类：水果类

别名：大枣、大红枣、姜枣

性味归经：性温，味甘；归心、脾、肝经

适用量： 每日3~5个为宜　**热量：** 约5107焦/克（鲜）；约11051焦/克（干）

主打营养素

维生素A、维生素C、钙、铁

　　红枣富含维生素A、维生素C、钙、铁等营养素，有补脾和胃、补血益气的作用，对脾胃虚弱、气血不足的老年人有很好的补益效果。

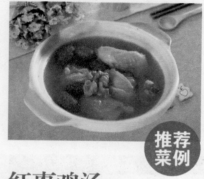

推荐菜例

搭配宜忌

宜	红枣+黑木耳	既补血又降血脂
	红枣+板栗	可健脾益气、补肾强筋
忌	红枣+黄瓜	会破坏维生素C
	红枣+虾米	会引起身体不适

营养成分表

营养素	含量（每100克）
蛋白质	1.1克
脂肪	0.3克
碳水化合物	30.5克
膳食纤维	1.9克
维生素A	40微克
维生素C	243毫克
钙	22毫克
铁	1.2毫克
锌	1.52毫克
硒	0.8微克

红枣鸡汤

原料： 红枣5枚，鸡肉250克，核桃仁100克

调料： 盐少许

做法：

❶ 将红枣、核桃仁用清水洗净；鸡肉洗净，切成小块。

❷ 将砂锅洗净，加适量清水置于火上，放入核桃仁、红枣、鸡肉，以大火烧开。

❸ 去浮沫，改用小火炖1小时，放入盐调味即可。

健康指南： 红枣富含维生素C，可有效降低血中胆固醇，软化血管；红枣还富含钙和铁，对防治骨质疏松症及贫血有重要作用。

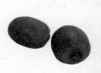

猕猴桃
Mi Hou Tao

分类: 水果类

别名: 狐狸桃、洋桃、藤梨

性味归经: 性寒,味甘、酸;归胃、膀胱经

适用量: 每天1~2个为宜　　**热量:** 约2344焦/克

主打营养素

果胶、维生素C、肌醇

　　猕猴桃含有丰富的果胶和维生素C,可降低血中胆固醇浓度,老年人常食能预防高脂血症以及心脑血管疾病。猕猴桃还含有一种天然糖醇类物质——肌醇,对调节脂肪代谢、降低血脂也有较好的疗效。

搭配宜忌

宜	猕猴桃+橙子	可预防关节磨损
	猕猴桃+薏米	抑制癌细胞
忌	猕猴桃+牛奶	出现腹痛、腹泻等不良反应
	猕猴桃+胡萝卜	会破坏维生素C

营养成分表

营养素	含量(每100克)
蛋白质	0.8克
脂肪	0.6克
碳水化合物	14.5克
膳食纤维	2.6克
维生素A	22微克
维生素C	62毫克
钙	27毫克
铁	1.2毫克
锌	0.57毫克
硒	0.28微克

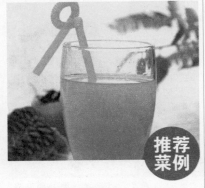

推荐菜例

包菜猕猴桃柠檬汁

原料: 包菜150克,猕猴桃2个,柠檬半个

做法:

❶ 将包菜放进清水中彻底洗干净,卷成卷。

❷ 猕猴桃洗净,去皮,切成块;柠檬洗净,切片。

❸ 将所有材料放入榨汁机中榨汁即可。

健康指南: 鲜猕猴桃中维生素C的含量在水果中是最高的,它还含有丰富的蛋白质、碳水化合物、多种氨基酸和矿物质等,都为人体所必需,而且它果实鲜美,风味独特,酸甜适口,营养丰富,可以很好地提高老年人的食欲。

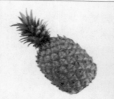

菠萝
Bo Luo

分类： 水果类
别名： 凤梨、番梨、露兜子
性味归经： 性平，味甘、酸；归脾、胃经

适用量： 每日100克为宜　　**热量：** 约1716焦/克

主打营养素

钾、维生素C

　　菠萝中富含的钾，能促进体内钠盐的排出，可有效降低血压，对患有高血压的老年人有较好的食疗功效。菠萝所含的维生素C也相当丰富，可有效降低胆固醇和血脂，保护血管。

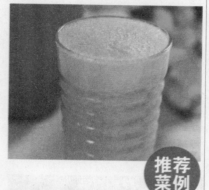

推荐菜例

莴笋菠萝汁

原料： 莴笋200克，菠萝45克
调料： 蜂蜜2小匙
做法：

❶ 将莴笋用清水冲洗干净，切成细丝备用。

❷ 菠萝去皮，洗净，切小块。

❸ 将莴笋、菠萝、蜂蜜倒入果汁机内，加300毫升水搅打成汁即可。

健康指南： 此饮有消食、降血脂的功效，老年人饮用有较好的食疗功效。菠萝和莴笋都富含钾和维生素C，可有效降低胆固醇和血脂，保护血管。另外，菠萝中含有一种叫菠萝蛋白酶的物质，能分解蛋白质。

搭配宜忌

宜	菠萝+淡盐水	可下火、预防过敏
	菠萝+黄瓜	可降压降脂、利尿
忌	菠萝+白萝卜	会破坏维生素C
	菠萝+鸡蛋	会导致消化不良

营养成分表

营养素	含量（每100克）
蛋白质	0.5克
脂肪	0.1克
碳水化合物	10.8克
膳食纤维	1.3克
维生素A	3微克
维生素C	18毫克
钙	12毫克
铁	0.6毫克
锌	0.14毫克
硒	0.24微克

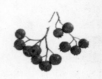

山楂
Shan Zha

分类： 水果类
别名： 山里红、酸楂
性味归经： 性微温，味酸、甘；归脾、胃、肝经

适用量： 每天3~4个　　**热量：** 约3977焦/克

主打营养素

有机酸、降脂酶

　　山楂含有多种有机酸，并含降脂酶，能增强蛋白酶的作用，促进肉食消化，所以，对于吃肉或油腻物后感到饱胀的人，吃些山楂及其制品有消食的作用，为老年人的保健食品。

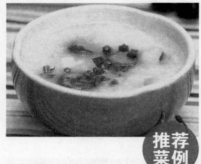

推荐菜例

山楂苹果羹

原料： 山楂干20克，苹果50克，大米100克

调料： 冰糖5克，葱花少许

做法：

❶ 大米淘洗干净，用清水浸泡；苹果洗净切小块；山楂干用温水稍泡后洗净。

❷ 锅置火上，放入大米，加水煮至八成熟。

❸ 再放入苹果、山楂干煮至米烂，放入冰糖熬融化后调匀，撒上葱花便可。

健康指南： 此品具有健脾消食、涩肠止泻、美白养颜、降压降脂等功效，适合胃肠胀气、脾虚泄泻、高脂血症等症的老年人食用。另外，老年人应注意不要空腹食用山楂。

搭配宜忌

宜	山楂+芹菜	可健胃消食
	山楂+菊花	可降压降脂、清肝明目
忌	山楂+海鲜	会引起便秘、腹痛、恶心
	山楂+牛奶	会影响消化功能

营养成分表

营养素	含量（每100克）
蛋白质	0.5克
脂肪	0.6克
碳水化合物	25.1克
膳食纤维	3.1克
维生素A	17微克
维生素C	53毫克
钙	52毫克
铁	0.9毫克
锌	0.28毫克
硒	1.22微克

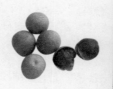

桂圆
Gui Yuan

分类： 水果类
别名： 益智、龙眼
性味归经： 性温，味甘；归脾经

适用量： 每日40克左右为宜　**热量：** 约2972焦/克

主打营养素

维生素C、钾

　　桂圆富含维生素C，可促进胃肠蠕动，减少肠道对胆固醇的吸收，有效防治老年人便秘；桂圆还富含钾，有利水减肥、降压的作用，适合患有高脂血症、高血压的老年人食用。

搭配宜忌

宜		
桂圆+莲子	养心安神、降低血脂
桂圆+山药	健脾胃、益心肺
桂圆+鸡蛋	缓解血虚引起的头晕、头痛
桂圆+人参	补气养血、改善体虚

营养成分表

营养素	含量（每100克）
蛋白质	1.2克
脂肪	0.1克
碳水化合物	16.6克
膳食纤维	0.4克
维生素A	3微克
维生素C	43毫克
钙	6毫克
铁	0.2毫克
锌	0.4毫克
硒	0.83微克

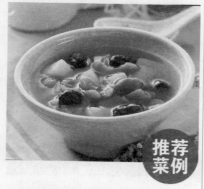

推荐菜例

桂圆山药红枣汤

原料： 桂圆肉100克，新鲜山药150克，红枣6枚

调料： 冰糖适量

做法：

❶ 山药削皮洗净，切小块；红枣洗净；锅内加3碗水煮开，加入山药块煮沸，再下红枣。

❷ 待山药熟透、红枣松软，将桂圆肉剥散加入汤中，待桂圆之香甜味渗入汤中就可熄火，加冰糖调味即成。

健康指南： 桂圆富含的维生素P，对老年人而言，有保护血管、防止血管硬化的作用。

石榴
Shi Liu

分类： 水果类

别名： 甜石榴、安石榴、海榴

性味归经： 性温，味甘、酸、涩；归肺、肾、大肠经

适用量： 每日40克为宜　　**热量：** 约2637焦/克

主打营养素

维生素C

　　石榴中含有丰富的维生素C，而维生素C可以保护细胞，提高人体的免疫力，而且维生素C还可以促进铁的吸收，可以预防老年人缺铁性贫血。

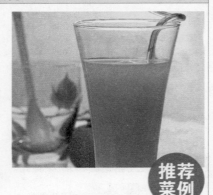

推荐菜例

搭配宜忌

宜	石榴+冰糖	可生津止渴、镇静安神
	石榴+苹果	可缓解小儿腹泻
忌	石榴+土豆	易引起食物中毒
	石榴+带鱼	会导致头晕、恶心、腹痛、腹泻

营养成分表

营养素	含量（每100克）
蛋白质	1.4克
脂肪	0.2克
碳水化合物	18.7克
膳食纤维	4.8克
维生素A	未测定
维生素C	9毫克
钙	9毫克
铁	0.3毫克
锌	0.19毫克

石榴苹果汁

原料： 石榴、苹果、柠檬各1个

做法：

❶ 剥开石榴的皮，取出果实；将苹果、柠檬清洗干净，去核，切块。

❷ 将苹果、石榴、柠檬放进榨汁机，榨汁即可。

健康指南： 石榴含有多种人体所需的营养成分，果实中含有维生素C、B族维生素、有机酸、糖类等，可以增强人体免疫力。苹果含丰富的锌，锌是构成核酸及蛋白质不可或缺的营养素，多吃苹果可以增强记忆力；此外，苹果中还含有丰富的膳食纤维，有促进消化、缓解便秘的功效。

火龙果
Huo Long Guo

分类： 水果类
别名： 青龙果、红龙果
性味归经： 性凉，味甘；归胃、大肠经

适用量： 每日半个为宜　　**热量：** 约2135焦/克

主打营养素

维生素C、铁

火龙果富含能美白皮肤、防黑斑的维生素C，同时，火龙果中的含铁量比一般的水果要高，而铁是合成血红蛋白及其他铁质物质不可缺少的元素，所以，摄入适量的铁元素还可以预防老年性贫血。

推荐菜例

香蕉火龙果汁

原料： 火龙果半个，香蕉1根
调料： 优酪乳200毫升

做法：

❶ 将火龙果去皮，切块（火龙果最好切小一些）。

❷ 将香蕉去皮，切块。

❸ 将准备好的材料放入榨汁机内，加入优酪乳，搅打成汁即可。

健康指南： 此饮有预防便秘、降血糖、降血压、帮助细胞膜形成、预防贫血、降低胆固醇、美白皮肤、防黑斑的作用，对高血压患者有食疗效果。其中火龙果果肉中芝麻状的种子更有促进肠胃消化的功能，多食用能预防老年人便秘。

搭配宜忌

宜	火龙果+虾	能增进食欲
	火龙果+枸杞子	可补血养颜
忌	火龙果+白萝卜	会诱发甲状腺肿大
	火龙果+黄瓜	会破坏维生素C

营养成分表

营养素	含量（每100克）
蛋白质	0.62克
脂肪	0.17克
碳水化合物	13.91克
膳食纤维	1.21克
维生素C	5.22毫克
钙	6.3毫克
铁	0.55毫克

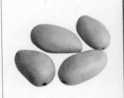

芒果
Mang Guo

分类：水果类

别名：檬果、望果、忙果

性味归经：性平，味甘、酸；归胃、小肠经

适用量：每日80克左右为宜　热量：约1339焦/克

主打营养素

维生素C、矿物质

芒果含有丰富的维生素C、矿物质等，除了具有防癌的功效外，同时也具有降低血液中的血脂和胆固醇水平、保护血管、预防高血压和动脉硬化的作用，适合老年人食用。

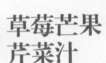

推荐菜例

搭配宜忌

宜	芒果+蜂蜜	预防晕车、晕船、呕吐
	芒果+西红柿	降低血压、美容养颜
忌	芒果+蒜	易引起皮肤发黄
	芒果+竹笋	会破坏营养成分

营养成分表

营养素	含量（每100克）
蛋白质	0.6克
脂肪	0.2克
碳水化合物	8.3克
膳食纤维	1.3克
维生素A	150微克
维生素C	23毫克
钙	微量
铁	0.2毫克
锌	0.09毫克
硒	1.44微克

草莓芒果芹菜汁

原料： 草莓、芹菜各80克，芒果3个

做法：

❶ 将草莓洗净，去蒂；芒果去皮，剥下果肉；芹菜洗净切小段。

❷ 榨汁机中放入草莓和芹菜，榨汁。

❸ 把榨出来的果蔬汁和芒果放入搅拌杯中拌匀即可。

健康指南： 此饮富含多种维生素和膳食纤维，老年人食用，不仅可降低血压，保护血管，还能预防便秘。其中的芒果有明显的抗氧化和保护脑神经元的作用，能延缓细胞衰老，提高大脑功能。此外，芒果中还含有大量的膳食纤维，可以促进排便、预防便秘，适合高血压伴便秘的老年患者食用。

桃子
Tao Zi

分类： 水果类
别名： 佛桃、水蜜桃
性味归经： 性温，味甘、酸；归肝、大肠经

适用量： 每日1个为宜　　**热量：** 约2009焦/克

主打营养素

膳食纤维、有机酸

　　桃子中富含膳食纤维，膳食纤维能加速胃肠道的蠕动，预防老年人便秘。桃还富含有机酸，能促进消化液的分泌，增强老年人的食欲。

搭配宜忌

宜	桃子+莴笋	可增强营养、降低血压
	桃子+牛奶	可滋养皮肤
忌	桃子+蟹肉	会影响蛋白质的吸收
	桃子+白酒	会导致头晕、呕吐、心跳加速

营养成分表

营养素	含量（每100克）
蛋白质	0.9克
脂肪	0.1克
碳水化合物	12.2克
膳食纤维	1.3克
维生素A	3微克
维生素C	7毫克
钙	6毫克
铁	0.8毫克
锌	0.34毫克
硒	0.24微克

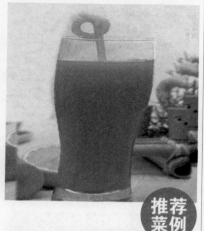

推荐菜例

胡萝卜桃子饮

原料： 桃子1个，胡萝卜30克，牛奶100毫升，柠檬汁少许

调料： 蜂蜜适量

做法：

❶ 胡萝卜洗净，去皮；桃子洗净去皮，去核。

❷ 将胡萝卜、桃子切适当大小的块，与柠檬汁、牛奶一起放入榨汁机内搅打成汁，滤出果肉。

❸ 用蜂蜜调味即可。

健康指南： 此饮酸甜可口，有利尿通便、降低血压的功效，还可以养肝明目。

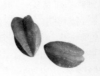

杨桃
Yang Tao

分类: 水果类
别名: 三廉、阳桃、羊桃
性味归经: 性寒,味甘、酸;归肺、胃、膀胱经

适用量: 每日1个为宜　**热量:** 约1214焦/克

主打营养素

碳水化合物、维生素、酸性物质

　　杨桃中碳水化合物、维生素及有机酸含量丰富,能迅速补充人体的水分,生津止渴,消除疲劳感;杨桃中还含有大量柠檬酸、苹果酸等酸性物质,能提高胃液的酸度,促进食物的消化,所以老年人可以食用。

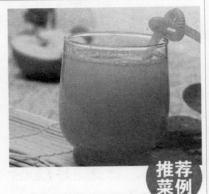

推荐菜例

搭配宜忌

宜		
	杨桃+红醋	可消食化积
	杨桃+绿豆	可消暑利水
	杨桃+柚子	可清热解渴
	杨桃+橙子	可滋阴润肺

营养成分表

营养素	含量(每100克)
蛋白质	0.6克
脂肪	0.2克
碳水化合物	7.4克
膳食纤维	1.2克
维生素A	3微克
维生素C	7毫克
钙	4毫克
铁	0.4毫克
锌	0.39毫克
硒	0.83微克

杨桃柳橙汁

原料: 杨桃2个(约300克),柳橙1个(约150克),柠檬汁少许

调料: 蜂蜜少许

做法:

❶ 杨桃洗净,切块置锅中。

❷ 锅内放半锅水,煮开后转小火熬煮4分钟,放凉。

❸ 柳橙清洗干净,切块,榨汁。

❹ 将杨桃倒入杯中,加入柳橙汁、柠檬汁和蜂蜜一起调匀即可。

健康指南: 此饮可以降低高血压,对老年人原发性高血压有防治作用。杨桃能减少机体对脂肪的吸收,预防肥胖,还有降低血脂及胆固醇的作用。

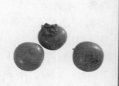

柿子
Shi Zi

分类： 水果类
别名： 大盖柿、红柿
性味归经： 性寒，味甘、涩；归心、肺、脾经

适用量： 每日1个为宜　　**热量：** 约2972焦/克

主打营养素

钾、黄酮苷

　　柿子属高钾低钠食物，老年人常食可降低血压、保护血管。柿子还含有一种叫黄酮苷的成分，也可降低血压，并能增加冠状动脉血流量，维持正常的心肌功能，有效预防心脑血管疾病。

搭配宜忌

宜	柿子+黑木耳	滋阴润肠、降低血压
	柿子+黑豆	可辅助治疗尿血
忌	柿子+白萝卜	会降低营养价值
	柿子+酸菜	容易导致结石症

营养成分表

营养素	含量（每100克）
蛋白质	0.4克
脂肪	0.1克
碳水化合物	18.5克
膳食纤维	1.4克
维生素A	20微克
维生素C	30毫克
钙	9毫克
铁	0.2毫克
锌	0.08毫克
硒	0.24微克

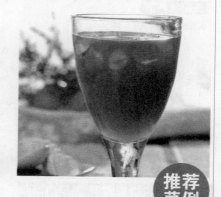

推荐菜例

芹菜柿子饮

原料： 芹菜85克，柿子半个，柠檬1/4个，酸奶半杯

做法：

❶ 将芹菜去叶洗净，切小块；柿子去皮，洗后均以适当大小切块；柠檬去皮，备用。

❷ 将芹菜块、柿子块、柠檬放入榨汁机一起搅打成汁。

❸ 最后加入酸奶拌匀即可。

健康指南： 此饮有降低血压、软化血管、消炎、改善心血管功能的作用。其中的柿子有降低血压、预防动脉硬化之功效。

李子
Li Zi

分类： 水果类
别名： 嘉庆子、李实、嘉应子
性味归经： 性凉，味甘、酸；归肝、肾经

适用量： 每日60克左右为宜　**热量：** 约1507焦/克

主打营养素

B族维生素、钙、钾

李子富含B族维生素、钙等成分，这些成分都参与着体内糖分的代谢，其中所含的钙，能保证骨骼健康，有效预防老年人骨质疏松。李子还富含钾，可起到辅助降低血压的作用。

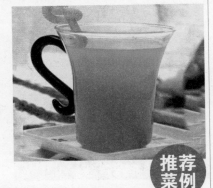

推荐菜例

搭配宜忌

宜	李子+香蕉	可美容养颜
	李子+绿茶	可清热利尿、降糖降压
忌	李子+鸡肉	会引起腹泻
	李子+青鱼	会导致消化不良

营养成分表

营养素	含量（每100克）
蛋白质	0.7克
脂肪	0.2克
碳水化合物	8.7克
膳食纤维	0.9克
维生素A	25微克
维生素C	5毫克
钙	8毫克
铁	0.6毫克
锌	0.14毫克
硒	0.23微克

李子柠檬汁

原料： 新鲜李子2个，柠檬1/4个

做法：

❶ 李子用清水洗净，削皮，去核，备用。

❷ 柠檬洗净，切开，去皮，和李子一起放入榨汁机。

❸ 再将冷开水倒入榨汁机，盖上杯盖，充分搅匀，滤掉果渣，倒入杯中即可。

健康指南： 此饮有润肠、助消化的作用，因为李子含有大量膳食纤维，不仅不增加肠胃消化负担，还能帮助排毒，而且其富含钾、铁、钙、维生素A、B族维生素，有预防贫血、消除疲劳的作用。

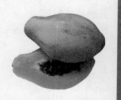

木瓜
Mu Gua

分类： 水果类
别名： 瓜海棠、木梨、木李
性味归经： 性温，味甘；归心、肺、肝经

适用量： 每日1个为宜　**热量：** 约1130焦/克

主打营养素

维生素C、齐墩果酸

　　木瓜富含维生素C，在强化免疫力、抗氧化、减少光伤害、抑制细菌突变等方面有一定的效果。木瓜中富含的齐墩果酸，能有效地降低血脂，软化血管，预防动脉粥样硬化，适合老年人食用。

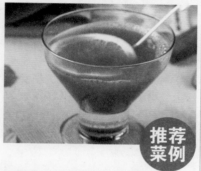

推荐菜例

黄瓜木瓜柠檬汁

原料： 黄瓜2根（约400克），木瓜400克，柠檬半个

做法：

❶ 将黄瓜洗净，切成块；木瓜洗净，去皮，去瓤，切块；柠檬洗净，切成小片。

❷ 将所有材料放入榨汁机中榨出果汁即可。

健康指南： 此饮有清热利尿、生津止渴、降糖降脂的功效，糖尿病、高脂血症、心脏病老年患者可经常饮用，还可缓解口干舌燥、便秘、小便短赤等症。饮品中的木瓜含有蛋白酶，能帮助蛋白质分解，可用于消化不良、胃炎等症。

搭配宜忌

宜	木瓜+牛奶	可消除疲劳、润肤养颜
	木瓜+带鱼	可补气、养血
忌	木瓜+虾	易生成有毒物质
	木瓜+南瓜	会降低营养价值

营养成分表

营养素	含量（每100克）
蛋白质	0.4克
脂肪	0.1克
碳水化合物	7克
膳食纤维	0.8克
维生素A	145微克
维生素C	43毫克
钙	17毫克
铁	0.2毫克
锌	0.25毫克
硒	1.8微克

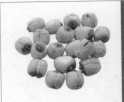

莲子
Lian Zi

分类： 干果类
别名： 莲肉、白莲子、湘莲子
性味归经： 鲜品性平，味甘、涩；干品性温，味甘、涩。归心、脾、肾经

适用量： 每日20克（干品）为宜   **热量：** 约14399焦/克（干品）

主打营养素

棉籽糖、钙、磷、钾

　　莲子中所含的棉籽糖，对于老年人有很好的滋补作用。莲子还富含钙、磷、钾，有安神、养血的作用。老年人食用莲子，还可为骨骼和牙齿提供丰富的钙，预防骨质疏松症。

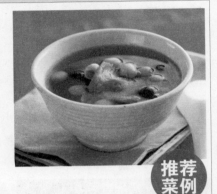

推荐菜例

人参片莲子汤

原料： 人参片、红枣各10克，莲子40克

调料： 冰糖10克

做法：

❶ 红枣洗净、去核；莲子洗净；人参片洗净，备用。

❷ 莲子、红枣、人参片放入炖盅，加水盖满材料（约11分钟），移入蒸笼，转中火蒸煮1小时。

❸ 加入冰糖续蒸20分钟，取出即可食用。

健康指南： 此汤能起到扩张血管从而降低血压的作用。人参和莲子还有强心和抗心律不齐的作用；而红枣有降压、补血的功效。

搭配宜忌

宜	莲子+鸭肉	可补肾健脾、滋补养阴
	莲子+红枣	可促进血液循环、增进食欲
忌	莲子+螃蟹	会引起不良反应
	莲子+龟肉	

营养成分表

营养素	含量（每100克）
蛋白质	17.2克
脂肪	2克
碳水化合物	67.2克
膳食纤维	3克
维生素C	5毫克
钙	97毫克
铁	3.6毫克
锌	2.78毫克
硒	3.36微克

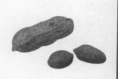

花生
Hua Sheng

分类： 干果类
别名： 长生果、长寿果、落花生
性味归经： 性平，味甘；归脾、肺经

适用量： 每日40克为宜　**热量：** 约12474焦/克（生花生）

主打营养素

维生素E、锌、不饱和脂肪酸

　　花生含有维生素E和一定量的锌，能起到增强记忆、抗衰老、延缓脑功能衰退、滋润皮肤的作用。花生中的不饱和脂肪酸有降低胆固醇的作用，对老年人防治动脉硬化、高血压和冠心病有食疗功效。

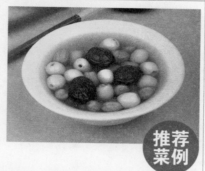

推荐菜例

搭配宜忌

宜	花生+红葡萄酒	保护心脏、畅通血管
	花生+醋	增食欲、降血压
忌	花生+螃蟹	易导致肠胃不适、腹泻
	花生+黄瓜	易导致腹泻

营养成分表

营养素	含量（每100克）
蛋白质	12克
脂肪	25克
碳水化合物	13克
膳食纤维	7.7克
维生素A	2微克
维生素C	14毫克
钙	8毫克
铁	3.4毫克
锌	1.79毫克
硒	4.5微克

莲子红枣花生汤

原料： 莲子100克，花生仁50克，红枣5个
调料： 冰糖55克
做法：

❶ 将莲子、花生仁、红枣分别用清水洗净备用。

❷ 锅上火倒入水，下入莲子、花生仁、红枣炖熟。

❸ 撇去浮沫，调入冰糖即可。

健康指南： 此汤具有清心安神、益肾固精、降脂、润肠等功效，适合心烦失眠、便秘的老年人食用。炖煮后的花生，具有不温不火、口感潮润、入口好烂、易于消化的特点，尤其适合老年人食用。另外，食用花生时可将花生连红衣一起与红枣搭配食用。

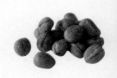

核桃
He Tao

分类： 干果类
别名： 胡桃仁、核仁、胡桃肉
性味归经： 性温，味甘；归肺、肾经

适用量： 每日4个为宜　**热量：** 约26245焦/克

主打营养素

蛋白质、不饱和脂肪酸、维生素C

核桃仁中富含蛋白质和不饱和脂肪酸，能滋养脑细胞，增强脑功能，预防阿尔茨海默病；所含的维生素C能软化血管。

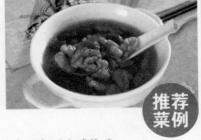

推荐菜例

蜜枣核桃仁枸杞子汤

原料： 蜜枣125克，核桃仁100克，枸杞子20克

调料： 白糖适量

做法：

❶ 将蜜枣去核洗净；核桃仁用开水泡开，捞出沥干水；枸杞子洗净备用。

❷ 锅中加水烧开，将蜜枣、核桃仁、枸杞子放入锅中煲20分钟。

❸ 最后放入白糖即可。

健康指南： 此汤有养肝补肾、益气养血、降脂降压等功效，适合老年人饮用。核桃在国内享有"长寿果""万岁子""养人之宝"的美称，其含有人体不可缺少的微量元素锌、锰、铬等，对人体极为有益。

搭配宜忌

宜	核桃+红枣	可美容养颜
	核桃+黑芝麻	可补肝益肾、乌发润肤
忌	核桃+野鸡肉	会导致血热

营养成分表

营养素	含量（每100克）
蛋白质	14.9克
脂肪	58.8克
碳水化合物	9.1克
膳食纤维	9.5克
维生素A	5微克
维生素C	1毫克
钙	56毫克
铁	2.7毫克
锌	2.17毫克
硒	4.67微克

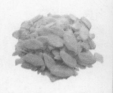

杏仁
Xing Ren

分类: 干果类

别名: 杏核仁、杏子、木落子

性味归经: 性微温,味甘、酸;归肺经

适用量: 每日10～20克(甜杏仁)为宜　**热量:** 约23524焦/克

主打营养素

蛋白质、钙、不饱和脂肪酸、维生素E、苦杏仁茸

　　杏仁富含蛋白质、钙、不饱和脂肪酸和维生素E,有降低血糖和胆固醇的作用。此外,杏仁中所含的苦杏仁苷可保护血管,维持正常血压水平,尤其适合老年人食用。

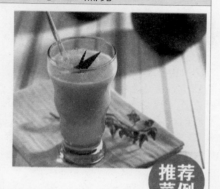

推荐菜例

搭配宜忌

宜	杏仁+桔梗	止咳、降气、祛痰
	杏仁+大米	治疗痔疮、便血
忌	杏仁+小米	引起呕吐、腹泻
	杏仁+板栗	引起腹胀、胃痛

营养成分表

营养素	含量（每100克）
蛋白质	22.5克
脂肪	45.4克
碳水化合物	15.9克
膳食纤维	8克
维生素C	26毫克
钙	97毫克
铁	2.2毫克
锌	4.3毫克
硒	15.65微克

杏仁哈密瓜汁

原料: 杏仁30克,哈密瓜300克

做法:

❶哈密瓜用水洗净,去皮后切成块。

❷将杏仁、哈密瓜倒入榨汁机,加少量开水榨成汁即可。

健康指南: 此饮具有润肺止咳、生津止渴、润肠、降脂的功效,适合肺虚咳嗽、暑热烦渴、口干咽燥的老年人以及高脂血症、便秘等患者饮用。饮品中的杏仁含不饱和脂肪酸,能降低胆固醇,预防动脉硬化、心脏病。另外,杏仁还富含钙等对人体有益的微量元素,常食对老年人的骨骼健康极为有利。

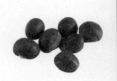

板栗
Ban Li

分类： 干果类

别名： 毛栗、瑰栗、凤栗

性味归经： 性温，味甘、平；归脾、胃、肾经

适用量： 每日5个为宜　　**热量：** 约7744焦/克

主打营养素

不饱和脂肪酸、维生素、矿物质

　　板栗含有丰富的不饱和脂肪酸、多种维生素和钙、磷、铁等多种矿物质，有助于老年人预防和辅助治疗高血压、冠心病、动脉硬化等心血管疾病。

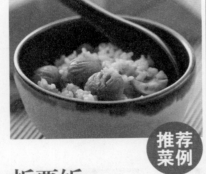

推荐菜例

搭配宜忌

宜	板栗+大米	可健脾补肾
	板栗+鸡肉	可补肾虚、益脾胃
忌	板栗+杏仁	易引起腹胀
	板栗+羊肉	不易消化，易引起呕吐

营养成分表

营养素	含量（每100克）
蛋白质	4.2克
脂肪	0.7克
碳水化合物	42.2克
膳食纤维	1.7克
维生素A	32微克
维生素C	24毫克
钙	17毫克
铁	1.1毫克
锌	0.57毫克
硒	1.13微克

板栗饭

原料： 去壳生板栗20克（约6个），胚芽米60克

调料： 盐适量

做法：

❶ 胚芽米洗净。

❷ 板栗洗净泡水，并剥去外层薄膜。

❸ 将板栗放入胚芽米中浸泡约30分钟，再置入饭锅中煮熟即可。

健康指南： 板栗中所含的丰富的不饱和脂肪酸和维生素、矿物质，能防治原发性高血压、冠心病、动脉硬化、骨质疏松等疾病，是抗衰老、延年益寿的滋补佳品。老年人食用这道饭，对身体极为有利。由于板栗不太容易消化，所以老年人每次食用不宜过多。

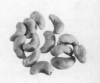

腰果
Yao Guo

分类：干果类
别名：肾果、树花生、鸡腰果
性味归经：性温，味甘；归脾、胃、肾经

适用量： 每日30克为宜 **热量：** 约21850焦/克

主打营养素

膳食纤维、钙、镁、铁

腰果富含膳食纤维以及钙、镁、铁等微量元素，有降低血糖和胆固醇的作用。此外，腰果有保护血管，维持正常血压水平的功效。因腰果还富含钙，能防治糖尿病性骨质疏松症，所以老年人可以适量食用。

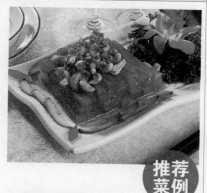

推荐菜例

腰果蹄筋

原料： 腰果50克，猪蹄筋200克

调料： 葱花15克，盐、味精各3克

做法：

❶ 猪蹄筋洗净，切碎末，入开水锅中，加入盐、味精，煮至黏稠状取出，放入冰箱冷冻。

❷ 将冷冻后的猪蹄筋切成块状，摆入盘中。

❸ 最后撒上腰果、葱花即可。

健康指南： 腰果中的脂肪成分主要是不饱和脂肪酸，有软化血管的作用，对保护血管、防治心血管疾病大有益处。将腰果搭配猪蹄筋一同烹饪，有补脑益智、安神助眠、保护血管等作用。

搭配宜忌

宜	**腰果+莲子**	可养心安神、降压降糖
	腰果+茯苓	可润五脏、安神
忌	**腰果+鸡蛋**	会引起腹痛、腹泻

营养成分表

营养素	含量（每100克）
蛋白质	17.3克
脂肪	36.7克
碳水化合物	38克
膳食纤维	3.6克
维生素A	8微克
钙	26毫克
铁	4.8毫克
锌	4.3毫克
硒	34微克

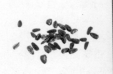

葵花子

Kui Hua Zi

分类：干果类

别名：天葵子、向日葵子、瓜子

性味归经：性平，味甘；归心、大肠经

适用量：每日40克为宜　　**热量：**约25366焦/克

主打营养素

维生素E、钙、硒

　　葵花子含有丰富的维生素E以及钙、硒等微量元素，可有效降低血糖，并有助于预防动脉硬化、冠心病，还能预防老年性骨质疏松症，非常适合老年人食用。

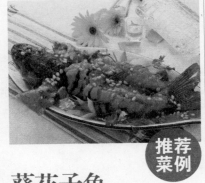

推荐菜例

葵花子鱼

原料：草鱼1条，葵花子仁10克，干淀粉500克

调料：番茄酱50毫升，白糖30克，白醋30毫升，盐少许

做法：

❶ 将草鱼洗净，再将鱼头和鱼身斩断，于鱼身的背部开刀，取出鱼脊骨，将鱼肉改成"象眼"形花刀，拍上干淀粉。

❷ 锅烧油，将拌有干淀粉的去骨鱼和鱼头放入锅中煎熟捞出。

❸ 番茄酱、白糖、白醋、盐调成番茄汁，和葵花子仁一同淋于鱼上即可。

健康指南：葵花子仁中的亚油酸有助于降低人体的血液胆固醇水平。

搭配宜忌

宜	葵花子+芹菜	可降低血压、润肠通便
	葵花子+老母鸡	可补虚益气、养心安神
忌	葵花子+黄瓜	易导致腹泻
	葵花子+羊肉	易引起腹胀、胸闷

营养成分表

营养素	含量（每100克）
蛋白质	19.1克
脂肪	53.4克
碳水化合物	16.7克
膳食纤维	4.5克
钙	115毫克
铁	2.9毫克
锌	0.5毫克
硒	5.78微克

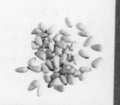

松子
Song Zi

分类： 干果类

别名： 海松子、红果松

性味归经： 性平，味甘；归肝、肺、大肠经

适用量： 每日25克为宜　　**热量：** 约25910焦/克（炒松子）

主打营养素

不饱和脂肪酸

　　松子中的脂肪成分是油酸、亚油酸等不饱和脂肪酸，具有防治动脉硬化的作用。另外，松子还有防止胆固醇水平增高以及预防高脂血症及心血管疾病的作用。因此，老年人可以适量食用松子。

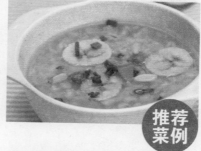

推荐菜例

香蕉松子仁双米粥

原料： 糙米、糯米各50克，香蕉30克，低脂牛奶30毫升，胡萝卜丁、豌豆各20克，松子仁10克

调料： 红糖6克，葱少许

做法：

❶ 糙米、糯米洗净，浸泡1小时；香蕉去皮，切片；松子仁洗净；葱洗净，切花。

❷ 锅置火上，注入水，放糙米、糯米、豌豆、胡萝卜丁煮至米粒开花后，加入香蕉、松子仁同煮。

❸ 再加入牛奶煮至粥成，调入红糖调味，撒上葱花即可。

健康指南： 松子中的脂肪成分是油酸、亚油酸等不饱和脂肪酸，具有防治动脉硬化的作用。

搭配宜忌

宜	松子+兔肉	预防心脏病、脑卒中
	松子+杏仁	补脑益智、润肺、通便
忌	松子+羊肉	易引起腹胀、胸闷

营养成分表

营养素	含量（每100克）
蛋白质	14.1克
脂肪	58.5克
碳水化合物	12.2克
膳食纤维	12.4克
维生素A	5微克
钙	161毫克
铁	5.2毫克
锌	5.49毫克
硒	0.62微克

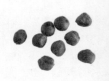

榛子
Zhen Zi

分类: 干果类
别名: 山板栗、榧子、尖栗
性味归经: 性平,味甘;归脾、胃、肾经

适用量: 每日30克左右为宜　　**热量:** 约22687焦/克(干品)

主打营养素

维生素E、矿物质

　　榛子富含的维生素E,能有效地延缓衰老,防治血管硬化,润泽肌肤,还富含钙、磷、铁等多种矿物质成分,老年人经常食用有助于增强身体抵抗力。

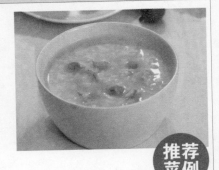

推荐菜例

搭配宜忌

宜		
榛子+丝瓜	可降低血脂
榛子+粳米	健脾开胃、增强免疫力
榛子+核桃	增强体力、美颜抗衰

忌		
榛子+牛奶	会影响营养吸收

营养成分表

营养素	含量(每100克)
蛋白质	20克
脂肪	44.8克
碳水化合物	14.7克
膳食纤维	9.6克
维生素A	8微克
维生素C	未测定
钙	104毫克
铁	6.4毫克
锌	5.83毫克
硒	0.78微克

桂圆榛子粥

原料: 榛子仁、桂圆肉、玉竹各20克,大米90克

调料: 白糖20克

做法:

❶ 榛子去壳去皮,洗净,切碎;桂圆肉、玉竹洗净;大米泡发洗净。

❷ 锅置火上,注入清水,放入大米,用大火煮至米粒开花。

❸ 放入榛子仁、桂圆肉、玉竹,用中火煮至熟,放入白糖调味即可。

健康指南: 榛子仁本身有一种天然的香气,具有开胃的功效,丰富的膳食纤维还有助消化和防治便秘的作用;榛子仁中还含有一种抗癌化学成分紫杉酚,可防癌抗癌。

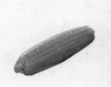

玉米
Yu Mi

分类： 五谷粮豆类
别名： 苞谷、包谷、珍珠米
性味归经： 性平，味甘；归脾、肺经

适用量： 每日100克左右为宜　　**热量：** 约4437焦/克

主打营养素

膳食纤维、谷胱甘肽、不饱和脂肪酸

玉米富含丰富的不饱和脂肪酸和膳食纤维，有利于老年人降低餐后血糖水平。玉米中含有一种特殊的抗癌物质——谷胱甘肽，它进入人体后可与多种致癌物质结合，使致癌物失去致癌性。

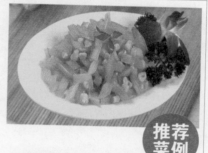

推荐菜例

西芹拌玉米

原料： 西芹350克，玉米粒200克

调料： 香油20毫升，盐4克，鸡精2克，白醋适量

做法：

❶ 将西芹洗净，切成小块；玉米粒洗净备用。

❷ 将西芹和玉米粒放入沸水锅中余水，捞出沥干，装盘。

❸ 加入香油、白醋、盐和鸡精，搅拌均匀即可。

健康指南： 玉米含有维生素E及钙、硒等微量元素，具有降低血清胆固醇含量，预防高脂血症、高血压、冠心病等作用；西芹含有丰富的膳食纤维，能促进肠胃蠕动，减少胆固醇和脂肪在肠道内蓄积的时间，还能有效预防便秘。

搭配宜忌

宜	玉米+木瓜	可预防冠心病和糖尿病
	玉米+鸡蛋	可防止胆固醇水平过高
忌	玉米+田螺	会引起中毒
	玉米+红薯	会造成腹胀

营养成分表

营养素	含量（每100克）
蛋白质	4克
脂肪	1.2克
碳水化合物	22.8克
膳食纤维	2.9克
维生素A	17微克
维生素C	16毫克
钙	14毫克
铁	2.4毫克
锌	0.9毫克
硒	3.52微克

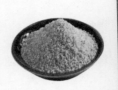

小米
Xiao Mi

分类: 五谷粮豆类

别名: 粟米、谷子、黏米

性味归经: 性凉,味甘、咸;陈者性寒,味苦。归脾、肾经

适用量: 每天食用50克左右为宜　**热量:** 约14985焦/克

主打营养素

钙、铁、锌、硒、镁、磷、维生素B$_1$

　　小米含有丰富的微量元素,能有效调节血糖。小米中含有的维生素B$_1$,对老年人的手、足、视觉神经有保护作用。此外,小米还有缓解神经紧张、缓解压力等功效。

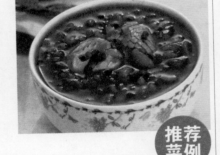

推荐菜例

搭配宜忌

宜	小米+洋葱	可生津止渴、降脂降糖
	小米+苦瓜	可清热解暑
	小米+黄豆	可健脾和胃、益气宽中
忌	小米+杏仁	会使人呕吐、泄泻

营养成分表

营养素	含量(每100克)
蛋白质	9克
脂肪	3.1克
碳水化合物	75.1克
膳食纤维	1.6克
维生素A	17微克
维生素E	3.63毫克
钙	41毫克
铁	5.1毫克
锌	1.87毫克
硒	4.74微克

小米南瓜羹

原料: 小米90克,南瓜30克,干玉米碎粒40克

调料: 盐少许

做法:

❶ 将小米洗净,备用;南瓜洗净,切碎粒,入沸水中煮熟,取出捣成糊。

❷ 将小米、洗净的玉米碎粒、南瓜糊同放入电饭煲内,加清水煲至黏稠时倒出,盛入碗内。

❸ 加盐调味即可食用。

健康指南: 小米中含有一般粮食中不含的胡萝卜素,特别是它的维生素B$_1$含量居所有粮食之首,所含的铁量很高,磷也很丰富,有补血、健脑的作用。

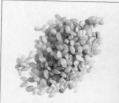

糙米
Cao Mi

分类： 五谷粮豆类
别名： 胚芽米、玄米
性味归经： 性温，味甘；归脾、胃经

适用量： 每餐100克左右为宜　　**热量：** 约15237焦/克

主打营养素

膳食纤维

糙米中的膳食纤维含量较为丰富，不仅能促进肠胃蠕动，缓解便秘，还能与胆汁中的胆固醇结合，促进胆固醇的排出，进而帮助患有高脂血症的老年人降低血脂。

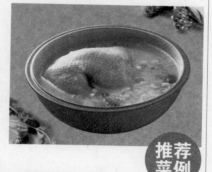

搭配宜忌

宜	糙米+枸杞子	补肾养阴、明目养血
	糙米+荠菜	利尿止血、健脾补虚
	糙米+大豆	缓解更年期综合征
忌	糙米+牛奶	使营养素流失

营养成分表

营养素	含量（每100克）
蛋白质	7.9克
脂肪	2.6克
碳水化合物	75.6克
膳食纤维	1.2克
维生素A	0.8微克
维生素E	0.5毫克
钙	6毫克
镁	127毫克
铁	2.6毫克
锌	2.1毫克

推荐菜例

山药糙米鸡

原料： 山药10克，鸡半只，糙米半碗，松子仁1小匙，红枣5个

调料： 葱花3克，盐适量

做法：

❶ 将鸡收拾干净，余烫去血水，切块备用；山药去皮，洗净，切块；松子仁、红枣、糙米均洗净。

❷ 烧开一小锅水，再放入鸡块、山药、红枣、糙米，大火煮5分钟后以小火慢炖约30分钟，再撒入松子仁、葱花，调入盐即可。

健康指南： 此菜含有丰富的不饱和脂肪酸、维生素E等，有降低胆固醇含量、防治动脉硬化的作用，适合患有高脂血症、冠心病的老年人食用。

165

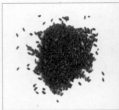

黑米
Hei Mi

分类： 五谷粮豆类
别名： 墨米
性味归经： 性平，味甘；归脾、胃经

适用量： 每天食用50克左右为宜　　**热量：** 约13939焦/克

主打营养素

膳食纤维、维生素B₁

　　黑米含有丰富的膳食纤维，可促进肠胃蠕动，预防老年人便秘。黑米中含有的维生素B₁能很好地保护老年人的手、足、视觉神经。

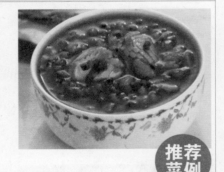

推荐菜例

搭配宜忌		
宜	黑米+牛奶	可益气、养血、生津、健脾胃
	黑米+莲子	可补肝益肾、丰肌润发
	黑米+红豆	可气血双补
	黑米+绿豆	可健脾胃、祛暑热

营养成分表	
营养素	含量（每100克）
蛋白质	9.4克
脂肪	2.5克
碳水化合物	72.2克
膳食纤维	3.9克
维生素E	0.22毫克
钙	12毫克
铁	1.6毫克
锌	3.8毫克
硒	3.2微克

黑米红豆粥

原料： 黑米50克，红豆30克，猪腰10克，花生仁10克，胡萝卜20克

调料： 盐、葱花各适量

做法：

❶ 花生仁洗净；黑米、红豆洗净后泡1小时；胡萝卜洗净切块；猪腰洗干净，切成腰花。

❷ 将泡好的黑米、红豆、猪腰同入锅，加水煮沸，下入花生仁、胡萝卜，中火熬煮半小时。

❸ 等黑米、红豆煮至开花，加入盐调味，撒上葱花即可。

健康指南： 黑米与豆类、花生仁一起熬粥，能使黑米中的脂溶性维生素E更好地被人体消化吸收。

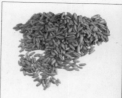

燕麦
Yan Mai

分类： 五谷粮豆类
别名： 野麦、雀麦
性味归经： 性温，味甘；归脾、心经

适用量： 每日40克左右为宜　**热量：** 约15362焦/克

主打营养素

蛋白质、维生素、氨基酸、矿物质

　　燕麦富含蛋白质、多种维生素和人体必需的8种氨基酸，营养丰富，老年人食用具有滋养的作用。另外，燕麦中含有的钙、磷、铁、锌等矿物质有促进伤口愈合、预防贫血的作用。

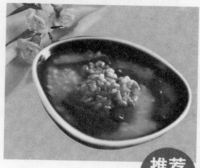

推荐菜例

搭配宜忌

宜	燕麦+南瓜	可减肥、降血糖、降血压
	燕麦+小麦	
忌	燕麦+红薯	会导致胃肠胀气
	燕麦+白糖	易产生胀气

营养成分表

营养素	含量（每100克）
蛋白质	15克
脂肪	6.7克
碳水化合物	61.6克
膳食纤维	5.3克
维生素A	420微克
维生素E	3.07毫克
钙	186毫克
铁	7毫克
锌	2.59毫克
硒	4.31微克

燕麦猪血粥

原料： 燕麦150克，猪血块100克
调料： 米酒少许
做法：

❶ 将猪血块洗净切成小块；燕麦洗净。

❷ 再将燕麦、猪血块放入锅中煮1小时。

❸ 待粥成后，加入米酒调味即可。

健康指南： 燕麦的蛋白质含量较丰富，而且其氨基酸的组成比例合理，因此蛋白质的利用率高。另外，燕麦中含有的钙、磷、铁、锌等矿物质是补养的佳品，可有效预防老年人骨质疏松。猪血有预防贫血的功效，老年人喝这道粥可起到滋补身体、增强自身免疫力的作用。

荞麦
Qiao Mai

分类： 五谷粮豆类
别名： 苦荞麦、金荞麦
性味归经： 性寒，味甘、平；归脾、胃、大肠经

适用量： 每天食用60克左右为宜　　**热量：** 约13562焦/克

主打营养素

膳食纤维、黄酮、镁、铬

　　荞麦含有丰富的黄酮、镁、铬等物质，具有降低血糖的作用。富含的膳食纤维一方面能改善葡萄糖耐受量，帮助人体代谢葡萄糖，另一方面能促进肠胃蠕动，预防老年人便秘。

搭配宜忌

宜	荞麦+韭菜	可降低血糖
	荞麦+莱菔子	消食降气
忌	荞麦+野鸡肉	会导致营养成分流失

营养成分表

营养素	含量（每100克）
蛋白质	9.3克
脂肪	2.3克
碳水化合物	66.5克
膳食纤维	6.5克
维生素A	3微克
维生素E	4.4毫克
钙	47毫克
铁	6.7毫克
锌	3.62毫克
硒	2.45微克

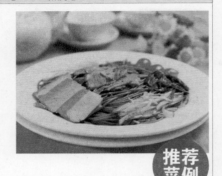

推荐菜例

荞麦凉面

原料： 荞麦面150克，熟牛肉、小油菜、黄瓜各30克，香干20克

调料： 植物油4毫升，盐、淀粉、卤汁各适量

做法：

❶ 熟牛肉切片；小油菜摘洗干净；胡萝卜洗净切片；黄瓜洗净切丝。

❷ 锅中注入植物油烧热，放入小油菜、香干、黄瓜炒香，加入卤汁烧开，调入盐，用淀粉勾芡。

❸ 荞麦面入沸水中煮熟，捞出过凉水后装盘，摆上炒好的小油菜、香干、黄瓜，放上熟牛肉即可。

健康指南： 此面清淡爽口，适合肠胃不舒服的老年人食用。

薏米
Yi Mi

分类： 五谷粮豆类
别名： 六谷米、药玉米、薏苡仁
性味归经： 性凉，味甘；归脾、肺、胃经

适用量： 每天食用60克左右为宜　　**热量：** 约14943焦/克

主打营养素

维生素B₂、薏米酯、谷甾醇、氨基酸、膳食纤维

薏米富含的维生素B₂、薏米酯、谷甾醇、氨基酸具有降低血糖的作用。薏米中含有的膳食纤维，可促进排便，缓解老年人便秘。此外，老年人多食薏米还能美容健肤。

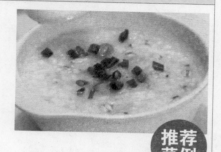

推荐菜例

薏米白果粥

原料： 薏米60克，白果10克，大米50克，枸杞子5克

调料： 盐、葱各适量

做法：

❶ 大米洗净；薏米泡发洗净；白果洗净，捣碎；枸杞子洗净；葱洗净，切花。

❷ 锅洗净，置于火上，倒入清水，放入大米、薏米、白果、枸杞子，以大火煮至米粒开花。

❸ 煮至浓稠状时，调入盐拌匀，撒上葱花即可食用。

健康指南： 薏米熬粥时加入适量白果，有健脾除湿、清热排脓的功效。老年人食用此粥，不仅有利血糖平衡，还可增强机体的抵抗力。

搭配宜忌

宜	薏米+香菇	可防癌抗癌
	薏米+腐竹	可降低胆固醇含量
忌	薏米+杏仁	会引起呕吐、泄泻

营养成分表

营养素	含量（每100克）
蛋白质	12.8克
脂肪	3.3克
碳水化合物	71.1克
膳食纤维	2克
维生素B₂	0.15毫克
维生素E	2.08毫克
钙	42毫克
铁	3.6毫克
锌	1.68毫克
硒	3.07微克

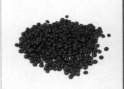

黑豆
Hei Dou

分类： 五谷粮豆类
别名： 乌豆、黑大豆
性味归经： 性平，味甘；归心、肝、肾经

适用量： 每天食用40克左右为宜　　**热量：** 约15948焦/克

主打营养素

不饱和脂肪酸、膳食纤维、维生素E

　　黑豆中所含有的不饱和脂肪酸可以有效降低胆固醇含量。黑豆中还含有大量的膳食纤维，可防治便秘。其含有的丰富的维生素E，有明目、乌发的作用。所以，老年人可以常食黑豆。

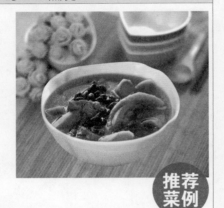

推荐菜例

搭配宜忌

宜	黑豆+牛奶	有利于维生素B₁₂的吸收
	黑豆+谷类	营养丰富
忌	黑豆+柿子	易产生结石
	黑豆+蓖麻子	对身体不利

营养成分表

营养素	含量（每100克）
蛋白质	36克
脂肪	15.9克
碳水化合物	33.6克
膳食纤维	10.2克
维生素A	5微克
维生素E	17.36毫克
钙	224毫克
铁	7毫克
锌	4.18毫克
硒	6.79微克

黑豆牛蒡炖鸡汤

原料： 黑豆、牛蒡各300克，鸡腿400克
调料： 盐4克

做法：

❶ 黑豆淘净，以清水浸泡30分钟。

❷ 牛蒡削皮，洗净切块；鸡腿洗净，剁块，氽水后捞出。

❸ 黑豆、牛蒡先下锅，加6碗水煮沸，转小火炖15分钟，再下鸡块续炖30分钟，待肉熟烂，加盐调味即成。

健康指南： 此汤中的黑豆含有丰富的维生素A，有补肾强身、活血利水、解毒、润肤的功效，特别适合肾虚体弱的老年人食用。

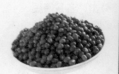

绿豆
Lü Dou

分类： 五谷粮豆类
别名： 青小豆
性味归经： 性凉，味甘；归心、胃经

适用量： 每天食用40克左右为宜　**热量：** 约13227焦/克

主打营养素

蛋白质、磷脂、碳水化合物、钙

　　绿豆中所含蛋白质、磷脂均有保护神经、增进食欲的功能，为机体许多重要脏器增加必需的营养成分。绿豆还富含碳水化合物和钙，能保证老年人身体热量的供给以及促进筋骨的强壮。

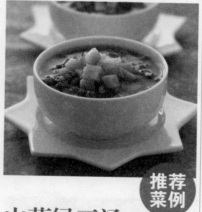

推荐菜例

搭配宜忌

宜	绿豆+大米	有利于消化吸收
	绿豆+百合	可解渴润燥、降压降糖
忌	绿豆+狗肉	会引起中毒
	绿豆+榛子	容易导致腹泻

营养成分表

营养素	含量（每100克）
蛋白质	21.6克
脂肪	0.8克
碳水化合物	62克
膳食纤维	6.4克
维生素A	22微克
维生素E	10.95毫克
钙	81毫克
铁	6.5毫克
锌	2.18毫克
硒	4.28微克

山药绿豆汤

原料： 新鲜紫山药140克，绿豆100克
调料： 白糖10克

做法：

❶ 绿豆泡水至膨胀，沥干水分后放入锅中，加入清水，以大火煮沸，再转小火续煮40分钟至绿豆完全软烂，加入白糖搅拌至溶化后熄火。

❷ 紫山药去皮洗净切小丁。

❸ 另外准备一锅滚水，放入紫山药丁煮熟后捞起，与绿豆汤混合即可食用。

健康指南： 本品中的山药含有大量的黏液蛋白、维生素及微量元素，能有效阻止血脂在血管壁上的沉淀。

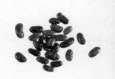

花豆
Hua Dou

分类： 五谷粮豆类

别名： 红花菜豆、大红豆、福豆

性味归经： 性平，味甘、酸；归脾、胃、肾经

适用量： 每天食用30克左右为宜　　**热量：** 约13269焦/克

主打营养素

氨基酸、维生素、矿物质

　　花豆中的氨基酸种类多达17种，是糖尿病老年患者较好的补益食品。花豆中含有丰富的维生素和钙、锌、硒等矿物质，具有调节血糖、增强食欲、健脾益肾的作用。

搭配宜忌

宜	花豆+鸡肉	可健脾补肾
	花豆+猪脚	可美容护肤
	花豆+排骨	可补中益气
	花豆+灵芝	可增强免疫力

营养成分表

营养素	含量（每100克）
蛋白质	19.1克
脂肪	1.3克
碳水化合物	57.2克
膳食纤维	5.5克
维生素A	72微克
维生素E	6.13毫克
钙	38毫克
铁	0.3毫克
锌	1.27毫克
硒	19.05微克

推荐菜例

花豆炒虾仁

原料： 花豆100克，虾仁50克

调料： 盐5克，味精1克，葱4克

做法：

❶ 将葱洗净，切段；花豆洗净，放进清水里泡发至胀大；虾仁洗净。

❷ 锅置火上，加入适量油烧热后下入虾仁拌炒，炒至虾仁变色出锅。

❸ 另起锅炒香花豆，然后加入虾仁，调入盐、味精、葱段，炒匀即可。

健康指南： 花豆是高淀粉、高蛋白质、低脂肪、维生素和矿物质含量丰富的保健食品，老年人长期食用，有健脾益肾、增强食欲、抗风湿的作用。

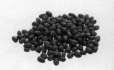

红豆
Hong Dou

分类： 五谷粮豆类
别名： 红小豆
性味归经： 性平，味甘、酸；归心、小肠经

适用量： 每次食用30克左右为宜　**热量：** 约12934焦/克

主打营养素

膳食纤维、碳水化合物、维生素E、铁、锌

　　红豆中含有丰富的膳食纤维，可以促进排便，防治老年人便秘。红豆中还含有大量的碳水化合物、维生素E、铁、锌等营养素，有提供热量、降低胆固醇含量、预防贫血等作用。

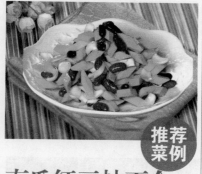

推荐菜例

南瓜红豆炒百合

原料： 南瓜200克，红豆、百合各150克
调料： 盐3克，鸡精2克，白糖适量
做法：

❶ 南瓜去皮及瓤，洗净切菱形块。

❷ 红豆泡发洗净；百合洗净备用。

❸ 热锅注入油，放入南瓜、红豆、百合一起炒，加盐、鸡精、白糖调味，炒至断生，装盘即可。

健康指南： 红豆富含蛋白质、脂肪、B族维生素和钾、铁、磷等矿物质，秋冬季怕冷、易疲倦、面无血色的老年人，应经常食用红豆食品，以补血、促进血液循环、增强体力和抗病能力。将红豆搭配南瓜、百合烹饪，老年人多食用可止咳润肺。

搭配宜忌

宜	红豆+南瓜	可润肤、止咳、减肥
	红豆+粳米	可益脾胃、通乳汁
忌	红豆+羊肚	可导致水肿、腹痛、腹泻

营养成分表

营养素	含量（每100克）
蛋白质	20.2克
脂肪	0.6克
碳水化合物	63.4克
膳食纤维	7.7克
维生素A	13微克
维生素E	14.36毫克
钙	74毫克
铁	7.4毫克
锌	2.2毫克
硒	3.8微克

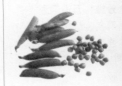

豌豆
Wan Dou

分类: 五谷粮豆类

别名: 青豆、麻豆、寒豆

性味归经: 性温，味甘；归脾、胃、大肠经

适用量: 每日40克左右为宜　　**热量:** 约13102焦/克

主打营养素

蛋白质、膳食纤维

豌豆中蛋白质含量丰富，可以提高机体的抗病能力。豌豆还富含膳食纤维，能有效促进胃肠蠕动，防止脂肪在体内积聚，加速胆固醇和脂肪随大便排出体外，既可有效预防老年人便秘，还能有效降低胆固醇含量。

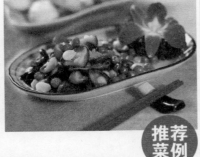

推荐菜例

豌豆炒香菇

原料: 豌豆30克，香菇50克，白果50克

调料: 盐、味精、酱油、高汤、白糖、水淀粉、香油、花生油各适量

做法:

❶ 香菇泡发后去掉杂质，用清水洗净，沥干水分；豌豆洗净；白果洗净，下油锅略炒。

❷ 炒锅烧热，放入花生油，投入香菇、白果和豌豆，略煸炒。

❸ 加盐、白糖、高汤、酱油、味精，用大火烧沸后改小火，炖至入味，再用水淀粉勾芡，淋上香油即成。

健康指南: 此菜滑爽适口，可促进老年人的食欲。成菜中的豌豆含有的膳食纤维，能促进大肠蠕动，预防老年人便秘。

搭配宜忌

宜	豌豆+玉米	补充蛋白质、降低血压
	豌豆+蘑菇	预防心脑血管疾病
忌	豌豆+白醋	易引起消化不良
	豌豆+菠菜	会影响钙的吸收

营养成分表

营养素	含量（每100克）
蛋白质	20.3克
脂肪	1.1克
碳水化合物	65.8克
膳食纤维	10.4克
维生素A	42微克
维生素E	8.47毫克
钙	97毫克
铁	4.9毫克
锌	2.35毫克
硒	1.69微克

蚕豆
Can Dou

分类： 五谷粮豆类
别名： 胡豆、马齿豆、南豆
性味归经： 性平，味甘；归脾、胃经

适用量： 每日40克左右为宜　**热量：** 约14023焦/克

主打营养素

蛋白质、氨基酸

蚕豆富含蛋白质，且不含胆固醇，可提高食品营养价值。蚕豆中的维生素C可延缓动脉硬化；蚕豆皮中的膳食纤维有促进肠蠕动的作用，老年人常食可预防高脂血症、便秘、冠心病等症。

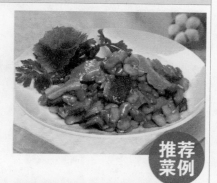

推荐菜例

搭配宜忌

宜	蚕豆+白菜	利尿、清肺、润肠、降压
	蚕豆+枸杞子	可清肝、降压、明目
忌	蚕豆+田螺	容易引起肠绞痛
	蚕豆+牡蛎	会引起腹泻或中毒

营养成分表

营养素	含量（每100克）
蛋白质	21.6克
脂肪	1克
碳水化合物	61.5克
膳食纤维	1.7克
维生素E	2毫克
钙	31毫克
铁	8.2毫克
锌	3.42毫克
硒	1.3微克

湘味蚕豆炒瘦肉

原料： 蚕豆250克，瘦肉200克，胡萝卜50克

调料： 盐3克，鸡精2克，白醋、水淀粉各适量

做法：

❶ 蚕豆去皮，洗净备用；瘦肉洗净，切片；胡萝卜洗净，切片。

❷ 热锅放油，放入瘦肉略炒，再放入蚕豆、胡萝卜一起炒，加盐、鸡精、白醋调味。

❸ 待熟，用水淀粉勾芡，装盘即可。

健康指南： 此菜鲜香味美，有开胃消食、润肠通便、降低血压、增强免疫力的功效，并且蚕豆和瘦肉都能有效补充人体所需的蛋白质。

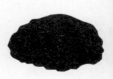

黑芝麻
Hei Zhi Ma

分类： 五谷粮豆类
别名： 胡麻
性味归经： 性平，味甘；归肝、肾、肺、脾经

适用量： 每日20～30克为宜　　**热量：** 约22227焦/克

主打营养素

矿物质、维生素A、维生素D

　　黑芝麻富含矿物质，如钙、镁、铁等，有助于骨骼健康，可补肾益气。此外，黑芝麻还含有脂溶性维生素A、维生素D等，对老年人有补气强身、壮筋骨等作用。

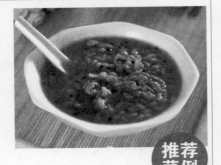

推荐菜例

黑芝麻果仁粥

原料： 熟黑芝麻10克，核桃仁、杏仁各15克，大米1杯

调料： 冰糖适量

做法：

❶ 将杏仁洗净；核桃仁去膜；大米洗净后，用水浸泡1小时。

❷ 锅置火上，放入清水与大米，大火煮开后转小火，熬煮20分钟。

❸ 加入核桃仁、杏仁、冰糖，继续用小火熬煮30分钟，粥煮好后加入熟黑芝麻即可。

健康指南： 此粥浓香味美，可以增进老年人的食欲。粥中的核桃仁和黑芝麻富含亚油酸等不饱和脂肪酸，有降低胆固醇含量的作用。

搭配宜忌

宜		
芝麻+海带	美容、抗衰老
芝麻+核桃	改善睡眠
芝麻+桑葚	降血脂
芝麻+冰糖	润肺、生津

营养成分表

营养素	含量（每100克）
蛋白质	19.1克
脂肪	46.1克
碳水化合物	10克
膳食纤维	14克
维生素A	未测定
维生素E	50.4毫克
钙	780毫克
铁	22.7毫克
锌	6.13毫克
硒	4.7微克

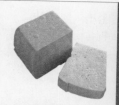

豆腐
Dou Fu

分类： 豆制品类
别名： 水豆腐、老豆腐
性味归经： 性凉，味甘；归脾、胃、大肠经

适用量： 每天食用50克左右为宜　　**热量：** 约3390焦/克

主打营养素

大豆蛋白质、大豆卵磷脂

豆腐中含有的大豆蛋白质属于完全蛋白质，含有人体必需的8种氨基酸，且比例也接近人体需要，是老年人补充营养的很好的食物之一。豆腐富含的大豆卵磷脂有益于神经、血管、大脑的发育生长。

搭配宜忌

宜	豆腐+鱼	可补钙
	豆腐+西红柿	可补脾健胃
忌	豆腐+蜂蜜	会引起腹泻

营养成分表

营养素	含量（每100克）
蛋白质	8.1克
脂肪	3.7克
碳水化合物	3.8克
膳食纤维	0.4克
维生素E	2.71毫克
钙	164毫克
镁	27毫克
铁	1.9毫克
锌	1.11毫克
硒	2.3微克

推荐菜例

豆腐鱼头汤

原料： 鲢鱼头半个，豆腐200克，清汤适量

调料： 盐6克，葱段、姜片各2克，香油、香菜末各少许

做法：

❶ 先将鲢鱼头收拾干净，斩大块；豆腐洗净，切块备用。

❷ 净锅上火倒入清汤，调入盐、葱段、姜片，下入鲢鱼头、豆腐煲至熟，淋入香油，撒入少许香菜末即可。

健康指南： 豆腐和鱼头都是高蛋白、低脂肪和多维生素的食品，二者均含有丰富的健脑物质，特别是鱼头营养丰富，除了含蛋白质、脂肪、钙、磷、铁、维生素B_1外，还含有鱼肉中所缺乏的卵磷脂，可健脑益智。

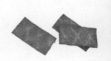

香干
Xiang Gan

分类: 豆制品类
别名: 豆腐干、豆干
性味归经: 性平, 味咸; 归肺、脾、胃经

适用量: 每餐40克左右为宜　热量: 约6321焦/克

主打营养素

矿物质

　　香干含有多种矿物质, 可补充钙质, 能有效降低血压, 还能防止老年人因缺钙引起的骨质疏松, 促进骨骼发育, 对老年人的骨骼健康极为有利。

搭配宜忌

宜	香干+韭黄	可降低血压,预防心脑血管疾病
	香干+韭菜	润肠通便、补肾壮阳
	香干+金针菇	降压、抗癌、润肠
忌	香干+野鸭	会引起消化不良

营养成分表

营养素	含量（每100克）
蛋白质	15.8克
脂肪	7.8克
碳水化合物	4.3克
膳食纤维	0.8克
维生素A	7微克
维生素E	15.85毫克
钙	299毫克
铁	5.7毫克
锌	1.59毫克
硒	3.15微克

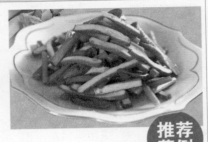

推荐菜例

香干芹菜

原料: 香干3块, 芹菜150克, 红椒1个
调料: 盐、味精各适量
做法:

❶ 芹菜择洗干净, 切段; 香干洗净, 切块; 红椒洗净切段。

❷ 锅洗净, 置于火上, 注入适量的清水烧沸, 再将香干放入沸水中浸烫数分钟, 捞起, 沥干水分备用。

❸ 锅洗净, 置于火上, 倒入适量植物油烧热, 放入准备好的芹菜、香干和红椒, 调入盐和味精, 炒至断生, 装盘即可。

健康指南: 香干含有的大豆蛋白酶水解后产生的多肽, 具有抗氧化、降血压的作用。芹菜有明显的降压作用, 所以老年人食用此菜可以预防高血压。

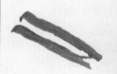

腐竹
Fu Zhu

分类：豆制品类
别名：腐皮、豆腐皮
性味归经：性平，味甘；归肺经

适用量：每日30克（干腐竹）左右为宜　　　**热量：**约19213焦/克

主打营养素

卵磷脂、铁

　　腐竹含有的卵磷脂可除掉附在血管壁上的胆固醇，防止血管硬化，预防心血管疾病，保护心脏。腐竹还含有丰富的铁，而且易被人体吸收，对老年人缺铁性贫血有一定疗效。

搭配宜忌

宜	腐竹+猪肝	促进人体对维生素B$_{12}$的吸收
忌	腐竹+蜂蜜	影响消化吸收
	腐竹+橙子	

营养成分表

营养素	含量（每100克）
蛋白质	44.6克
脂肪	21.7克
碳水化合物	21.3克
膳食纤维	1克
维生素E	27.84毫克
钙	77毫克
镁	71毫克
铁	16.5毫克
锌	3.69毫克
硒	6.65微克

推荐菜例

腐竹黑木耳瘦肉汤

原料：腐竹50克，黑木耳30克，猪瘦肉100克

调料：盐、酱油各适量，味精3克，香油3毫升，葱段5克

做法：

❶ 将猪瘦肉洗净，切丝，汆水；腐竹用温水泡开，切小段；黑木耳泡发，洗净，撕成小块备用。

❷ 净锅上火倒入油，将葱段爆香，倒入水，下入瘦肉丝、腐竹、黑木耳，调入盐、味精、酱油烧沸，淋入香油即可。

健康指南：此汤清淡适口、营养丰富，老年人可以常食用。汤中的腐竹富含优质大豆蛋白质，营养价值高，能补脑益智、增强身体免疫力。

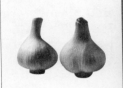

蒜
Suan

分类：调料类
别名：葫、葫蒜
性味归经：性温，味辛；归肺、脾经

适用量： 每日3～4瓣为宜　　**热量：** 约5274焦/克

主打营养素

蒜素

　　蒜中所含的蒜素具有降血脂及预防冠心病和动脉硬化的作用，还有预防体内血栓形成的作用，可减少心脑血管栓塞，适合患有高脂血症的老年人食用。

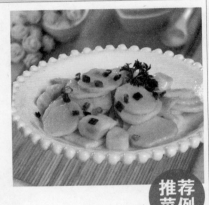

推荐菜例

搭配宜忌

宜	蒜+黄瓜	可促进脂肪和胆固醇的代谢
	蒜+白醋	可治疗痢疾、肠炎
忌	蒜+芒果	会导致肠胃不适

营养成分表

营养素	含量（每100克）
蛋白质	4.5克
脂肪	0.2克
碳水化合物	26.5克
膳食纤维	1.1克
维生素A	5微克
维生素E	1.07毫克
钙	39毫克
铁	1.2毫克
锌	0.88毫克
硒	3.09微克

蒜炒马蹄

原料： 马蹄200克，蒜100克

调料： 盐、味精各适量

做法：

❶ 将马蹄去皮，洗净，切片，放入沸水中焯一下，沥干水分；蒜洗净，切碎。

❷ 锅置火上，加油烧热后，放入马蹄片急速煸炒。

❸ 放入蒜，加盐、味精煸炒几下即可。

健康指南： 此菜清脆爽口，有降压、降脂的作用，患有高血压、高脂血症的老年人可常食用。

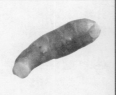

姜
Jiang

分类： 调料、饮品类
别名： 姜根、生姜
性味归经： 性温，味辛；归肺、脾、胃经

适用量： 每日10克左右为宜　　**热量：** 约1716焦/克

主打营养素

挥发油、姜黄素

　　姜的挥发油能促进胃液的分泌和胃的蠕动，从而帮助消化。姜富含的姜黄素是一种生物活性物质，具有显著的抗肿瘤、抗细胞诱变的作用，有助于老年人防癌抗癌。

搭配宜忌

宜	姜+红糖	可预防感冒
	姜+白醋	可降血脂，减缓恶心、呕吐症状
忌	姜+马肉	会导致痢疾
	姜+白酒	易伤肠胃

营养成分表

营养素	含量（每100克）
蛋白质	1.3克
脂肪	0.6克
碳水化合物	7.6克
膳食纤维	2.7克
维生素A	28微克
维生素C	4毫克
钙	27毫克
铁	44毫克
锌	0.34毫克
硒	0.56微克

推荐菜例

姜泥猪肉

原料： 猪后腿瘦肉80克，姜10克
调料： 白醋、无盐酱油各5毫升

做法：

❶ 猪后腿瘦肉洗净，放入滚水中煮沸，转小火煮15分钟，再浸泡15分钟，取出，用冰水冲凉备用。

❷ 姜去皮，磨成泥状，加入无盐酱油、白醋拌匀，即成酱汁。

❸ 猪后腿瘦肉切片摆盘，淋上酱汁即可。

健康指南： 姜中的姜黄素进入体内后，能产生一种抗氧化酶，它有很强的对付自由基的本领，比维生素E还要强得多。所以，吃姜能抗衰老，老年人常吃姜可祛"老年斑"。

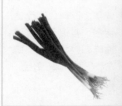

葱
Cong

分类： 调料类

别名： 芤、菜伯、季葱

性味归经： 性温，味辛；归肺、胃经

适用量： 每日10～20克为宜　**热量：** 约1256焦/克

主打营养素

维生素C

　　葱中富含的维生素C有舒张小血管、促进血液循环的作用，有助于预防老年人血压升高所致的头痛、头晕，有使大脑保持灵活和预防阿尔茨海默病的作用。

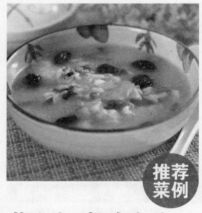

推荐菜例

搭配宜忌

宜	葱+蘑菇	降低血脂、血压
	葱+猪肉	增强人体免疫力
忌	葱+杨梅	降低营养价值

营养成分表

营养素	含量（每100克）
蛋白质	1.7克
脂肪	0.3克
碳水化合物	5.2克
膳食纤维	1.3克
维生素A	10微克
维生素C	17毫克
钙	29毫克
铁	0.7毫克
锌	0.4毫克
硒	0.67微克

葱白红枣鸡肉粥

原料： 葱白、香菜及姜各10克，红枣10个，鸡肉及粳米各100克

调料： 盐适量

做法：

❶ 粳米、红枣洗净；姜、葱白洗净，姜切片，葱白切丝；香菜洗净切段；鸡肉洗净切粒。

❷ 将红枣、粳米、姜片、鸡肉粒放入锅中煮半小时左右。

❸ 待粥成，加入葱白丝、香菜段，加盐调味即可。

健康指南： 此粥软糯鲜香，老年人食用后容易消化吸收。

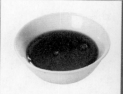

醋
Cu

分类：调料类

别名：苦酒、米醋

性味归经：性温，味酸、微苦；归肝、胃经

适用量：每日10~20毫升为宜　热量：约1298焦/毫升

主打营养素

有机酸

醋含有多种有机酸，能促进人体糖类的代谢，起到平衡血糖的作用。醋还可软化血管、降低胆固醇含量和血压，有效防治老年人高脂血症、高血压、动脉硬化及冠心病等心脑血管疾病。

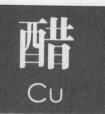

推荐菜例

糖醋黄瓜

原料： 黄瓜2根

调料： 醋50毫升，白糖50克，盐5克

做法：

❶ 将黄瓜洗净，切片备用。

❷ 黄瓜内调入盐，腌渍七八分钟，使黄瓜入味。

❸ 再将黄瓜片沥干水分，加入白糖、醋拌匀即可食用。

健康指南： 此菜有开胃消食、清热解暑、降脂减肥等功效。成菜中的黄瓜是低热量、低脂肪的蔬果，其所含的维生素P有保护心血管的作用，对于患有高血压、高脂血症、肥胖症以及糖尿病的老年人，是一种理想的食疗良蔬。

搭配宜忌

宜	醋+芝麻	可促进铁、钙吸收
	醋+莲藕	可防止便秘
忌	醋+羊肉	可能引发心脏病
	醋+笋	易导致筋骨酸痛

营养成分表

营养素	含量（每100毫升）
蛋白质	2.1克
脂肪	0.3克
碳水化合物	4.9克
维生素B_3	1.4毫克
钙	17毫克
钾	351毫克
镁	13毫克
铁	6毫克
锌	1.25毫克
硒	2.43微克

蜂蜜
Feng Mi

分类： 调料类

别名： 白蜜、生蜂蜜、炼蜜

性味归经： 性平，味甘；归脾、胃、肺、大肠经

适用量： 每日20毫升左右为宜　　**热量：** 约13437焦/克

主打营养素

葡萄糖、果糖、氨基酸、矿物质

　　蜂蜜中的葡萄糖对因低血糖及营养不良造成的心脏心率加快引起的心悸等症状有缓解作用。

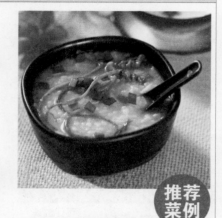

推荐菜例

搭配宜忌		
宜	蜂蜜+西红柿	养血滋阴、利水降压
	蜂蜜+黄瓜	清热解毒、降压降脂
忌	蜂蜜+蒜	会刺激肠胃，引起腹泻
	蜂蜜+沸水	会破坏营养物质

营养成分表	
营养素	含量（每100克）
蛋白质	0.4克
脂肪	1.9克
碳水化合物	75.6克
维生素C	3毫克
钙	4毫克
钾	28毫克
镁	2毫克
铁	1毫克
锌	0.37毫克
硒	0.15微克

人参蜂蜜粥

原料： 人参3克，蜂蜜50毫升，韭菜5克，粳米100克

调料： 姜2片

做法：

❶ 人参洗净，浸泡一夜；韭菜洗净切末。

❷ 将人参连同泡参水与洗净的粳米一起放入砂锅中，小火煨粥。

❸ 待粥将熟时放入蜂蜜、姜片、韭菜末调匀，再煮片刻即成。

健康指南： 老年人食用此粥能补充体力，消除疲劳，增强机体对疾病的抵抗力，还能对口腔起到杀菌抑菌的作用。

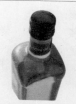

橄榄油
Gan Lan You

分类： 调料类
别名： 洋橄榄油
性味归经： 性平，味甘；归肝、肾、肺、脾经

适用量： 每日30毫升左右为宜　**热量：** 约37631焦/毫升

主打营养素

氧化氮、角鲨烯

　　橄榄油可通过降低半胱氨酸含量，防止炎症发生；还可通过增加体内氧化氮的含量，扩张动脉，降低血压，预防老年人血压上升；所含有的角鲨烯可以降低血清胆固醇含量。

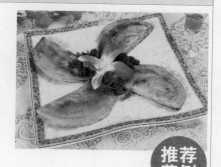

推荐菜例

牛肉煎饼

原料： 面粉200克，牛肉50克
调料： 橄榄油6毫升，盐适量
做法：

❶ 将牛肉洗净，切末，加入适量盐、橄榄油拌匀入味，待用。

❷ 将面粉加适量清水搅拌均匀，揉成面团，再揪成面剂，用擀面杖擀成面饼，铺上牛肉末，对折包起来。

❸ 在面饼表面再刷一层橄榄油，下入煎锅中煎至两面金黄色即可。

健康指南： 此饼酥香可口、营养丰富，可作为老年人的点心，具有降血脂、润肠通便、补中益气的功效，患有动脉硬化、高血压、冠心病的老年人都宜食用。

搭配宜忌

	橄榄油+芹菜	可降低血压、保护血管
宜	橄榄油+萝卜	可降低血压、保护血管
	橄榄油+大白菜	可降低胆固醇、润肠、通便

营养成分表

营养素	含量（每100毫升）
脂肪	99.9克
铁	0.4毫克

菜籽油
Cai Zi You

分类： 调料类
别名： 菜子油、菜油
性味归经： 性温，味甘、辛；归心、肝、大肠经

适用量： 每日10毫升左右为宜　　**热量：** 约37631焦/毫升

主打营养素

不饱和脂肪酸、维生素E

　　菜籽油几乎不含胆固醇，其所含的亚油酸等不饱和脂肪酸和维生素E等营养成分能很好地被机体吸收，具有一定的降血压、降血脂、软化血管、延缓衰老的功效。

搭配宜忌

宜	菜籽油+白菜	能治疗冻疮
	菜籽油+芹菜	可降压降糖、润肠通便

营养成分表

营养素	含量（每100毫升）
脂肪	99.9克
维生素E	60.89毫克
钙	9毫克
钾	2毫克
镁	3毫克
铁	3.7毫克
锌	0.54毫克

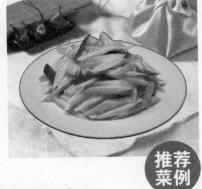

推荐菜例

熘笋尖

原料： 竹笋尖180克

调料： 盐3克，白醋10毫升，菜籽油5毫升，青椒、红椒各适量

做法：

❶ 竹笋尖去除老皮，洗净，切成段，放入沸水中焯至八成熟，捞出，沥干水分；青椒、红椒洗净，去籽，切成小片。

❷ 盐、白醋、菜籽油加清水调匀，放入竹笋尖腌4小时，捞出，装盘。

❸ 撒上青椒、红椒即可。

健康指南： 此菜有利尿降压、润肠通便等功效，适合患有便秘、食欲不振、高脂血症、肥胖症的老年人食用。

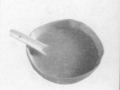

豆浆
Dou Jiang

分类： 饮品类
别名： 豆腐浆
性味归经： 性平，味甘；归心、脾、肾经

适用量： 每日300毫升左右为宜   **热量：** 约586焦/毫升

主打营养素

蛋白质、矿物质、维生素

　　豆浆含有丰富的植物蛋白质，及维生素B_1、维生素B_2和维生素B_3。此外，豆浆还含有铁、钙、硒等矿物质，尤其是其所含的钙，比其他乳类都高，可预防老年人骨质疏松。

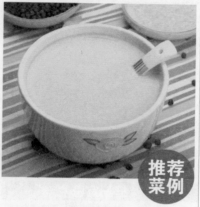

推荐菜例

搭配宜忌

宜	豆浆+花生	可润肤补虚、降糖降脂
	豆浆+核桃	可增强免疫力
	豆浆+莲子	可清热安神、降糖降压
忌	豆浆+红糖	会破坏营养成分

营养成分表

营养素	含量（每100克）
蛋白质	1.8克
脂肪	0.7克
碳水化合物	1.1克
膳食纤维	1.1克
维生素A	15微克
维生素E	0.8毫克
钙	10毫克
铁	0.5毫克
锌	0.24毫克
硒	0.14微克

百合大米红豆浆

原料： 百合25克，大米、红豆各30克
调料： 冰糖5克
做法：

❶ 红豆泡软，捞出洗净；大米淘洗干净，浸泡1小时；百合洗净。

❷ 将红豆、大米和百合放入豆浆机中，添水搅打成豆浆并煮沸。

❸ 滤出豆渣，加入冰糖拌匀即可。

健康指南： 此饮品有滋阴润肺、养心安神、清热利尿等功效。其中红豆中含有较多的膳食纤维，具有良好的润肠通便、降血压、降血脂、调节血糖、解毒抗癌的功效。

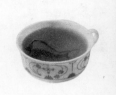

绿茶
Lü Cha

分类：饮品类
别名：苦茗
性味归经：性凉，味甘、苦；归心、肺、胃经

适用量：每日5克左右为宜　　**热量：**约12390焦/克

主打营养素

儿茶素

绿茶富含儿茶素。儿茶素是一种有涩味的成分，能减缓肠内糖类的吸收，抑制餐后血糖的快速上升；儿茶素还具有很强的抗氧化作用，可以预防糖尿病合并动脉硬化等病症。

搭配宜忌

宜	绿茶+乌龙茶	可降低血糖、血脂
	绿茶+蜂蜜	可补中益气、润肠通便
	绿茶+柠檬	可排毒养颜
忌	绿茶+药物	会影响药效

营养成分表

营养素	含量（每100克）
蛋白质	34.2克
脂肪	2.3克
碳水化合物	34.7克
膳食纤维	15.6克
维生素A	967微克
维生素C	19毫克
钙	325毫克
铁	14.4毫克
锌	4.34毫克
硒	3.18微克

推荐菜例

红花绿茶饮

原料：红花5克，绿茶3克

做法：

❶ 将红花、绿茶冲洗干净，一起放入杯中，冲入沸水。

❷ 加盖闷5分钟，过滤后即可饮用。

健康指南：此饮品具有活血化淤的功效，可促进血液循环，有效降低血糖、血压、血脂，防治动脉硬化、冠心病、脑卒中等病的发生。其中绿茶中的维生素A、维生素E含量丰富，并含有多种可抗癌、防衰老的微量元素，有助于保持皮肤光洁白嫩，减少皱纹，还能抗氧化、防辐射、提高免疫力、预防肿瘤的发生。

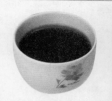

红茶
Hong Cha

分类： 饮品类
别名： 祁红、滇红
性味归经： 性温，味甘；归心、肺、胃经

适用量： 每日5~10克为宜　　**热量：** 约12306焦/克

主打营养素

多酚类物质

红茶中含有大量多酚类物质。多酚类物质能够刺激胰岛素的分泌，降低餐后血糖的峰值。红茶还具有降血压、降血脂、抗氧化的作用，适合患有糖尿病及心血管疾病的老年人饮用。

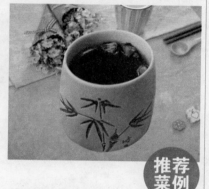

推荐菜例

搭配宜忌

宜	红茶+柠檬	开胃消食
忌	红茶+党参	会破坏党参的药效
	红茶+酒	有损健康

营养成分表

营养素	含量（每100克）
蛋白质	26.7克
脂肪	1.1克
碳水化合物	44.4克
膳食纤维	14.8克
维生素A	645微克
维生素C	8毫克
钙	378毫克
铁	28.1毫克
锌	3.97毫克
硒	56微克

玫瑰红茶

原料： 玫瑰花5克，红茶3克
做法：

❶ 将玫瑰花、红茶冲洗净，一起放入杯中，冲入沸水。

❷ 加盖闷5分钟即可饮用。可反复冲饮至茶淡。

健康指南： 此饮品是天然的健美饮料，有助于保持皮肤光洁白嫩，减少皱纹，还能抗氧化、防辐射、提高机体免疫力、预防肿瘤发生。此外，它还富含维生素K、维生素C等成分，具有抗血小板凝集、降血压、降血脂的作用，对老年人防治心血管疾病十分有利。

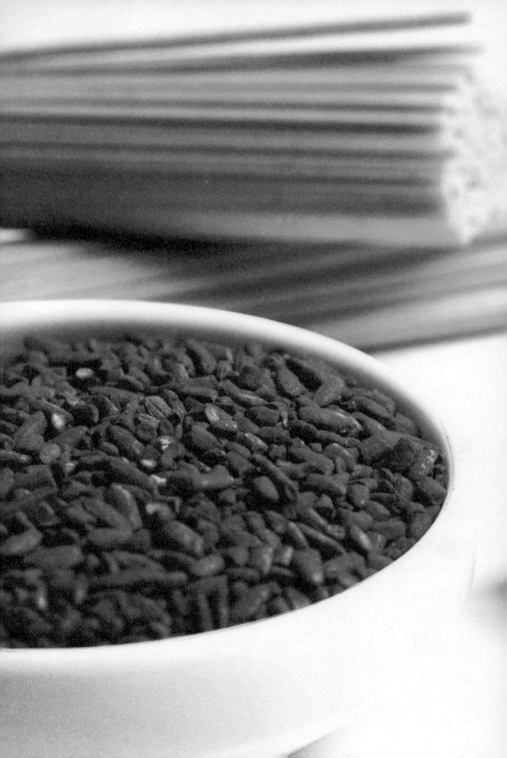

第四章

老年人忌吃的

83种食物

老年人健康是大众很关注的话题。由于老年人身体上的各种变化，如消化功能的衰退，多吃或吃了不该吃的食物都往往会对其身体造成不利影响，甚至带来危害。同时，由于老年人体质衰弱，容易发生各种疾病，所以，老年人在饮食上必须讲究科学，注意一些饮食禁忌。下面，为大家介绍老年人应忌吃的83种食物。

雪里蕻

忌吃关键词：
性温、高盐、高钾

忌吃雪里蕻的原因

1. 雪里蕻往往腌制食用，含盐量极高，患有高血压的老年人多食容易引起水肿、血压升高。另外，患有高血压的老年人多属肝阳上亢体质，而雪里蕻性温，久食之，可郁久生热，加重原发性高血压，所以老年人要忌食。

2. 患有糖尿病的老年人多属阴虚火旺体质，而雪里蕻性温，糖尿病患者久食之可加重内热，加重糖尿病病情。而且雪里蕻的含钾量较高，糖尿病合并肾病的患者更要忌食。

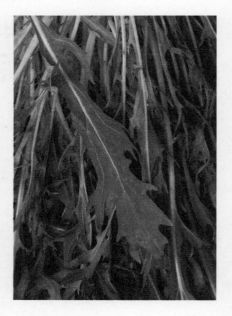

咸菜

忌吃关键词：
高盐

忌吃咸菜的原因

咸菜的原料为芥菜、白菜或白萝卜等，用盐等调味料腌渍而成，老年人食用后，容易引起血压升高，不利于血管健康。另外，摄入的盐过多，还会导致上呼吸道感染，这是因为高盐饮食可使口腔唾液分泌减少，溶菌酶亦相应减少，再加上高盐饮食的渗透作用，使上呼吸道黏膜抵抗疾病侵袭的作用减弱，易导致上呼吸道感染性疾病。

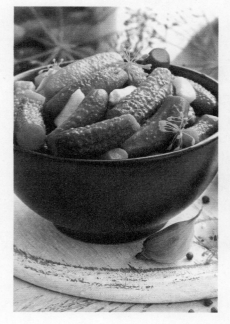

青椒

忌吃关键词：
性热、辣椒素

忌吃青椒的原因

❶ 青椒性热、味辛，肝阳上亢、阴虚阳亢型高血压患者食用后会加重病情，故高血压患者应忌食。

❷ 青椒具有一定的刺激性，其含有的辣椒素可使心动加速、循环血液量剧增，从而使血压升高，不利于老年人的健康，特别是不利于原发性高血压的控制。

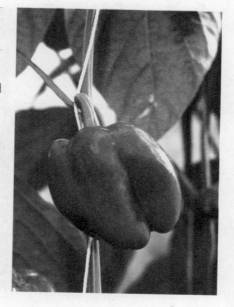

荔枝

忌吃关键词：
性温、高糖

忌吃荔枝的原因

❶ 荔枝性温，不可多食，多食则易导致上火，可引起牙龈肿痛、出血，或鼻出血。老年人多食荔枝还可加重便秘。因此，老年人忌吃。

❷ 中医认为，高血压初期的老年患者多由于肝火过旺不降导致肝阳上亢，肝火旺盛属症结所在，多食荔枝可积温成热，加重其头目胀痛、面红目赤、急躁易怒、失眠多梦等症状。

❸ 荔枝中除了葡萄糖含量高，果糖和蔗糖的含量也很高，多吃易使血糖升高。

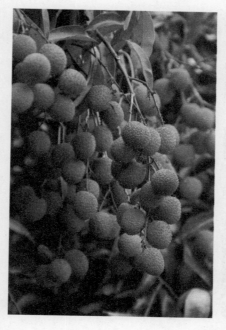

柚子

忌吃关键词：
干扰药物的正常代谢、引起血压大幅波动

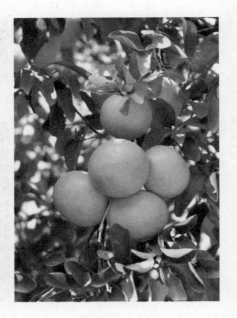

忌吃柚子的原因

柚子中含有一种活性物质，对人体肠道的一种酶有抑制作用，从而能干扰药物的正常代谢，令血液中的药物浓度升高。高血压老年患者需长期服用降压药，如同时食用柚子，则相当于服用了过量的降压药，引起血压的大幅度波动，不利于高血压的病情控制，甚至还可诱发心绞痛、心肌梗死或脑卒中。所以高血压老年患者应尽量避免在服用药物期间吃柚子。

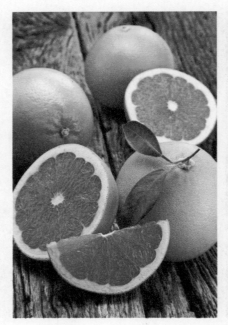

葡萄柚

忌吃关键词：
不利血压控制

忌吃葡萄柚的原因

葡萄柚又称西柚，从植物分类学上比较，其与柚子十分相似，所以它和柚子一样含有可影响降压药物代谢的活性物质，通过抑制肠道的酶从而增加降压药的血药浓度，从而使血压大幅度下降，不利于血压的控制。所以，对于需长期服用降压药的高血压老年患者来说，应忌吃葡萄柚。

榴莲

忌吃关键词：
性热、高糖、高饱和脂肪酸

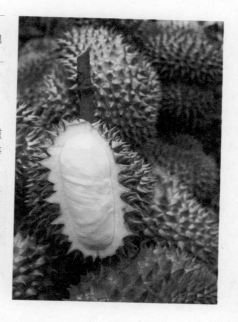

忌吃榴莲的原因

❶ 中国传统医学认为，榴莲性热而滞，高血压初期老年患者多为肝阳上亢，不宜过多食用，否则可引发或加重头目胀痛、口苦咽干、大便秘结等症状。

❷ 榴莲的含糖量很高，过量摄入会使血清甘油三酯浓度升高，故老年人应尽量少吃或不吃。

❸ 榴莲含有大量的饱和脂肪酸，多吃会加重老年人高脂血症病情，导致血管栓塞、血压升高，甚至引发冠心病、脑卒中。

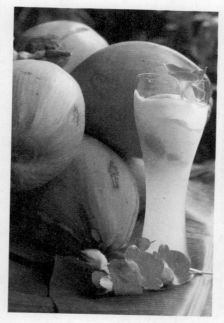

椰子

忌吃关键词：
高糖、高钾、高钠

忌吃椰子的原因

❶ 椰子是热量最高的几种水果之一，其含糖量很高，且主要是葡萄糖、果糖和蔗糖，这些糖分极易被人体吸收，从而使血糖快速升高，不利于老年人体重的控制。如果摄入的糖分过量，会在体内转化为内源性甘油三酯，使甘油三酯水平升高，不利于血糖的控制。

❷ 椰子的钾含量极高，合并肾病的糖尿病老年患者应忌食。另外，椰子的含钠量也很高，多食可致水肿甚至诱发原发性高血压。

杨梅

忌吃关键词：
性温、刺激胃黏膜

忌吃杨梅的原因

❶ 杨梅对胃黏膜有刺激作用，可影响消化吸收，肠胃不好的老年人应忌食。

❷ 中医认为，杨梅性温，多食可积温成热，阴虚、血热、火旺、有牙齿疾病者和糖尿病、溃疡病、高血压患者均应忌食杨梅。

❸ 杨梅含有一定的脂肪，而且其他营养成分如维生素C、膳食纤维、胡萝卜素等的含量较低，患有高血压的老年人多食无益。

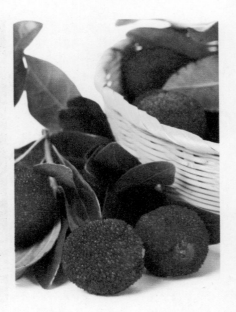

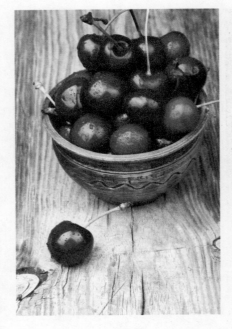

樱桃

忌吃关键词：
性温、高糖、高钾

忌吃樱桃的原因

❶ 樱桃性温，且含糖量很高，每100克樱桃中含碳水化合物10.2克，高血压老年患者不宜过多食用，合并有糖尿病的高血压患者应忌食。

❷ 樱桃含钾量高，每100克樱桃中含钾258毫克，这对于有肾病的老年人而言可不是一个小数字。肾病患者如果因肾脏调节水分和电解质的功能紊乱，就会发生少尿和水肿。少尿时，由于排钾减少可导致钾潴留，如果患者食用过多的樱桃，就会出现高钾血症，这不利于老年人的健康。

肥猪肉

忌吃关键词：
高脂肪、大量
饱和脂肪酸

忌吃肥猪肉的原因

❶ 肥猪肉的脂肪与其他肉类相比含量最高。长期大量进食肥猪肉，将不可避免地导致脂肪摄入过多，使人体蓄积过多脂肪，不利于老年人体重的控制，容易诱发身体肥胖，不利于患有高血压老年人的健康。

❷ 肥肉中含有大量的饱和脂肪酸，它可以与胆固醇结合沉积于血管壁上，诱发动脉硬化等心脑血管疾病。

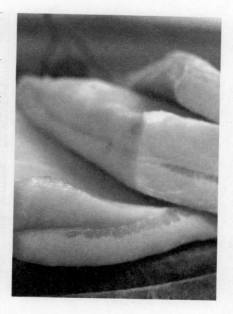

猪蹄

忌吃关键词：
高热量、高脂肪、
高胆固醇

不宜吃猪蹄的原因

猪蹄的热量较高，每100克猪蹄可产生约1088千焦的热量，且含有较多的脂肪和胆固醇，老年人多食容易引起肥胖、血压升高，不利于健康。另外，患有糖尿病的老年人多食还可引起血糖升高，甚至引发心脑血管并发症。

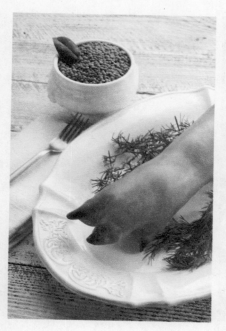

猪肝

忌吃关键词：
高热量、高胆固醇

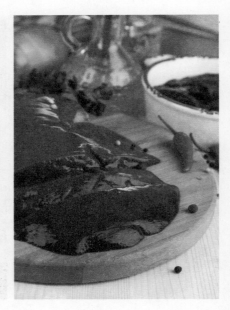

忌吃猪肝的原因

❶ 猪肝的热量较高，多食不利于高血压老年患者体重的控制。

❷ 猪肝中胆固醇含量较高，多食可使血液中的胆固醇水平升高，导致胆固醇在动脉壁上沉积，使管腔狭窄，导致血压升高，甚至诱发动脉硬化、冠心病等。

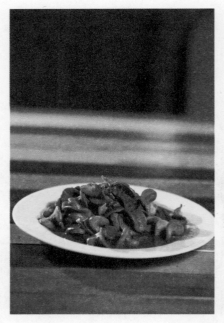

猪腰

忌吃关键词：
高胆固醇

忌吃猪腰的原因

　　猪腰属于高胆固醇食物，每100克猪腰中含有354毫克胆固醇，胆固醇在动脉壁的堆积会导致血管管腔狭窄，血流受阻，使血压升高，增大心脏的负荷，还可能引发冠心病。而老年人多患有高血压、高脂血症，所以胆固醇高的食物都要忌食。

猪心

忌吃关键词：
高胆固醇

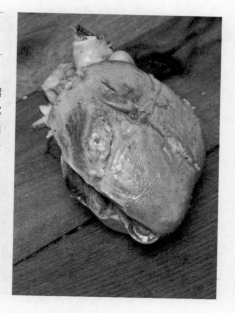

忌吃猪心的原因

❶ 猪心营养丰富，对加强心肌营养、增强心肌收缩力有很大的作用，但是它的胆固醇含量较高，老年人过量食用后可使血浆中的胆固醇浓度增高，不利于身体健康。

❷ 经研究证明，如果老年人大量食用猪心等动物内脏可大幅度地增加患心血管疾病的风险，所以老年人要少食或禁食包括猪心在内的动物内脏。

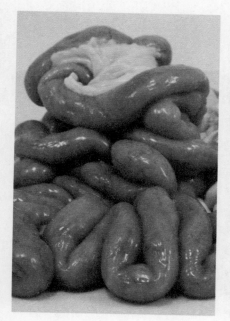

猪大肠

忌吃关键词：
高脂肪、高胆
固醇、性寒

忌吃猪大肠的原因

❶ 猪大肠的脂肪含量较高，高血压老年患者食用后容易导致脂肪堆积，引起肥胖，不利于老年人体重的控制。

❷ 猪大肠中的胆固醇含量较高，过多摄入可使血管管腔狭窄，血流受阻，使血压升高，不利于血压的控制，并且还有可能导致冠心病。

❸ 猪大肠性寒，老年人的脾胃功能较弱，最好忌吃。

猪脑

忌吃关键词：
高胆固醇

忌吃猪脑的原因

　　猪脑中的胆固醇含量极高，食用后可使血液中的胆固醇水平升高，所以患有高胆固醇血症、冠心病以及高血压的老年人均应忌吃，否则可能使病情加重。另外，因冠心病、高血压、动脉硬化所致的头晕头痛者及性功能障碍者均要忌吃猪脑。

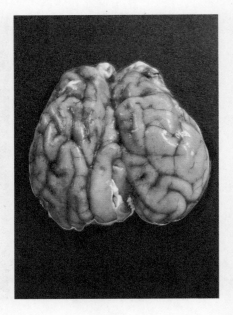

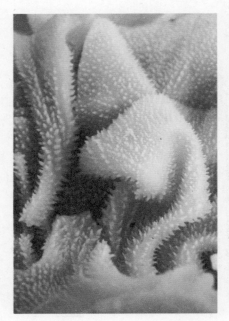

猪肚

忌吃关键词：
高胆固醇

忌吃猪肚的原因

　　猪肚和其他动物内脏器官一样，含有的胆固醇量很高，每100克含有胆固醇165毫克，高血压老年患者食用后容易引发动脉硬化；糖尿病老年患者食用后会加重其脂质代谢紊乱，促进脂肪转化为血糖，不利于血糖控制。

猪血

忌吃关键词：
**含铁高、含较多
废物**

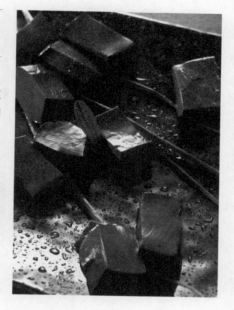

忌吃猪血的原因

❶ 猪血中的铁含量较丰富，而且以血红
素铁的形式存在，容易被人体吸收利
用，但是食用过多有可能造成铁中
毒，出现恶心、呕吐、呕血等症状，
还会影响机体对其他矿物质的吸收。

❷ 猪血中含有较多的猪机体本身新陈代
谢的废物，如激素、药物、尿素等，
老年人食用过多会给人体带来较大的
负担。

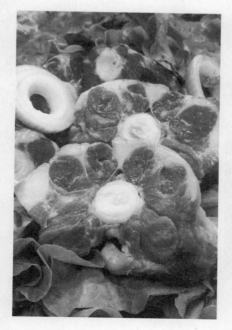

牛髓

忌吃关键词：
高脂肪、滋腻

忌吃牛髓的原因

❶ 牛髓中的脂肪含量极高，多食牛髓会
使进入体内的脂肪过多，脂肪沉积在
体内，容易引起肥胖，也会引发高脂
血症、心血管疾病等，导致血压升
高，还可能诱发脑卒中。

❷ 中医认为，大多数高脂血症患者是由
于痰湿淤阻在中焦所致，而牛髓为滋
腻之品，容易助湿生痰，患有高脂血
症的老年人食用后会加重病情，不利
于身体健康。

牛肝

忌吃关键词： 高胆固醇、高热量

忌吃牛肝的原因

牛肝的胆固醇含量很高，多食可使血液中的胆固醇和甘油三酯水平升高。胆固醇堆积在血管壁还会致使管腔狭窄，使血压升高。而且牛肝的热量高，多食不利于肥胖老年人体重的控制。

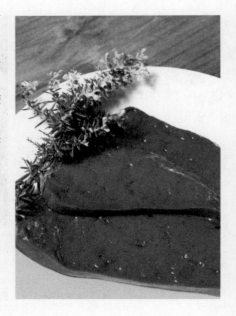

羊髓

忌吃关键词： 高热量、性温、高胆固醇

忌吃羊髓的原因

❶ 羊髓的热量很高，每100克羊髓所含的热量约1506千焦，过量的热量摄入可在体内转化为脂肪堆积，引起肥胖，不利于原发性高血压的控制。

❷ 羊髓性温，多食会助热生火，高血压患者多属肝阳上亢体质，多食羊髓会加重病情。

❸ 羊髓胆固醇含量极高，据分析，每100克羊髓中胆固醇的含量高达2099毫克，约为鸡蛋的7倍，患有心血管疾病的老年人应忌吃。

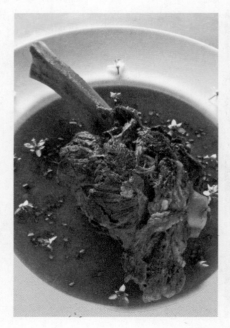

羊肉

忌吃关键词：
太温补

忌吃羊肉的原因

　　羊肉是助元阳、补精血、疗肺虚、益虚损之佳品，是一种优良的温补强壮食品，但是患有高血压的老年人多属肝阳上亢体质，多食会助阳伤阴，加重病情。

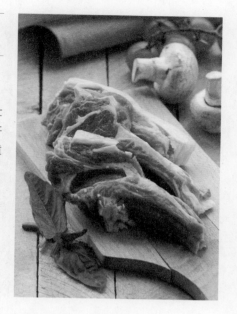

羊肝

忌吃关键词：
高胆固醇

忌吃羊肝的原因

　　羊肝属于高胆固醇食物，每100克羊肝中含有349毫克胆固醇，食用后可使血液中的胆固醇水平升高，不利于患有高脂血症、高血压、糖尿病的老年人身体健康，应忌食。

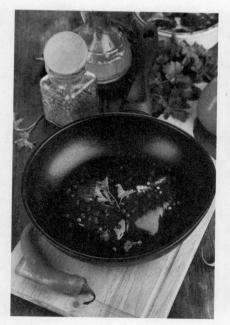

狗肉

忌吃关键词：
高蛋白、性温热

忌吃狗肉的原因

狗肉中蛋白质含量较高，老年人特别是患有高血压的老年人应限制动物性蛋白质的摄入，故不宜食狗肉。

中医认为狗肉性温热、滋补作用强，老年人过量食用后会使血压升高，甚至导致脑血管破裂出血，所以患有原发性高血压、脑血管病、心脏病的患者均应忌吃狗肉。

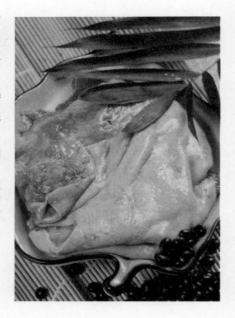

鹿肉

忌吃关键词：
性热、饱和脂肪酸较多

忌吃鹿肉的原因

❶ 中国传统医学认为，鹿肉属于纯阳之物，补益肾气之功为所有肉类之首，但是高血压患者多属于阳盛体质，不宜多食鹿肉，否则可助热生火，加重病情，而且老年人多食，还可导致便秘。

❷ 鹿肉属于"红肉"，含有的饱和脂肪酸较多，可与胆固醇结合沉积在动脉血管壁，使管腔狭窄，引起血压升高，甚至引发动脉硬化。

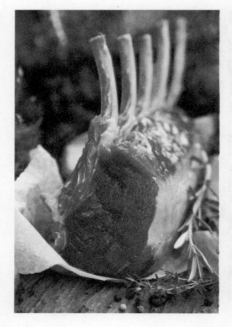

鹅肉

忌吃关键词：
高热量、高脂肪

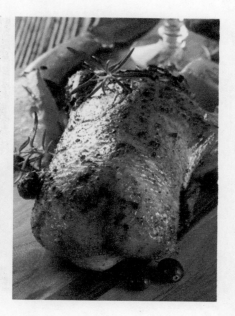

忌吃鹅肉的原因

❶ 鹅肉的热量较高，过多的热量摄入可在体内转为脂肪堆积，引起肥胖，甚至引起其他心脑血管并发症，不利于老年人的身体健康。

❷ 鹅肉中含有较多的脂肪，特别是皮中含有的饱和脂肪酸可使血液中的甘油三酯和胆固醇水平升高，患有高血压的老年人食用后，脂肪可与胆固醇结合沉积在血管壁，容易引发动脉硬化、脑卒中等并发症。

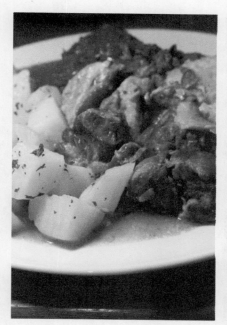

麻雀肉

忌吃关键词：
高热量、高盐、性温、国家保护动物

忌吃麻雀肉的原因

❶ 麻雀的加工方法多为油炸、爆炒或者五香，前两者制作出来的麻雀肉热量很高，后者制作出来的麻雀肉含盐量很高，老年人都应忌食。

❷ 中医认为，麻雀肉性温助热，凡阳热亢盛或阴虚火旺者不宜食用，而高血压患者多属于肝阳上亢体质，食用后可加重病情。

❸ 麻雀已经被列为国家保护动物，所以从动物保护的角度，最好不要吃。

鸡肝

忌吃关键词：
高胆固醇

忌吃鸡肝的原因

鸡肝属于动物肝脏，为高胆固醇食物，每100克鸡肝中含有356毫克胆固醇，食用后容易使血清中的胆固醇浓度升高，容易诱发老年人高脂血症、高血压，患有高脂血症、高血压的老年人应忌食。

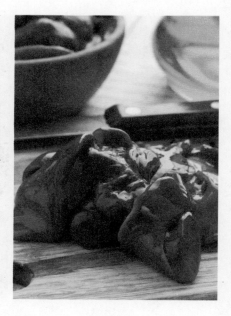

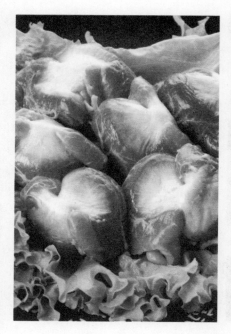

鸡胗

忌吃关键词：
高热量、高胆固醇

忌吃鸡胗的原因

❶ 鸡胗的热量较高，多食不利于高血压老年患者的体重控制。

❷ 鸡胗有消食导滞的作用，但是其属于动物内脏，胆固醇含量很高，食用后容易使血清中的胆固醇浓度升高，如果老年人长期食用可能会引发动脉硬化。

鸭肠

忌吃关键词：
高胆固醇、高嘌呤

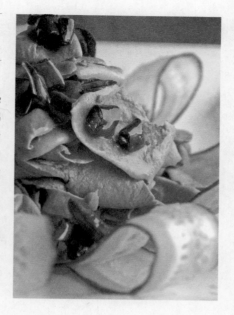

忌吃鸭肠的原因

❶ 患有"三高"的老年人宜选择低热量、低脂肪、低胆固醇的食物，而鸭肠的胆固醇含量较高，每100克中含胆固醇187毫克，多食可使血液中的胆固醇和甘油三酯水平升高，胆固醇堆积在血管壁会致使管腔狭窄，使血压升高，所以老年人应忌吃鸭肠。

❷ 鸭肠属于高嘌呤食物，并发有高尿酸血症的高血压老年患者应忌吃。

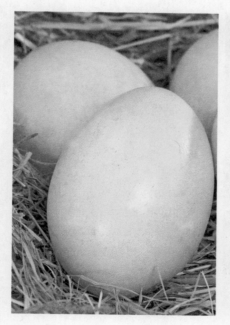

鸭蛋

忌吃关键词：
高热量、高胆固醇

忌吃鸭蛋的原因

❶ 鸭蛋的热量较高，过多的热量摄入可在体内转化为脂肪堆积起来，不利老年人体重的控制，而且还有可能引发高血压、高脂血症等病症。

❷ 鸭蛋中胆固醇含量很高，每100克中含有565毫克胆固醇，食用后容易使血清胆固醇水平升高，还可能诱发动脉硬化、冠心病等心血管并发症，所以患有高脂血症、高血压的老年人应忌食。

咸鸭蛋

忌吃关键词：
高热量、高胆固醇、高钠

忌吃咸鸭蛋的原因

❶ 咸鸭蛋的热量较高，多食不利于高血压患者体重的控制。

❷ 咸鸭蛋中的胆固醇含量极高，过多的胆固醇沉积于血管壁可形成脂斑，进而使动脉管腔狭窄，使血压升高，甚至引发冠心病。

❸ 咸鸭蛋中的钠含量极高，过量的钠摄入可发生水钠潴留，增加血容量，从而使血压升高，增加心脏负荷，甚至引发心脏病。

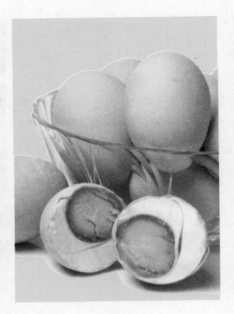

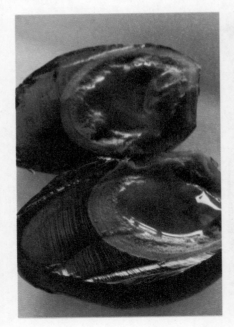

松花蛋

忌吃关键词：
高钠、高胆固醇、含铅高

忌吃松花蛋的原因

❶ 松花蛋可用鸡蛋或鸭蛋制作而成，在其加工制作的过程中加入了大量的盐腌制，老年人如果摄入过多对心血管不利，容易使血压升高，诱发原发性高血压。

❷ 松花蛋属于高胆固醇食物，老年人过量食用后可使血清的胆固醇水平升高，容易诱发高脂血症及心脑血管并发症。

❸ 松花蛋中含铅量较高，过量食用还容易引起铅中毒。

午餐肉

忌吃关键词：
高热量、高脂肪、防腐剂、高钠

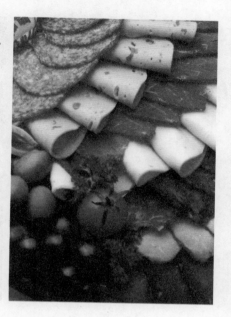

忌吃午餐肉的原因

❶ 午餐肉是一种罐装压缩的肉糜制品，主要是以猪肉、鸡肉为原料，加入一定量的淀粉、香辛料加工制成的，其热量和脂肪含量都较高，老年人应忌吃。

❷ 午餐肉在制作过程中为了达到色佳味美和长时间保存的目的，加入了防腐剂，有的还添加了人工合成色素、香精、甜味剂等，不利于老年人的身体健康。

❸ 午餐肉的含钠量较高，食用后容易引起血压升高，诱发原发性高血压。

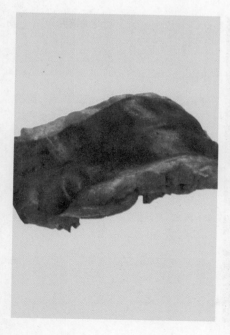

熏肉

忌吃关键词：
高热量、高盐、高脂肪

忌吃熏肉的原因

❶ 熏肉的热量很高，食用后可引起肥胖，不利于体重的控制，老年人不宜食用。

❷ 熏肉在制作过程中加入了很多盐腌制，大量摄入可引起血压升高，对于并发有原发性高血压的高脂血症老年患者尤为不利，且熏肉在制作过程中可能产生致癌的亚硝酸盐，对老年人健康不利。

❸ 熏肉的脂肪含量很高，大量的脂肪摄入可能引发脑卒中、心血管疾病等并发症。

腊肉

忌吃关键词：
高热量、高脂肪、
高盐

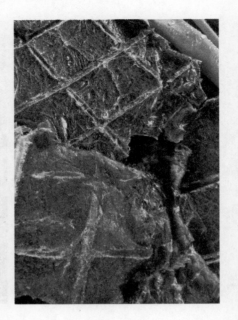

忌吃腊肉的原因

❶ 腊肉多用五花肉制作而成，其热量和脂肪含量都非常高，食用后容易引起血脂升高、肥胖、冠心病等疾病，还会导致动脉粥样硬化，老年人要忌吃。

❷ 腊肉的含盐量较高，每100克腊肉的钠含量近800毫克，超过一般猪肉平均量的十几倍，可能加重或导致血压增高或波动，老年人应忌吃。

❸ 腊肉在制作过程中很多维生素和微量元素等几乎丧失殆尽，不利老年人的身体健康。

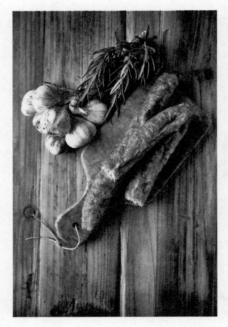

腊肠

忌吃关键词：
高热量、高脂肪、
高蛋白、高钠

忌吃腊肠的原因

❶ 腊肠中肥肉含量高，热量极高，脂肪含量也很高，食用后不利于体重的控制，高血压患者尤其是合并有肥胖症的患者应忌吃。

❷ 腊肠中的钠含量很高，老年人过量食用后，可发生水钠潴留，从而使血容量增加，导致血压升高，对身体健康不利。

火腿

忌吃关键词:
高盐、高热量、高脂肪

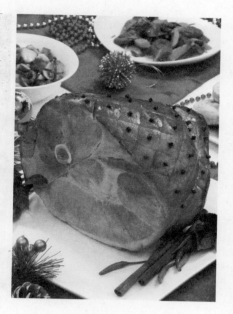

忌吃火腿的原因

❶ 火腿是由腌制或熏制的猪腿制成的,在制作过程中大量使用氯化钠(食盐)和亚硝酸钠(工业用盐),老年人长期摄入过多盐分会导致高血压和水肿,食用亚硝酸钠过量还会造成食物中毒。

❷ 火腿的热量以及脂肪含量很高,多食用不利于体重的控制,还可引起肥胖,甚至引发高脂血症、动脉粥样硬化、脑卒中等心脑血管并发症,所以老年人应忌吃火腿。

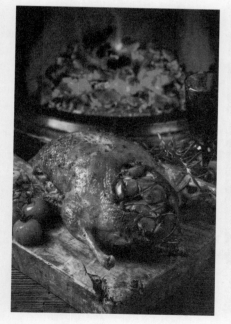

烤鸭

忌吃关键词:
油多、高热量、高脂肪

忌吃烤鸭的原因

❶ 烤鸭要想做得"香",在烹调时就要加入较多的油,老年人食用过多油对体重控制不利。

❷ 烤鸭中的热量和脂肪含量均很高,过量食用容易引起肥胖,不利于体重控制,同时也容易引发动脉粥样硬化、冠心病等心血管并发症,患有心脑血管疾病的老年人应忌吃。

扒鸡

忌吃关键词：
高热量、高蛋白、高胆固醇、高钠

忌吃扒鸡的原因

❶ 扒鸡的热量很高，老年人过量食用不利于体重的控制。

❷ 扒鸡的胆固醇含量很高，食用后可使血清的胆固醇水平升高，高脂血症老年患者应忌吃。

❸ 扒鸡中的含钠量极高，渗透压的改变可使水钠潴留，从而使血容量增加、回心血量增加，使血压升高，甚至可引发心脏病。

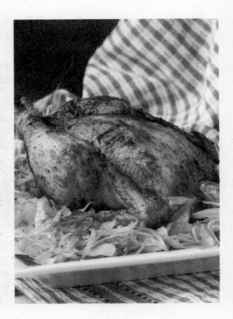

炸鸡

忌吃关键词：
高热量、高饱和脂肪酸、高钠、高钾、高磷

忌吃炸鸡的原因

❶ 炸鸡的热量较高，食用后容易使血脂升高。

❷ 炸鸡中饱和脂肪酸的含量很高，糖尿病患者食用后容易诱发心脑血管并发症，且炸鸡在高温煎炸的过程中，维生素流失严重，而且还可产生有害物质。

❸ 炸鸡中的钠含量极高，食用后容易引起水肿，甚至引发高血压。

❹ 炸鸡中的钾、磷的含量都极高，过多食用会增加肾脏的负担，糖尿病并发肾病的老年患者应忌食。

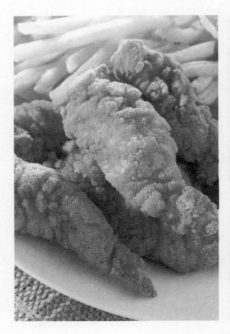

鱼子

忌吃关键词：
高热量、高胆固醇、难消化

忌吃鱼子的原因

❶ 鱼子的热量较高，多食不利于高血压老年患者体重的控制。

❷ 鱼子胆固醇含量很高，不但可使血清胆固醇水平升高，而且低密度胆固醇在血管内壁的堆积可导致管腔变窄，从而使血压升高，甚至引发冠心病。

❸ 鱼子虽然很小，但是很难煮至熟透，食用后也很难消化，老年人肠胃功能不好，最好忌吃。

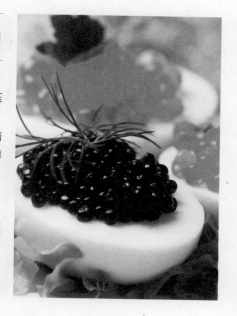

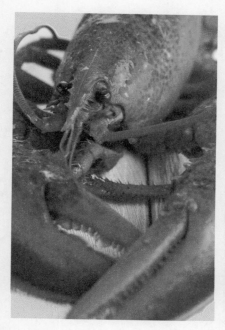

蟹黄

忌吃关键词：
高胆固醇、高油脂、发物

忌吃蟹黄的原因

❶ 蟹黄中胆固醇的含量非常高，可使血脂升高，而且过量的胆固醇堆积在血管壁还可形成脂斑，甚至引发冠状动脉粥样硬化，等等，对于高血压、高脂血症患者十分不利，所以患有高血压、高脂血症的老年人应忌食。

❷ 由于蟹黄中油脂的含量较高，患有冠心病、动脉硬化的老年人应忌吃蟹黄。

❸ 蟹黄属于发物，患有感冒、头痛、关节痛、胃痛等老年人都要忌吃蟹黄。

墨鱼

忌吃关键词:
高热量、高蛋白、高胆固醇、高钠

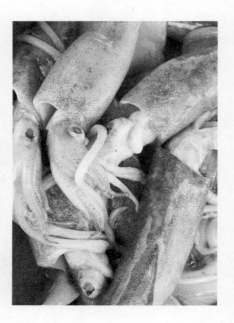

忌吃墨鱼的原因

❶ 墨鱼的热量较高,多食不利于老年人的体重控制。

❷ 墨鱼的蛋白质含量很高,高血压患者尤其是合并有肾功能减退的老年患者要忌食。

❸ 墨鱼中含有较多的胆固醇,患有高血压、高脂血症、高胆固醇血症、动脉硬化等及肝病的老年人应忌食。

❹ 墨鱼中的钠含量极高,容易发生水钠潴留,从而使人体发生水肿、血压升高等,老年人应忌食。

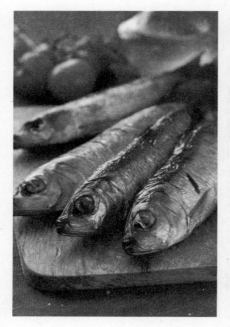

鲱鱼

忌吃关键词:
高热量、高油脂、高钠

忌吃鲱鱼的原因

❶ 鲱鱼的热量较高,过多的热量摄入可在体内转化为脂肪,使血脂升高。

❷ 鲱鱼富含油脂,食用后容易使血脂升高,使体重增加,不利于高脂血症患者的病情控制。

❸ 市售的鲱鱼多经过腌制加工,在腌制过程中由于加入了盐、酱料等,使成品的含钠量很高,食用后容易使血压升高,合并有原发性高血压的高脂血症患者要忌食。

鲍鱼

忌吃关键词:
高胆固醇、高钠、难消化

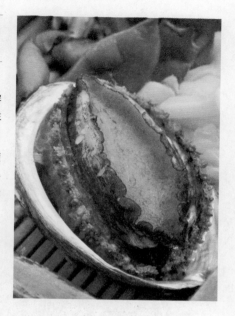

忌吃鲍鱼的原因

❶ 鲍鱼中胆固醇的含量较高,食用后容易使血清中的胆固醇浓度升高,老年人应忌吃。

❷ 鲍鱼含钠量较高,渗透压的改变可使水钠潴留,从而使血容量增加、回心血量增加,使血压升高,可引发心脑血管并发症。

❸ 随着年龄的增长,老年人的肠胃功能逐渐衰退,而鲍鱼肉难以消化,老年人应该忌食。

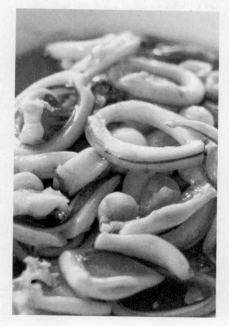

鱿鱼

忌吃关键词:
高胆固醇、发物

忌吃鱿鱼的原因

❶ 老年人如果患有高脂血症、高胆固醇血症、动脉硬化等及肝病就应忌食鱿鱼。因为鱿鱼中胆固醇含量非常高,吃一口鱿鱼,就相当于吃了40口肥肉,食用后容易使血清胆固醇水平升高。

❷ 鱿鱼是发物,患有湿疹、荨麻疹等疾病的老年人则应忌食。

糯米

忌吃关键词：
高热量、高钾、高糖、黏度较高

忌吃糯米的原因

❶ 糯米热量高，每100克中含有78.3克碳水化合物，且糯米的血糖生成指数为87，属于高血糖生成指数的食物，患有糖尿病的老年人食用后可使血糖升高，对病情不利。

❷ 糯米的钾含量较高，这对于存在钾代谢障碍的糖尿病并发肾病的老年人来说十分不利。

❸ 糯米制品的黏度较高，不易被磨成食糜，因此难以被消化吸收，所以肠胃不好的老年人要忌食。

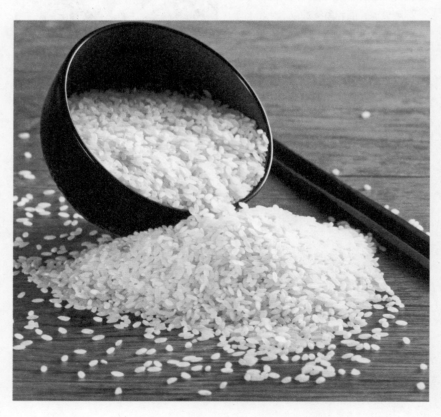

苏打饼干

忌吃关键词：
高钠、高脂肪

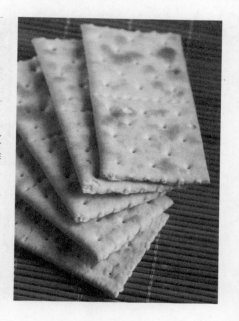

忌吃苏打饼干的原因

❶ 苏打饼干含有较多的钠，老年人吃过多苏打饼干可能导致血压升高、肥胖加重，甚至引发高脂血症等。

❷ 市售的苏打饼干中加入了精炼混合油，使其脂肪含量远高于馒头、米饭。每100克苏打饼干含脂肪约8克，摄入100克苏打饼干，相当于多摄入约251千焦的热量。因此建议老年人忌吃。

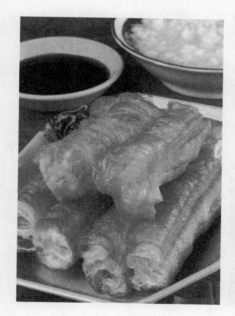

油条

忌吃关键词：
含明矾、营养遭破坏

忌吃油条的原因

❶ 油条在制作时，需加入一定量的明矾。明矾是一种含铝的无机物。人体摄入的铝虽然能经过肾脏排出一部分，但很难排净。超量的铝会毒害人的大脑及神经细胞，对人体的健康极为不利。

❷ 经过高温加热的油脂所含的必需脂肪酸和脂溶性维生素A、维生素D、维生素E遭到氧化破坏，使油脂的营养价值降低，食用油条难以起到补充多种营养素的作用。

薯片

忌吃关键词：
高热量、高脂肪、含致癌物、口味重

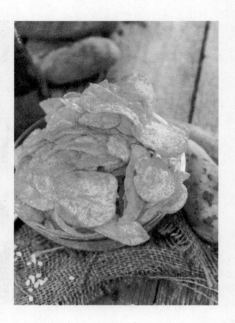

忌吃薯片的原因

❶ 薯片属于高热量的食物，容易使人发胖，不利于原发性高血压控制。

❷ 薯片的脂肪含量很高，高血压患者过多食用可使血中胆固醇与血脂含量升高，从而引发高脂血症。

❸ 薯片中或含有致癌物丙烯酰胺，过量食用使丙烯酰胺大量堆积，加大老年人患癌症的风险。

❹ 薯片的口味靠盐等调料调制，可使血压升高，还可能引发其他心血管疾病。

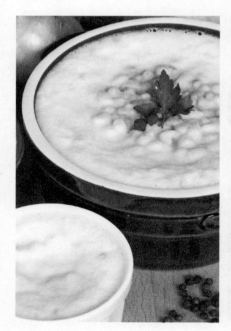

猪油

忌吃关键词：
高热量、高脂肪

忌吃猪油的原因

❶ 猪油的热量极高，容易使人发胖，不利于患有高血压的老年人控制体重，肥胖的高血压老年人尤其要忌吃。

❷ 猪油为动物油，其中的饱和脂肪酸和胆固醇的含量均很高，老年人食用后，易导致血管硬化，引发高血压、心脏病与脑出血，还会增加患动脉硬化等心脑血管并发症的风险，应不吃，而患有高脂血症、高血压、糖尿病的老年人则更应忌吃。

牛油

忌吃关键词：
高脂肪、高热量、高胆固醇、高饱和脂肪酸

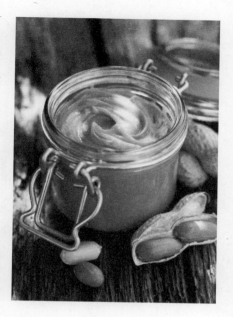

忌吃牛油的原因

❶ 牛油中含有大量的脂肪，热量极高，每100克中的脂肪含量为92克，可产生约3495千焦的热量，老年人食用容易引发肥胖，不利于体重的控制，而且也不利身体健康。

❷ 牛油中含有大量的胆固醇和饱和脂肪酸，二者可结合沉积在血管内壁，形成脂斑，引发冠心病，诱发高血压、高脂血症等病症。而且多食还容易增加患冠心病、动脉硬化等心脑血管并发症的风险。

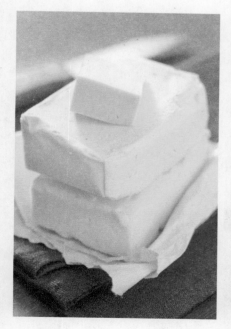

黄油

忌吃关键词：
高脂肪、高热量、高胆固醇

忌吃黄油的原因

❶ 黄油的主要成分是脂肪，其热量极高，老年人尤其是肥胖的高血压老年患者应忌吃。

❷ 黄油油脂中的饱和脂肪酸含量达60%以上，还有30%左右的单不饱和脂肪酸。由于其饱和脂肪酸含量较高，还含有胆固醇，因此老年人，尤其是高脂血症患者不应选用其作为烹调油。

奶油

忌吃关键词：
高热量、高脂肪、高胆固醇、高钾、高钠

忌吃奶油的原因

❶ 奶油的热量和脂肪含量极高，容易引起肥胖，不利于血糖和体重的控制。

❷ 奶油中含有大量的胆固醇和饱和脂肪酸，二者容易结合沉淀于血管壁，引发动脉硬化、冠心病等心脑血管并发症。

❸ 奶油中的含钾量较高，合并有肾病的糖尿病患者应忌吃。

❹ 奶油中的含钠量很高，多食可能引起水肿、血压升高，易诱发高血压。

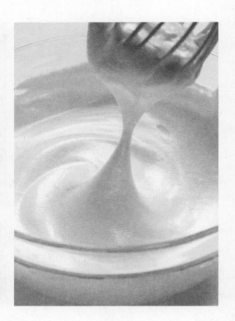

巧克力

忌吃关键词：
高糖、高脂、高热量

忌吃巧克力的原因

　　巧克力高糖、高脂、高热量，是典型的增肥食物，医学界将超重和肥胖确认为老年人高血压发病的重要原因之一。虽然并非所有老年肥胖者都患有高血压，但总体上来说，体重越重，平均血压也越高，而且肥胖也和高血压一样，是引发心脑血管疾病的一个危险因素。因此，控制体重已经成为高血压患者降低血压的一个重要途径。所以，患有高血压的老年人最好不要吃巧克力。另外，高脂血症老年患者也要忌吃巧克力。

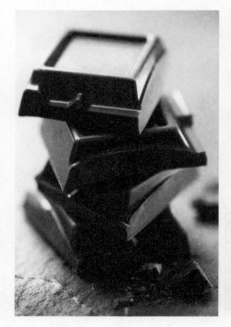

辣椒

忌吃关键词：
高热量、性热、刺激性

忌吃辣椒的原因

❶ 辣椒性热、味辛，老年人食用过多，容易便秘。肝阳上亢、阴虚阳亢型高血压老年患者食用后容易加重病情，应忌食。同时，溃疡病、食道炎、咳喘、咽喉肿痛、痔疮等老年患者均应忌食辣椒。

❷ 辣椒具有一定的刺激性，其含有的辣椒素可使心动加速、循环血液量剧增，从而使血压升高，甚至还可出现急性心肌梗死等严重的后果，不利于老年人的身体健康。

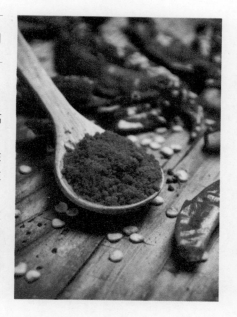

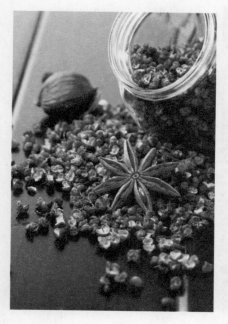

花椒

忌吃关键词：
高脂肪、增加食欲、性热

忌吃花椒的原因

❶ 花椒的脂肪含量不低，老年人不宜多食。

❷ 花椒可促进唾液分泌，增加食欲，可使人摄入过多的食物，而且其本身的热量也较高，不利于体重的控制，还容易引起上火。

❸ 花椒性热、味辛，老年人食用过多，容易消耗水分而使胃腺体分泌胃液减少，造成胃痛、肠道干燥、痔疮、便秘。另外，高血压初期的老年患者多属肝阳上亢体质，食用花椒可加重病情。

八角

忌吃关键词：
高热量、性热、
高钾

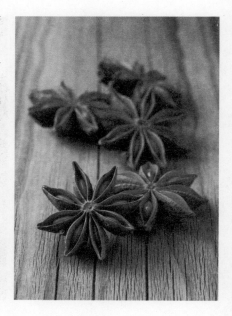

忌吃八角的原因

1. 八角的热量较高，过多的热量摄入容易使血糖、血压升高，引起肥胖，甚至引起动脉粥样硬化、脑卒中等并发症。

2. 八角性热，老年人食用易出现头目胀痛、面红目赤、大便秘结等症状，不利于身体健康。

3. 八角中的钾含量较高，而糖尿病并发肾病的老年者患有钾、磷的代谢障碍，如摄入过多无疑会增加肾脏的负担，所以应忌食。

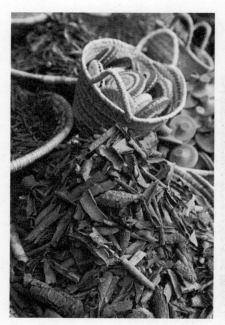

桂皮

忌吃关键词：
高热量、高碳水化
合物、性大热

忌吃桂皮的原因

1. 桂皮的热量和碳水化合物含量均较高，高血压患者多食不利于体重的控制。

2. 桂皮性大热，味辛、甘，容易消耗水分，使胃肠分泌消化液减少，造成肠道干燥、便秘。高血压初期老年患者多为肝阳上亢，应忌吃燥热的桂皮。

茴香

忌吃关键词：
性温、上火、辛辣
刺激

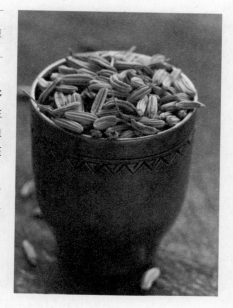

忌吃茴香的原因

❶ 茴香性温，而高血压初期老年患者多为肝阳上亢型体质，多食可助热生火，加重高血压的病情，不利于高血压患者的病情控制，所以患有高血压的老年患者应忌食茴香。

❷ 茴香为辛辣刺激性的调味料，过量食用可使心跳加快、血压升高，不利于身体健康。

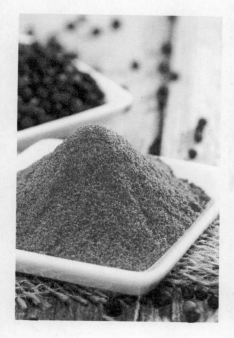

胡椒

忌吃关键词：
性热、高热量、高
碳水化合物

忌吃胡椒的原因

❶ 胡椒是性热的食物，过量食用会加重内热，比如胃热、消化不良、便秘，甚至发生痔疮。另外，高血压初期老年患者多为肝阳上亢，食用后可出现头目胀痛、口苦咽干、大便秘结、小便黄赤等症状。

❷ 胡椒的热量和碳水化合物的含量均较高，而且其有醒脾开胃的功效，可增进食欲，使人摄入过多的热量，高血压老年患者尤其是合并有肥胖症的高血压老年患者应忌食。

咖喱粉

忌吃关键词：
高碳水化合物、
脂肪含量高、
辛辣刺激

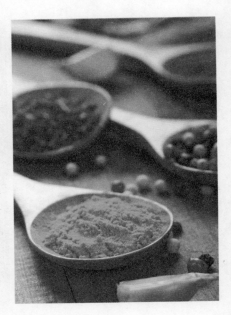

忌吃咖喱粉的原因

❶ 咖喱中碳水化合物含量较高，且能促进唾液和胃液的分泌，增加胃肠蠕动，增进食欲，老年人食用不利于对体重的控制。

❷ 咖喱粉中脂肪含量较高，患有高脂血症的老年人应忌食。

❸ 咖喱粉是具有辛辣刺激性的调料，食用后可使血压升高、心跳加快，不利于老年人身体健康。

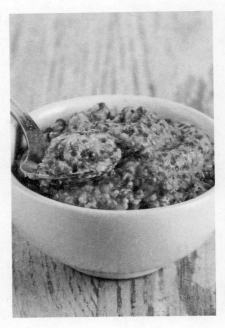

芥末

忌吃关键词：
高热量、高碳水化
合物、强刺激性

忌吃芥末的原因

❶ 芥末的热量和碳水化合物含量很高，而且它还可以刺激胃液和唾液的分泌，增进食欲，让人不自觉地进食更多的食物，从而容易引发肥胖。

❷ 芥末微苦，辛辣芳香，具有催泪性的强烈刺激性辣味，食用后可以使人心跳加快、血压升高，患有高血压的老年人必须忌食。同时，患有胃炎或者消化道溃疡的老年人也应忌食。另外，眼睛有炎症的老年人也应忌食。

酱油

忌吃关键词：
高钠、含嘌呤

忌吃酱油的原因

❶ 酱油中既含有氯化钠，又含有谷氨酸钠，还有苯甲酸钠，可引起血压升高、水肿等，老年人要忌食，特别是患有高血压的老年人更要忌食。

❷ 酱油中含有来自于大豆的嘌呤，而且很多产品为增鲜还特意加了核苷酸，并发有高尿酸血症的高血压老年患者不宜食用，否则可引发痛风。因此，在烹饪菜肴时，应尽量不要放酱油。

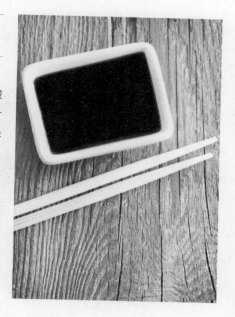

鱼露

忌吃关键词：
高钠

忌吃鱼露的原因

　　鱼露的含钠量极高，每100克鱼露中含有9.35克的钠，老年人过量食用可引起血容量增加，血压升高，加重心脏负担，甚至引发心力衰竭。另外，本身就患有高血压的老年人应忌食鱼露。

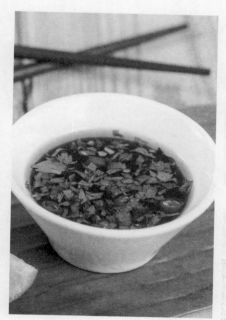

豆瓣酱

忌吃关键词：
含致癌物、高钠

忌吃豆瓣酱的原因

❶ 豆瓣酱是非天然的食品，在制作过程中所产生的亚硝酸钠含量很高。亚硝酸钠有较强的致癌性，可以诱发各种组织器官的肿瘤，摄入后对老年人健康并没有好处。

❷ 豆瓣酱中钠含量极高，每100克中含有钠约6克，大量的钠的摄入可引发水钠潴留，使血容量增加，血压升高，心脏负荷增大，可导致水肿和高血压。

❸ 如果选用比较辣的豆瓣酱，还可能引起老年人便秘，甚至引发痔疮。

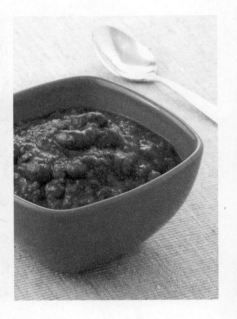

咖啡

忌吃关键词：
高热量、高脂肪

忌喝咖啡的原因

　　研究证明，咖啡的热量和脂肪含量均较高，长期饮用大量的煮沸咖啡，咖啡豆里的咖啡白脂等物质可导致血清总胆固醇、低密度脂蛋白以及甘油三酯水平升高，从而使血脂过高。喝过咖啡后2小时，血中的游离脂肪酸会增加，血糖、乳酸、丙酮酸水平都会升高，所以，饮用咖啡要适量，而患有高血压、高脂血症等慢性疾病的老年人则不宜饮用。

浓茶

忌吃关键词：
咖啡因、鞣酸

忌喝浓茶的原因

❶ 浓茶中含有浓度较高的咖啡因，可使
人心跳加快，从而升高血压、增加心
脏和肾脏的负担，不利于老年人身体
健康。

❷ 浓茶中含有的大量的鞣酸和食物中的
蛋白质结合，生成不容易消化吸收的
鞣酸蛋白，从而容易导致老年人便秘。

❸ 大量饮用浓茶后，鞣酸与铁质的结合
就会更加活跃，给人体对铁的吸收带
来障碍和影响，老年人多表现为缺铁
性贫血。

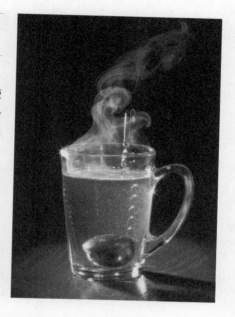

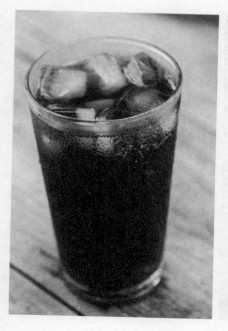

可乐

忌吃关键词：
高热量、精制糖、
焦糖色素

忌喝可乐的原因

❶ 可乐等碳酸饮料营养价值低、热量
高，多饮容易引起体重增加，提高患
糖尿病的风险。

❷ 可乐中主要含精制糖，这种糖在人体
中可不经任何转化而直接被人体吸
收，从而使血糖快速升高。

❸ 可乐中的焦糖色素等可能导致胰岛素
抵抗，诱发血糖升高。

❹ 常喝可乐除了会引发肥胖，还有可能
引起龋齿和骨质疏松、心脏病等
病症。

白酒

忌吃关键词：
高热量、酒精、心肌脂肪沉积

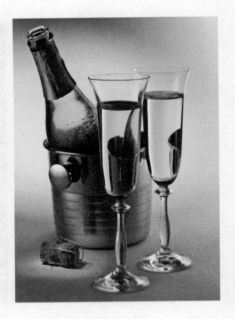

忌喝白酒的原因

❶ 白酒的热量较高，多饮容易引起肥胖，增加患心脑血管并发症的风险。

❷ 白酒中的酒精成分会影响肝脏内的内源性胆固醇的合成，使血浆中的胆固醇以及甘油三酯的浓度升高，容易造成动脉硬化。

❸ 白酒引起的胆固醇和甘油三酯水平升高还可以引起心肌脂肪的沉积，使心脏肥厚，从而引起高血压和冠心病。

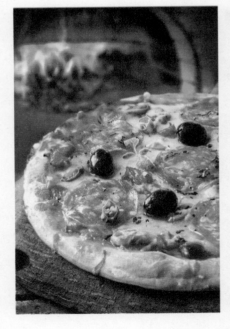

比萨

忌吃关键词：
高脂肪、高胆固醇、高钠

忌吃比萨的原因

❶ 比萨的脂肪含量较高，老年人食用不利于体重的控制。

❷ 比萨在制作过程中常常需要加入较多的盐和其他调味料，所以成品比萨中往往含有较多的钠，长期食用可引起血压升高、水肿，患有高血压的老年人应该忌食。

❸ 比萨主要是用番茄酱、奶酪、黄油和其他配料烤制而成的，脂肪、胆固醇含量高，老年人不宜食用，特别是患有"三高"的老年人，应忌吃。

方便面

忌吃关键词：
高热量、高脂肪、高碳水化合物、高钠

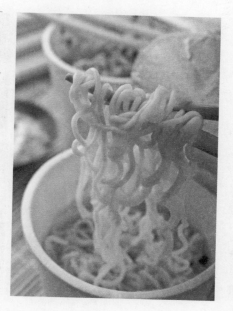

忌吃方便面的原因

❶ 方便面是一种高热量、高脂肪、高碳水化合物的食物，老年人不宜食用。

❷ 方便面在制作过程中大量使用棕榈油，其含有的饱和脂肪酸可加速动脉硬化的形成。

❸ 方便面中含钠量极高，食用后可升高血压，高血压老年患者应忌食。

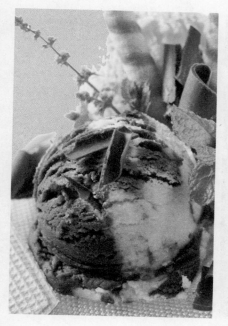

冰激凌

忌吃关键词：
高热量、高碳水化合物、高脂肪、刺激胃

忌吃冰激凌的原因

❶ 冰激凌的热量、碳水化合物含量和脂肪含量均较高，老年人多食不利于体重的控制。

❷ 冰激凌等冷饮进入胃肠后会突然刺激胃，使胃血管收缩、痉挛，并容易引发腹泻、腹痛。

❸ 冰激凌含有的反式脂肪酸会降低高密度脂蛋白胆固醇，同时升高低密度脂蛋白胆固醇，增加患冠心病、高血压、糖尿病的风险。

酸菜

忌吃关键词：
营养失衡、含亚硝酸盐、有致癌性

忌吃酸菜的原因

❶ 酸菜有增进食欲的功能，不利于高血脂老年患者体重的控制。

❷ 酸菜在腌制的过程中，维生素C被大量破坏，长期食用容易造成营养失衡，不利于身体健康。

❸ 酸菜中含有较多亚硝酸盐，食用过多会引起头痛、恶心、呕吐等中毒症状，严重者还可致癌。

❹ 霉变的酸菜有明显的致癌性，过多食用易致癌，老年人抵抗力差，应忌食。

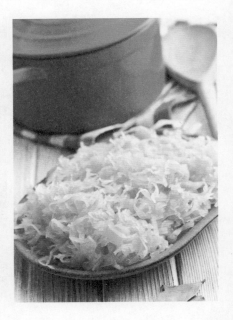

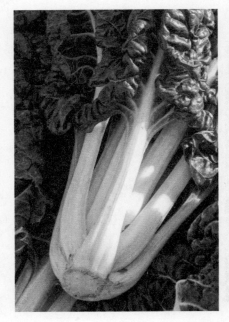

冬菜

忌吃关键词：
高盐、血压升高

忌吃冬菜的原因

❶ 冬菜是一种半干态非发酵性的咸菜，含有多种维生素，有开胃的作用，但是由于其在制作过程中大量使用了盐等调味料腌渍，所以在成品冬菜中含钠量极高，老年人如果多食，可导致水钠潴留，引起血容量增加、血压升高，严重影响老年人的身体健康。

❷ 虽然冬菜用作汤料或炒食风味鲜美，但由于含过多盐分，患有心脑血管疾病的老年人都应忌食。

萝卜干

忌吃关键词：
含有大量的
盐分

忌吃萝卜干的原因

　　萝卜干是常见的咸菜的一种，属于腌制食品，在腌制的过程中加入了大量盐分，所以萝卜干的钠含量极高，每100克中的含钠量可达4203毫克。流行病学研究的数据表明，钠的摄取量与高血压的罹患率呈正比关系，过多的钠盐在体内堆积，可使血管紧张素Ⅰ向血管紧张素Ⅱ转化，使血管收缩，从而使血压升高。

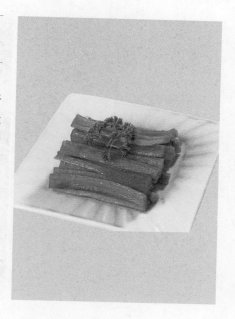

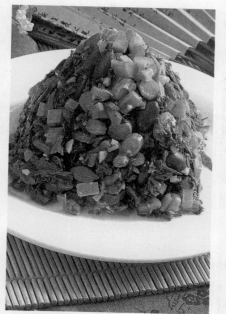

八宝菜

忌吃关键词：
不利于体重控
制、高钠

忌吃八宝菜的原因

❶ 八宝菜为甜酱渍菜，具有增进食欲的作用，老年人食用后不利于热量的控制，容易引起体重增加，从而出现老年肥胖。

❷ 八宝菜的含钠量很高，老年人不可多食，否则可引起水肿、血压升高，甚至心衰，而患有高血压的老年人则应忌食。

麦芽糖

忌吃关键词：
高碳水化合物、血糖生成指数高

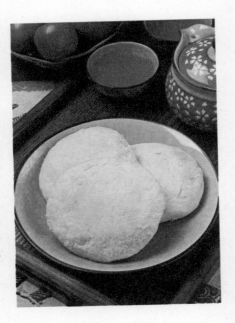

忌吃麦芽糖的原因

❶ 麦芽糖虽然甜味不大，但是其中的碳水化合物含量极高，所以热量也很高，患有糖尿病的老年人尤其是肥胖老年人应忌食麦芽糖。

❷ 麦芽糖的血糖生成指数较高，食用后可使血糖快速升高，不利于血糖的控制，另外，老人多吃还容易升高胆固醇，引起心血管方面的问题，所以老年人要忌食麦芽糖。

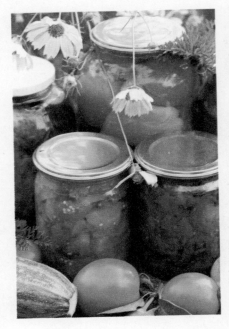

水果罐头

忌吃关键词：
果糖、蔗糖

忌吃水果罐头的原因

❶ 水果罐头取材于各种各样的水果，水果中含有易于消化吸收的单糖——果糖，容易使血糖升高。

❷ 水果罐头在制作过程中加入了蔗糖，而且经过精加工的水果更容易被消化吸收，升高血糖的作用更加明显，患有糖尿病的老年人应忌食。

果酱

忌吃关键词：
含糖量高、添加剂

忌吃果酱的原因

❶ 果酱是把水果、糖及酸度调节剂混合，经高温熬制而成的，除了水果中的果糖外还加入了白糖、蜂蜜等，含糖量高，食用过多容易使老年人发胖，而且也不利于血糖控制。

❷ 市面上销售的果酱大多都含有各种添加剂及防腐剂，食用后，不利于老年人的身体健康。

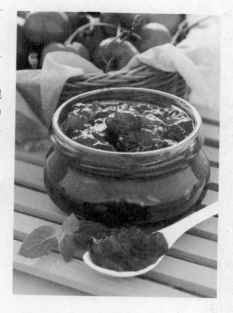

蜜饯

忌吃关键词：
营养流失、添加剂、高盐、高糖

忌吃蜜饯的原因

❶ 经过层层加工后，蜜饯仅能保留原料的部分营养，再加上制作过程中添加了亚硝酸盐等防腐剂、着色剂、香精以及过高的盐和糖，这些添加物质大都是人工合成的化学物质，在正常标准范围内影响不大，但如食用过多，对老年人身体健康不利。

❷ 蜜饯含糖量很高，老年人食用后可使血糖升高，不利于血糖的控制。患有糖尿病的老年人应该忌食。

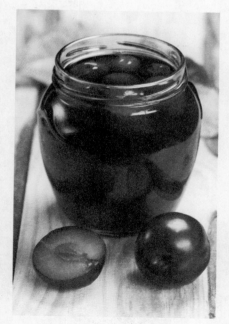

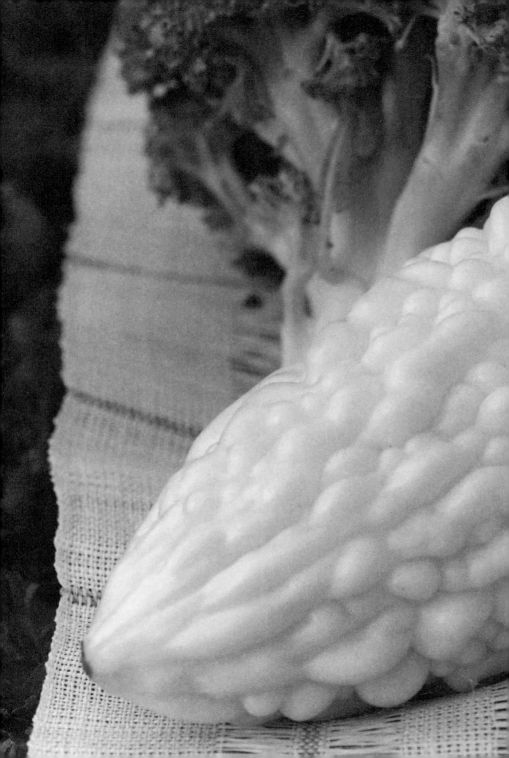

第五章
老年人常见病症
饮食宜忌与调理

老年人身体各器官功能都处于下降状态，感冒、发烧等常见疾病很难避免，吃药打针难免增加身体负担。中医讲，药食同源，生活中有很多的饮食调理方法，可以替代药物，比如尽人皆知的生姜水治感冒、冰糖雪梨治咳嗽等，都有很好的调理身体的作用。如果学会这些方法，不仅可以节约很多医药费，也避免老人遭受上医院之苦。

流行性感冒

症状说明

　　流行性感冒是由呼吸道系统病毒引起的，其中以冠状病毒为主要致病病毒。表现为突然起病，恶寒、发热（常高热）、周身酸痛、疲乏无力，同一地区、同一时期发病患者数目剧增并且症状类似。

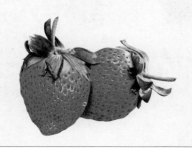

○ 宜　野菊花、绿豆、蜂蜜、生姜、西红柿、苹果、葡萄、鲜枣、草莓、甜菜、橘子、西瓜、牛奶等。

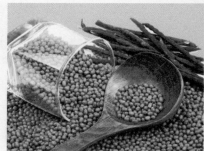
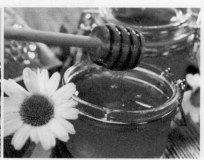

✕ 忌　桂圆、荔枝、樱桃、鸡蛋、鸡肉、狗肉、羊肉、鹅肉、牛肉、海参、甲鱼、肉桂、辣椒、吴茱萸、胡椒、花椒、砂仁、丁香、大茴香、小茴香、阿胶、人参、黄芪等。

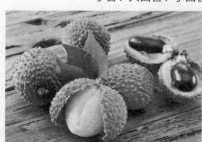
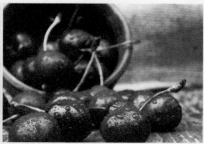

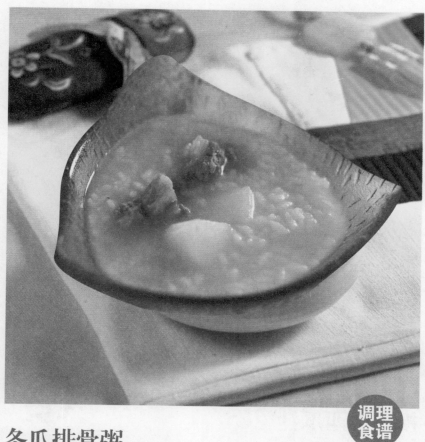

调理食谱

冬瓜排骨粥

原料： 冬瓜200克，排骨250克，粳米100克

调料： 盐少许

做法：

❶ 冬瓜洗净，切成块状；排骨汆去血污，剁成块；粳米淘洗干净。

❷ 将冬瓜、排骨、粳米一同放入锅内，再加入适量水煮至熟，加少许盐调味即可食用。

健康指南： 这道粥软糯鲜香，非常可口。冬瓜含有多种维生素和人体所必需的微量元素，可调节人体的代谢平衡，有清热解毒、利水消肿的功效，对感染性疾病有食疗作用；排骨有补益、健胃、壮骨的功效；二者与粳米一同煮粥能增强抗病能力。建议每天空腹食用2次。

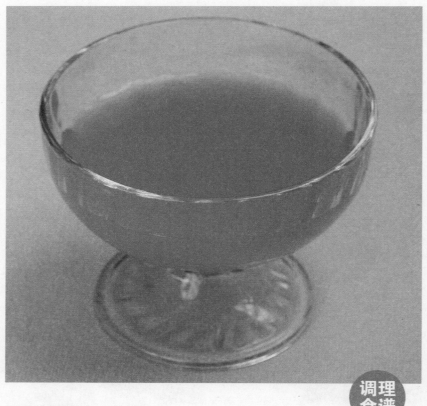

调理食谱

板蓝根西瓜汁

原料： 板蓝根、山豆根各8克，红肉西瓜300克，甘草5克

做法：

❶ 将板蓝根、山豆根、甘草洗净，沥水。

❷ 全部药材与150毫升清水置入锅中，以小火加热至沸腾，约1分钟后关火，滤取药汁降温。

❸ 西瓜去皮，切小块，放进果汁机内，加入放凉的药汁，搅匀，倒入杯中即可。

健康指南： 西瓜含有大量的蔗糖、果糖、葡萄糖，及丰富的维生素A、维生素C、氨基酸、磷、钙、铁、钾等营养成分，具有开胃、助消化、解渴生津、利尿、解暑、降血压、滋补身体的妙用；将其与抗菌、抗病毒、解毒的板蓝根一起制作果汁，其清热解毒、清凉消炎的效果更佳。

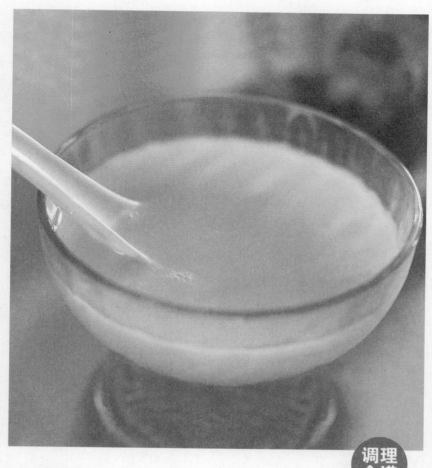

调理食谱

豆浆蜜

原料：新鲜豆浆250毫升

调料：蜂蜜15毫升

做法：

❶ 将锅置火上，将新鲜豆浆倒入锅中加热。

❷ 关火，待豆浆冷却到60℃左右时，倒入蜂蜜，搅拌均匀即可。

健康指南：豆浆含有丰富的植物蛋白质和磷脂，还含有维生素B_1、维生素B_2、维生素B_3，及铁、钙等矿物质，尤其是其所含的钙，虽不及豆腐，但比其他任何乳类都高，非常适合老年人饮用。蜂蜜能补虚、润燥、解毒护肝。两者合饮可增强体质、抗病毒。

239

慢性支气管炎

症状说明

慢性支气管炎主要是由于外邪犯肺或脏腑功能失调，病及于肺所致。清晨、夜间较多痰，呈白色黏液或浆液泡沫性，偶有血丝，急性发作并细菌感染时痰量增多且呈黄稠脓性痰。初起咳嗽有力，晨起咳多，白天少，睡前常有阵咳，合并肺气肿咳嗽，多周身无力。

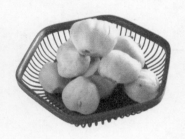

○ 宜 花生、金橘、百合、核桃、板栗、佛手柑、白果、柚子、山药、燕窝、灵芝、猪肺、冰糖、红糖、银耳、冬虫夏草、人参、黄芪等。

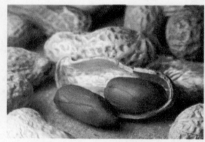
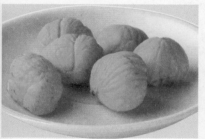

✕ 忌 蚌、蚬、田螺、蟹、柿子、西瓜、石榴、薄荷、莼菜、生萝卜、甜瓜、生豆薯、生黄瓜、生菜瓜、酒、带鱼、黄鱼、虾、毛笋、辣椒、咖喱等。

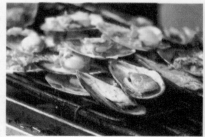
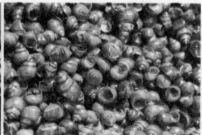

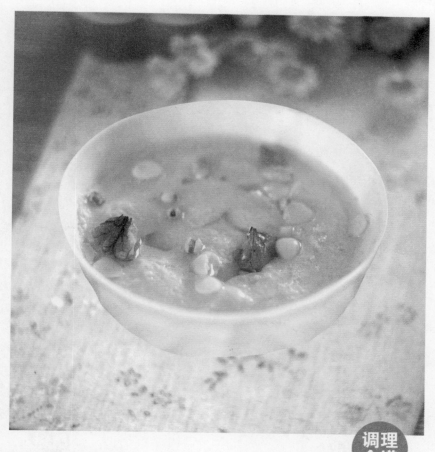

调理食谱

果仁鸡蛋羹

原料： 白果仁、甜杏仁、核桃仁、花生仁各10克，鸡蛋2个

调料： 盐少许

做法：

❶ 白果仁、甜杏仁、核桃仁、花生仁一起炒熟。

❷ 加入鸡蛋，调入适量水和少许盐，入锅蒸至蛋熟即成。

健康指南： 白果仁是有效的"止咳好手"，含有的白果酸、白果酚，经实验证明有抑菌和杀菌作用，可用于治疗呼吸道感染性疾病，有敛肺气、定喘咳的功效；将其同杏仁、核桃仁、花生仁、鸡蛋同煮成羹，不仅开胃润肠，还有很好的止咳平喘效果。可每日清晨服1次，连服半年。

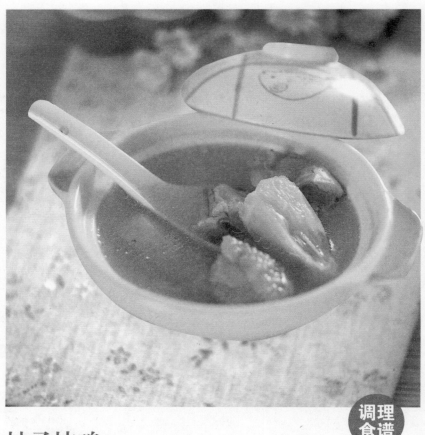

调理食谱

柚子炖鸡

原料： 柚子1个，鸡1只

调料： 姜、葱、盐、味精、料酒各适量

做法：

❶ 鸡去皮毛、内脏，洗净，斩块；柚子去皮，留肉。

❷ 将柚子肉、鸡肉放入砂锅中，加入葱、姜、料酒、盐、味精以及适量水。

❸ 将盛鸡的砂锅置于有水的锅内，隔水炖熟，即可食用。

健康指南： 这道汤有健胃、益气、化痰、止咳之效，常用于治疗慢性支气管炎、支气管哮喘、老人慢性咳嗽等。柚子含柚皮苷、新橙皮苷、胡萝卜素、维生素C、维生素B_1、维生素B_2、维生素B_3、钙、磷、铁及碳水化合物等，常用于治疗咳嗽、哮喘、痰多等症。

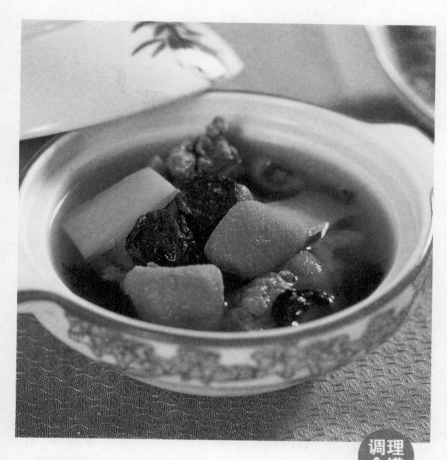

调理食谱

附子姜炖狗肉

原料：熟附子5克，狗肉500克

调料：姜、盐、料酒、八角、葱段各适量

做法：

❶ 将狗肉洗净，切块；姜洗净，切片。

❷ 用砂锅加水煨狗肉，煮沸后加姜片、熟附子，再加盐、料酒、八角、葱段，炖2小时左右，至狗肉熟烂即成。

健康指南：附子是温经逐寒、宣通气血之要药；姜味辛，化痰作用明显，对咳嗽痰多、质清稀者更为适合；狗肉可治五劳七伤，肾阳虚弱的慢性支气管炎老年患者，将附子、姜、狗肉同炖，有温化寒痰、温阳散寒的功效。

支气管扩张

症状说明

支气管扩张是由于支气管感染损害了支气管壁的各层组织，削弱了其弹性，或使管腔狭窄，使其代偿性扩张所致。主要以慢性咳嗽，反复继发细菌感染，咯大量脓痰为主要特征。部分患者反复咯血，有的是痰中夹血，甚至为满口鲜血。

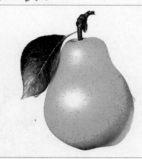

○ 宜

梨、柿子、枇杷、马蹄、无花果、罗汉果、橄榄、萝卜、藕、菊花脑、茼蒿、青菜、羊栖菜、海蜇、紫菜、发菜、竹笋、丝瓜、冬瓜、绿豆、甘蔗、花生、豆腐、燕窝、山药等。

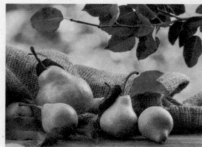
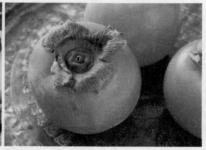

✕ 忌

狗肉、羊肉、鹅肉、猪头肉、核桃、荔枝、桂圆、杏、石榴、樱桃、山楂、桃子、姜、胡椒、辣椒、香菜、蒜、大葱、香椿头、洋葱、芥菜、韭菜、茴香、豆蔻、砂仁等。

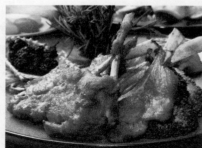
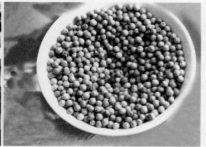

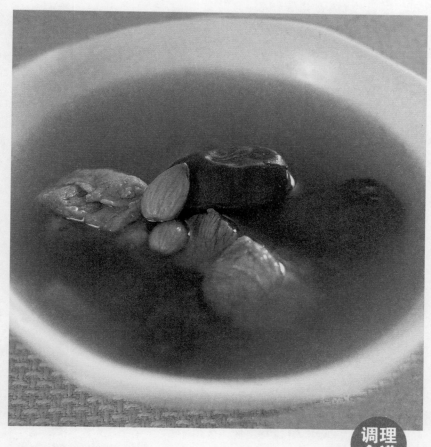

调理
食谱

桑白润肺汤

原料： 桑白皮20克，排骨500克，杏仁10克，红枣少许

调料： 姜适量，盐少许

做法：

❶ 将排骨洗净，斩块，汆水；桑白皮、杏仁洗净；姜、红枣洗净。

❷ 把全部用料放入开水锅内，大火煮沸后改小火煲2小时，放盐调味即可。

健康指南： 桑白皮性寒，味甘，归肺经，有润肺平喘、利水消肿的功效。用于肺热咳喘、面目水肿、小便不利等症；杏仁能润肺止咳，可治疗咳嗽、气喘、痰多等症，对咳嗽痰多尤为有效。将桑白皮、杏仁、猪排骨和红枣一同煲汤，不仅营养丰富，还有润肺、止咳、化痰之功效。

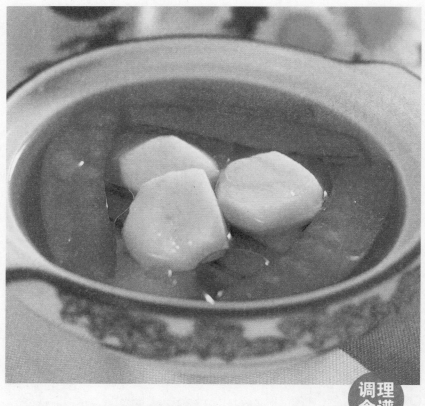

荷兰豆马蹄芹菜汤

原料： 荷兰豆200克，马蹄肉、芹菜各100克

调料： 陈皮10克，姜片、盐、鸡精各适量

做法：

❶ 荷兰豆撕去筋，洗净；芹菜去老叶洗净，切短段。

❷ 烧热水，下入姜片及陈皮，水沸后放荷兰豆和芹菜。

❸ 煮开后，再放入马蹄烫一会儿，然后加盐、鸡精调味，再烧沸，即可熄火。

健康指南： 这道汤清淡适口，有清热、祛痰、解毒之效。马蹄性寒，味甘，有清热泻火的良好功效，既可清热生津，又可补充营养，同时，它还具有凉血解毒、解热止渴、利尿通便、化湿祛痰等功效。荷兰豆是营养价值较高的豆类蔬菜之一，具有和中下气、利小便、解疮毒等功效。

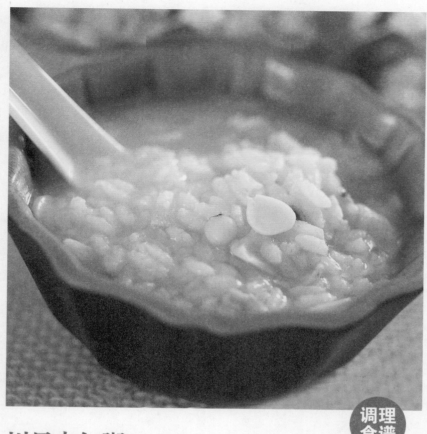

调理食谱

川贝杏仁粥

原料： 川贝、杏仁各10克，百合20克，粳米100克，梨1个

调料： 蜂蜜30毫升

做法：

❶ 将川贝、杏仁、百合洗净，梨捣烂挤汁，共放锅内。

❷ 将粳米淘洗干净，也放入锅内，加适量水一起煮粥，粥将熟时，加入蜂蜜，再煮片刻即可。

健康指南： 这道粥营养丰富，有化痰止咳、润肺的功效。这道粥中川贝、杏仁、百合均有清肺化痰、润肺定喘的功效；蜂蜜可润燥，为肺燥咳嗽之食疗佳品；梨可养阴清热、润肺生津；粳米可养胃健脾。常食此粥可清肺化痰、益气生津、扶正强身。可空腹服食，每天1次，10天为1个疗程。

慢性胃炎

症状说明

慢性胃炎是由不同病因引起的胃黏膜的慢性炎症或萎缩性病变。最常见的症状是上腹疼痛和饱胀。此外，出血也是慢性胃炎的症状之一，尤其是合并糜烂，可以是反复小量出血，亦可为大出血。

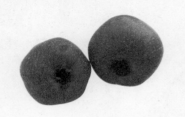

〇 宜 山楂、橘子、苹果、香蕉、梨、葡萄、红枣、豆腐、小白菜、菠菜、茄子、胡萝卜、土豆、蘑菇、西红柿、西蓝花、嫩黄瓜、南瓜、洋葱、黑木耳、芝麻酱、豆浆等。

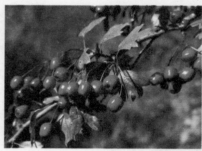
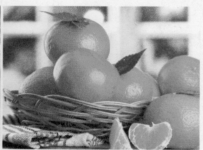

✕ 忌 芹菜、韭菜、蔗糖、杨梅、青梅、李子、豆腐干、烈性酒、浓咖啡、浓茶、芥末、生蒜、辣椒、油条、炸糕、烙饼、馅饼、玉米饼、糯米、年糕等。

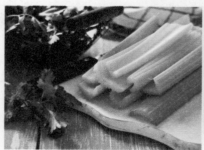
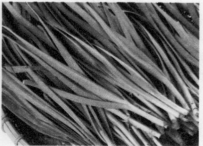

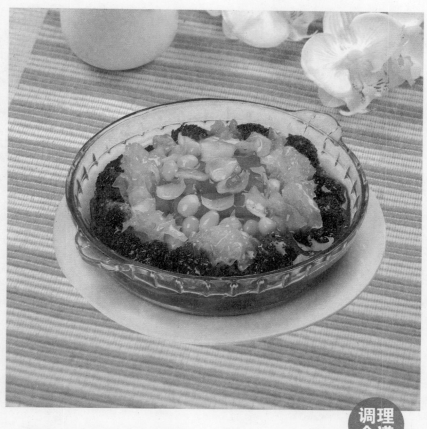

调理
食谱

西蓝花四宝蒸南瓜

原料： 西蓝花250克，白果、百合、银耳各100克，枸杞子50克，南瓜200克

调料： 盐、水淀粉、清汤各适量

做法：

❶ 原料均洗净，南瓜去皮切条；西蓝花切块；银耳、百合切片，与白果一起泡发。

❷ 锅上火倒入清汤，烧开后放入全部材料，再调入盐一起装盘，上笼蒸15分钟。

❸ 以水淀粉勾芡，即可取出食用。

健康指南： 这道菜有益胃生津、促进消化的功效。成菜中的南瓜含有的果胶可以保护胃肠道黏膜免受粗糙食品刺激，促进溃疡面愈合，适于胃病患者食用。南瓜还能促进胆汁分泌，加强胃肠蠕动，帮助食物消化。此外，西蓝花有助于保护肠胃免受细菌的侵袭。

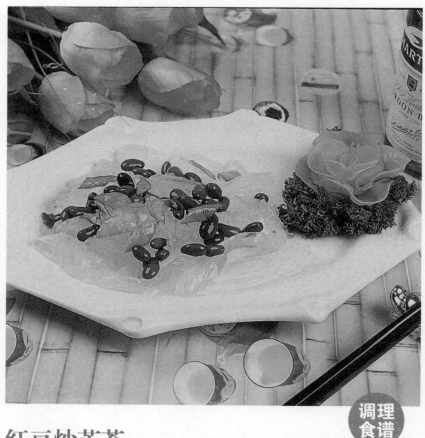

调理食谱

红豆炒芦荟

原料：芦荟250克，红豆100克，青椒50克

调料：香油20毫升，盐5克，白醋10毫升

做法：

❶ 芦荟洗净，去皮，取肉，切薄片；红豆洗净；青椒洗净切丁。

❷ 红豆放入锅中煮熟后，捞起沥干水。

❸ 油锅烧热，加青椒爆香，放入芦荟肉、红豆同炒至熟，放盐、白醋炒匀，淋上香油装盘即可。

健康指南：这道菜清淡爽口，有健胃、缓解便秘的作用。芦荟富含维生素B_3、维生素B_6等，是苦味的倾泻剂，有抗炎、修复胃黏膜和止痛的作用，有利于胃炎、胃溃疡的治疗，能促进溃面愈合。红豆中所含的石碱成分可促进肠胃蠕动，减少便秘，促进排尿，消除肾病所引起的水肿。

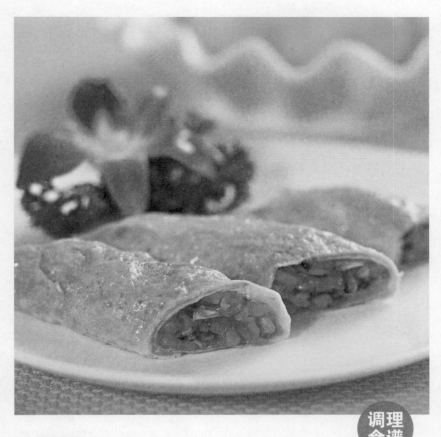

调理食谱

蘑菇蛋卷

原料：鸡蛋3个，蘑菇20克，胡萝卜150克，牛奶25毫升

调料：盐少许

做法：

❶ 将鸡蛋打入碗内搅散，放入牛奶和盐调匀；蘑菇洗净切薄片；胡萝卜洗净切丁。

❷ 烧油锅，倒入蛋液，制成饼，煎至呈金黄时出锅装盘。

❸ 将蘑菇片、胡萝卜丁包入蛋卷内，移至蒸锅蒸熟，取出切段即可。

健康指南：这道美食具有润肺益气、健养肠胃之功效，适合患有慢性胃炎的老年人食用。蘑菇中含有人体所必需的氨基酸和维生素，可以增强机体免疫力、健脾养胃。鸡蛋和牛奶有助于修复受损的组织和促进溃疡面愈合。

便秘

症状说明

便秘是因燥热内结，或气滞不行，或气虚传导无力，或血虚肠道干涩，或阴寒凝结等引起的。主要表现为大便次数减少，间隔时间延长，或正常，但粪质干燥，排出困难；或粪质不干，排出不畅。可伴腹胀、腹痛、食欲减退、嗳气反胃等症状。

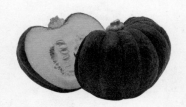

○ 宜

红薯、芝麻、南瓜、芋头、香蕉、桑葚、杨梅、甘蔗、松子仁、柏子仁、核桃、蜂蜜、韭菜、苋菜、菠菜、土豆、慈姑、空心菜、秋葵、茼蒿、甜菜、海带、萝卜、牛奶、海参等。

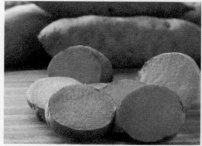
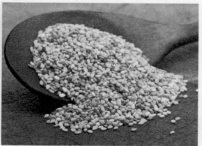

× 忌

芡实、莲子、板栗、高粱、豇豆、炒蚕豆、炒花生、炒黄豆、爆玉米花、咖喱、胡椒、辣椒、茴香、豆蔻、肉桂、白酒等。

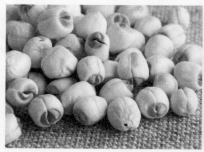
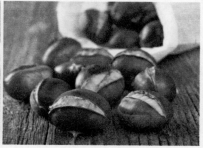

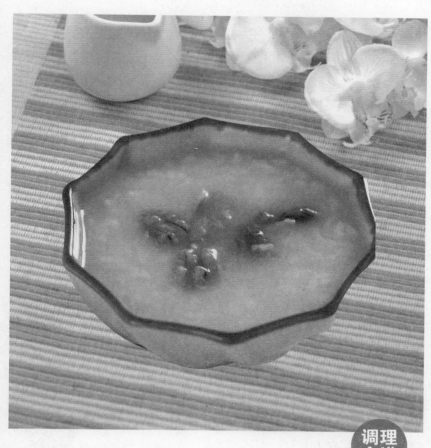

调理
食谱

核桃仁粥

原料： 核桃100克，大米50克

调料： 白糖5克

做法：

❶ 将核桃拍碎，取仁备用。

❷ 再将核桃仁洗净，大米淘洗干净，备用。

❸ 将核桃仁与大米加水，用大火烧开，再转用小火熬煮成粥，调入白糖即可。

健康指南： 这道粥中的核桃仁含有不饱和脂肪酸、蛋白质、碳水化合物、磷、铁、胡萝卜素、维生素B$_2$等成分，可润肠通便。核桃仁性温味甘，能润肠通便、补肾助阳、补肺敛肺，可用于肠燥便秘、大便干涩、小便不利、肾虚腰痛、两脚痿弱、肺肾两虚、喘咳短气等。

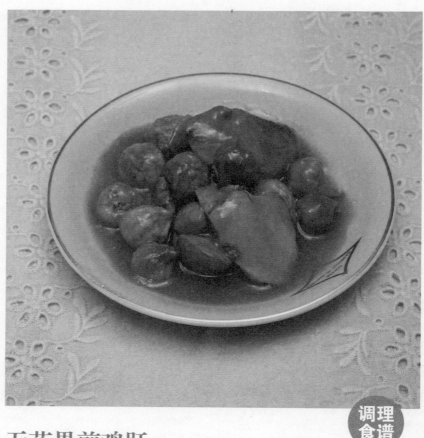

调理食谱

无花果煎鸡肝

原料： 鸡肝3副，无花果干3粒

调料： 白糖1大匙

做法：

❶ 鸡肝洗净，入沸水中汆烫，捞起沥干。

❷ 将无花果干洗净。

❸ 平底锅加热，加1匙油，待油热，将鸡肝、无花果干一同爆炒，至鸡肝熟透、无花果飘香。

❹ 白糖加1/3碗水，煮至溶化，待鸡肝煎熟盛起，淋上糖液调味即可。

健康指南： 这道菜有润肠通便之效，可有效防治便秘。无花果含有较多膳食纤维，能使肠道各种有害物质被吸附并排出体外，净化肠道，故具有润肠通便的效果。同时，无花果能帮助消化，促进食欲，对痔疮、便秘治疗效果极好，还可治疗腹泻、肠胃炎等疾病。

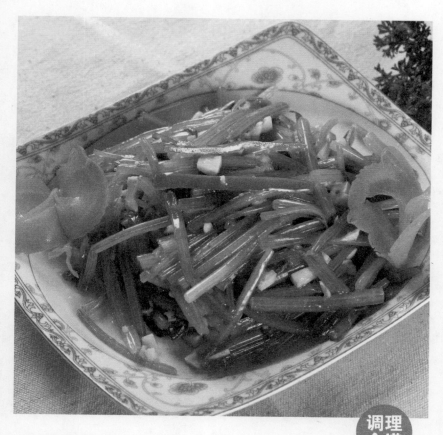

调理
食谱

沙姜菠菜

原料：菠菜300克，沙姜20克

调料：蒜5克，盐3克，香油5毫升

做法：

❶ 菠菜择洗干净，切去根和叶子，留茎；蒜、沙姜去皮洗净，剁蓉。

❷ 净锅上火，注入适量水，加少许油、盐，水沸后下菠菜茎焯一下，捞出沥干水分，装入碗中。

❸ 锅上火，注入油烧热，下沙姜蓉、蒜蓉爆香，盛出，放入装有菠菜的碗里，加入盐、香油拌匀即可。

健康指南：这道菜可有效缓解便秘、腹痛、腹泻、便血症状，可润肠通便、补血止血、助消化。菠菜能润燥滑肠、清热除烦、生津止渴、养肝明目，可防治便血、头眩目赤、夜盲症、便秘等，还有一定的养颜功效。

失眠

症状说明

失眠的病位主要在心，并涉及肝、脾（胃）、肾三脏。机体诸脏腑功能的运行正常且协调，人体阴阳之气的运行也正常，则人的睡眠正常，反之，就会出现睡眠障碍。

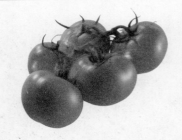

○ 宜

西红柿、芹菜、茼蒿、胡萝卜、红薯、莴笋、马蹄、苦瓜、黄花菜、菠菜、黄豆芽、绿豆芽、蘑菇、金针菇、草菇、平菇、黑木耳、百合、银耳、白萝卜、山药、橙子、柚子、桑葚等。

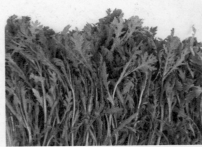
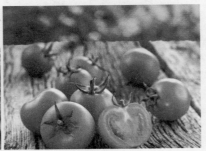

× 忌

肥猪肉、羊肉、海虾、乌梅、油条、油饼、花椒、胡椒、生葱、洋葱、茴香、肉桂、茶、咖啡、可乐、酒等。

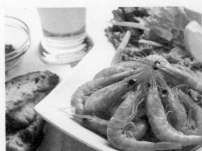
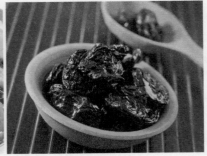

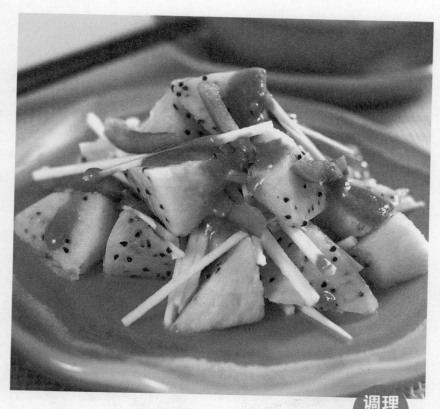

凉拌山药火龙果

调理食谱

原料： 火龙果、山药各100克，柿子椒2个

调料： 芝麻酱3大匙，白糖1大匙，盐1小匙，蒜4粒

做法：

❶ 山药削皮，洗净，切丝，下沸水中焯烫。

❷ 火龙果去皮，用盐水洗净，切块；蒜洗净，压成泥；柿子椒洗净，切斜片。

❸ 将芝麻酱、白糖、盐和备好的食材一起拌匀，入冰箱腌渍10分钟即可。

健康指南： 这道美食口感清甜、香滑，可补气安神、清热解毒、清理肠胃。火龙果具有清热解毒、消炎祛病、行气活血、健胃补脾、通便润肠等功效。山药能养血安神、补虚健身，含有大量的黏蛋白。黏蛋白是一种多糖蛋白质的混合物，对人体具有特殊的保健作用。

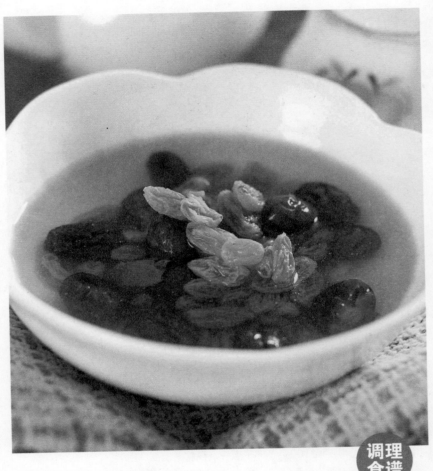

调理食谱

葡萄干红枣汤

原料: 葡萄干30克, 红枣15克

调料: 冰糖10克

做法:

❶ 葡萄干洗净; 红枣去核, 洗净。

❷ 锅中加适量的水, 放入葡萄干和红枣煮至枣烂。

❸ 放入冰糖调味即可。

健康指南: 这道汤口味清甜, 有补气养血、安神助眠的功效。葡萄干含有多种矿物质和维生素、氨基酸, 常食对神经衰弱和过度疲劳者有较好的补益作用, 适合心脾两虚、气血不足、心神失养的失眠者食用。红枣性温味甘, 具有补益脾胃、调和药性、养血宁神的功效。

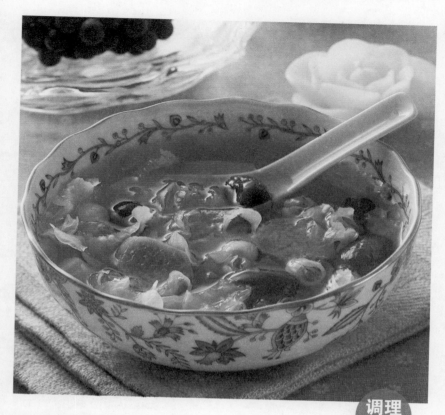

调理食谱

银耳山药甜汤

原料：银耳、山药各100克，莲子、百合各50克，红枣6克

调料：冰糖适量

做法：

❶ 银耳洗净，泡发备用。

❷ 红枣划几刀；山药去皮，洗净，切成块。

❸ 银耳、莲子、百合、红枣同时入锅煮约20分钟，待莲子、银耳煮软，将准备好的山药放入一起煮。

❹ 加入冰糖调味即可。

健康指南：这道汤有安神除烦、补肺益肾之效。银耳具有润肺生津、滋阴养胃、益气安神等作用。银耳含有的银耳多糖有抗血栓形成的功能，可保护心脑血管健康。百合和莲子均有清心安神、除烦助眠的作用。

糖尿病

症状说明

　　糖尿病是由胰岛素抵抗，或相对或绝对分泌不足引起的。主要表现为多饮、多食、多尿和体重减轻，严重时可出现烦渴、头痛、呕吐、发抖、呼吸短促，甚或因低血糖昏厥虚脱的现象。

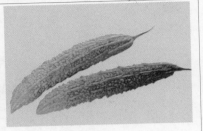

○宜

苦瓜、冬瓜、南瓜、西瓜皮、瓠子、山药、黄豆、芹菜、空心菜、豆苗、菠菜、豇豆、枸杞子、洋葱、鲜藕、豆腐、蘑菇、草菇、黄花菜、黑木耳、荠菜、西红柿、玉米须、莴笋、蚕蛹等。

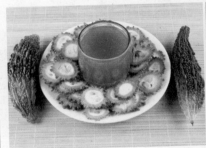
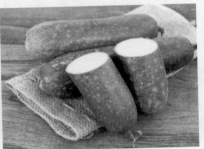

✕忌

爆米花、糯米、红薯、土豆、芋头、菱角、芡实、板栗、梨、柿子、椰子汁、葡萄、无花果、甘蔗、荔枝等。

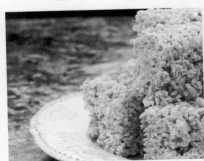
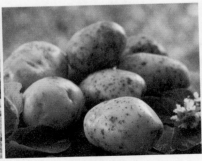

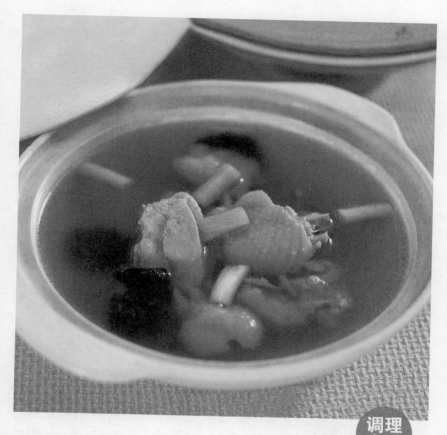

罗汉果鸡煲

调理食谱

原料： 罗汉果2个，子母鸡1只

调料： 葱、姜各10克，味精2克，绍酒10毫升，盐3克

做法：

❶ 子母鸡收拾干净后，斩成块；罗汉果洗净，拍破；姜洗净切片；葱洗净切段。

❷ 将鸡块放入沸水锅中氽去血水。

❸ 将子母鸡、罗汉果、姜、葱、绍酒放入锅内，加入清汤煲熟，放入盐、味精调味即可。

健康指南： 罗汉果具有生津止咳、滑肠排毒、嫩肤益颜、润肺化痰等功效。现代医药学研究发现，罗汉果含有丰富的糖苷，具有降血糖的作用，可以用来辅助治疗糖尿病。将罗汉果与子母鸡一同煲汤，对糖尿病有较好的食疗效果。

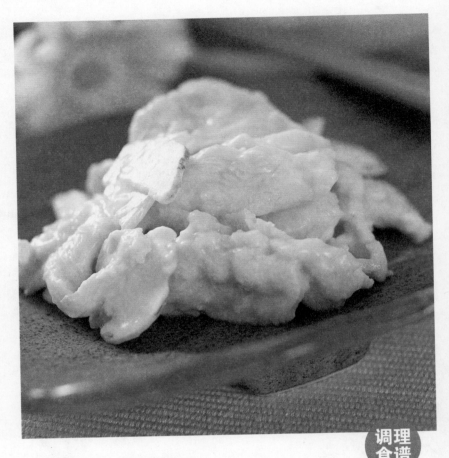

调理食谱

茯苓山药炒鸡片

原料： 茯苓适量，山药片60克，鸡肉100克

调料： 蛋清、盐、料酒、葱、姜、味精各适量

做法：

❶ 茯苓烘干碾粉，加水调成浆；鸡肉洗净切片，调以蛋清、盐并蘸上茯苓粉浆，用少量油略炸捞出。

❷ 山药片稍煸后焖烂，再倒入鸡肉片炒熟，加剩余调料调味即可。

健康指南： 茯苓、山药的主要作用是修复受损的细胞，促使体内自身分泌胰岛素功能的恢复，参与新陈代谢。这道菜具有调补阴阳、健运脾胃之功效，并能增加细胞活性，使胰岛素与受体充分结合，起到平稳降脂、降低血糖的作用。

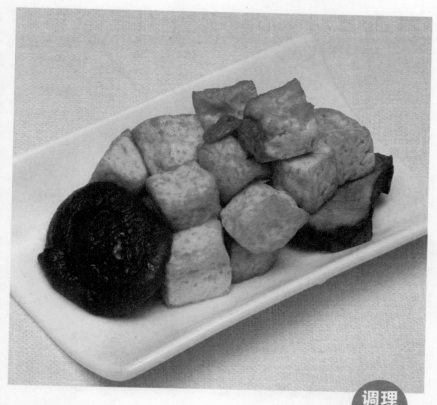

茯苓白豆腐

调理食谱

原料： 茯苓30克，豆腐500克，香菇、枸杞子各适量

调料： 清汤、盐、料酒、淀粉各适量

做法：

❶ 豆腐挤干水，切小方块，撒上盐；香菇洗净切片；枸杞子和茯苓均洗净泡发。

❷ 豆腐块炸至金黄，捞出。

❸ 清汤、盐、料酒及枸杞子、茯苓一起倒入锅内烧开，加淀粉勾芡，再倒入炸豆腐块与香菇片炒匀。

健康指南： 这道菜具有健脾化湿、防肥减肥、降血糖等功效。豆腐是高营养、高矿物质、低脂肪的减肥食品，所含的丰富的蛋白质可以增强体质和增加饱腹感，有利于饭后血糖的控制。茯苓有利尿功能，可以促进钠、氯、钾等电解质的排出。此外，茯苓还可以健脾益胃、宁心安神。

高脂血症

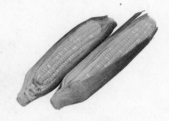

症状说明

    高脂血症是由于肝、脾、肾三脏虚损，或痰湿内阻引起的。主要表现为头痛、肢麻、目眩头晕、胸部闷痛、气促心悸、肥胖等。通常会合并高血压、冠心病等。

○ 宜

玉米、燕麦、南瓜、芝麻、大豆、豌豆苗、兔肉、牛奶、酸奶、海参、泥鳅、蛙肉、鸽肉、甲鱼、蛤蜊、田螺、蚌、螺蛳、牡蛎、乌鱼、青鱼、鳝鱼、旱芹、紫茄、萝卜等。

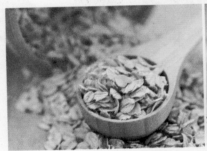
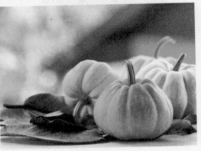

✕ 忌

牛髓、羊肝、猪肾、肥猪肉、猪油、猪脑、鸭脑、兔脑、鱼脑、蛋黄、虾、蟹黄、鳗鱼等。

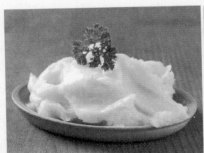
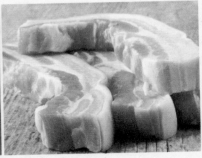

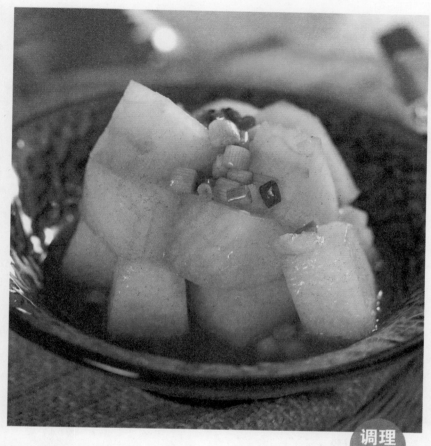

调理食谱

素烧冬瓜

原料： 冬瓜600克

调料： 素油、盐、葱花、味精各适量

做法：

❶ 将冬瓜去皮、瓤，切成块，洗净。

❷ 素油烧热后投入冬瓜块煸炒，待稍软时，加盐和适量水，烧至熟烂后再加味精调味，撒上葱花即可。

健康指南： 这道素烧冬瓜低脂、高维生素，容易消化。冬瓜中含有多种维生素和人体必需的微量元素，可调节人体的电解质及水分代谢平衡，而且能养胃生津、清降胃火，促使体内糖转化为热量，而不变成脂肪，对防治高脂血症很有好处。此外，冬瓜还有抗衰老的作用，并可保持形体健美。

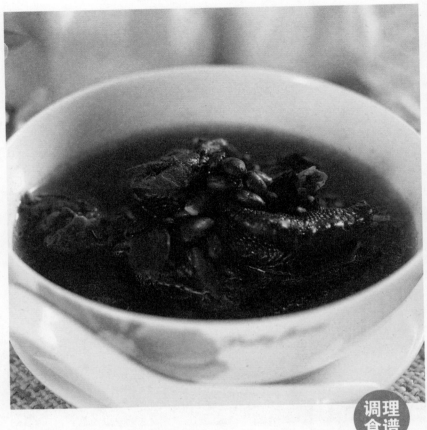

调理
食谱

何首乌黑豆乌鸡汤

原料： 何首乌15克，黑豆50克，红枣10个，乌鸡1只

调料： 黄酒、葱段、姜片、盐各适量

做法：

❶ 将乌鸡收拾干净，斩块；何首乌、黑豆、红枣均洗净备用。

❷ 将备好的食材放锅内，加适量清水、黄酒、葱段、姜片及盐，大火烧沸后，改用小火煨至乌鸡肉熟烂即可。

健康指南： 这道汤为调理高脂血症的常用药膳。何首乌药性平和，有良好的补肝肾、益精血作用；黑豆有利水下气之效。此外，这道汤既补肾阴、润肾燥，又健脾肾、利水湿，有良好的滋补抗衰功能。乌鸡能补阴血、填精髓。三物并施，炖汤服食，有滋阴养血、补益肝肾和降低血脂之功效。

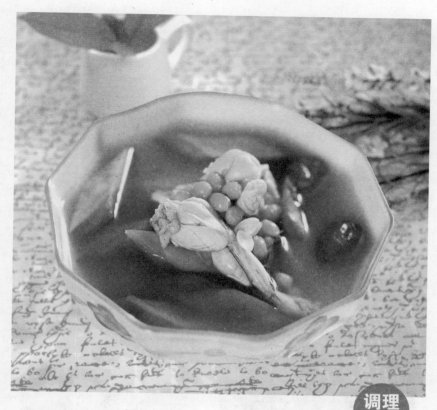

苦瓜黄豆牛蛙汤

原料：苦瓜400克，黄豆50克，牛蛙500克，红枣5个

调料：盐5克

做法：

❶ 苦瓜去瓤，切成小段，洗净；牛蛙处理干净；红枣、黄豆均泡发。

❷ 将苦瓜、黄豆一起入沸水中焯后捞出。

❸ 将适量清水放入瓦煲内，煮沸后加入以上所有材料，大火煮沸后改用小火煲1小时，加盐调味即可。

健康指南：黄豆中的卵磷脂有防止肝脏内积存过多脂肪的作用，可有效防止肥胖引起的脂肪肝；牛蛙的营养非常丰富，味道鲜美，是一种高蛋白质、低脂肪、低胆固醇营养食品；苦瓜具有降低胆固醇和甘油三酯的作用。将黄豆、牛蛙、苦瓜与红枣一同煮汤，降血脂作用较为显著。

调理食谱

高血压

症状说明

中医认为高血压是肝肾阴阳失调引起的。主要表现为头晕、眼花、心烦、耳鸣、失眠、脚步轻飘或目痛胀如裂、面红眼赤、口干、容易动怒、小便赤涩、大便秘结等。

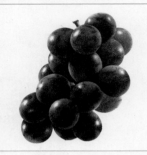

○宜

苹果、山楂、香蕉、葡萄、橘子、无花果、猕猴桃、金橘、西瓜、西红柿、蒜、芹菜、茄子、萝卜、洋葱、空心菜、茼蒿、菠菜、芦笋、黄瓜、冬瓜、丝瓜、海带、海蜇、紫菜等。

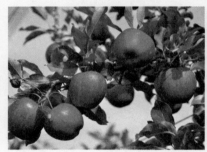
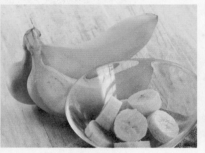

✕忌

狗肉、羊髓、牛髓、猪肥肉、猪油、猪肝、猪肾、蛋黄、虾、猪脑、兔脑、胡椒、辣椒、桂皮、酒、鱼子等。

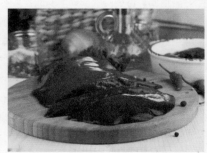
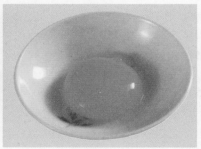

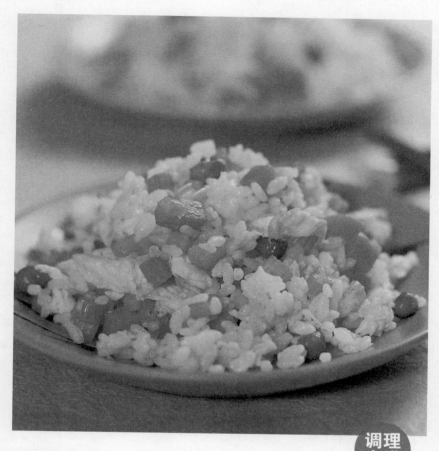

调理食谱

香芹炒饭

原料： 香芹100克，米饭150克，胡萝卜80克，青豆20克，鸡蛋1个

调料： 姜10克，盐5克，味精3克

做法：

❶ 胡萝卜、香芹、姜均洗净切粒；鸡蛋（去蛋黄）磕入碗中加盐打散。

❷ 烧油锅，倒入蛋液炒熟，捞起。

❸ 烧油锅，入姜、青豆、香芹、胡萝卜，翻炒2分钟后，倒入鸡蛋和米饭炒匀，用盐和味精调味即可。

健康指南： 这道菜是老年人降血压的一道营养调理膳食。成菜中的香芹含有丰富的维生素P，能降低毛细血管通透性，对抗肾上腺素的升压作用，具有利尿和降压的作用；胡萝卜中的胡萝卜素含有琥珀酸钾等成分，能够降低血压。

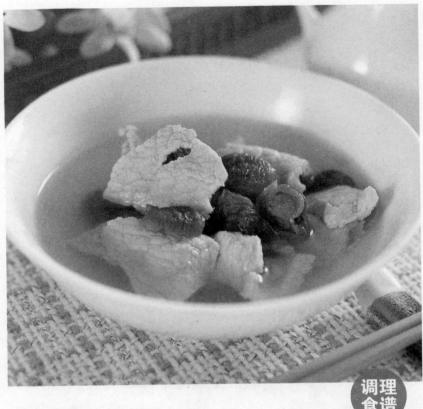

调理食谱

山楂降压汤

原料： 山楂15克，猪瘦肉200克

调料： 姜5克，葱10克，清汤1000毫升，盐3克

做法：

❶ 把山楂洗净。

❷ 猪瘦肉洗净，去血水，切片；姜洗净，拍松；葱洗净，切段。

❸ 热锅中加入食用油，烧至六成热时，下入姜、葱爆香，加入清汤，烧沸后下入猪瘦肉、山楂、盐，用小火炖

50分钟即成。

健康指南： 这道汤能够活血化淤、化食消积、降低血压，适宜高血压患者食用。山楂含有三萜类及山楂黄酮类物质，有缓慢而持久的降压作用，能扩张外周血管，调节中枢神经系统功能，并具有显著的降低血脂作用，对于防治心血管疾病有特殊疗效。另外，老年人常吃山楂制品有延年益寿之效。

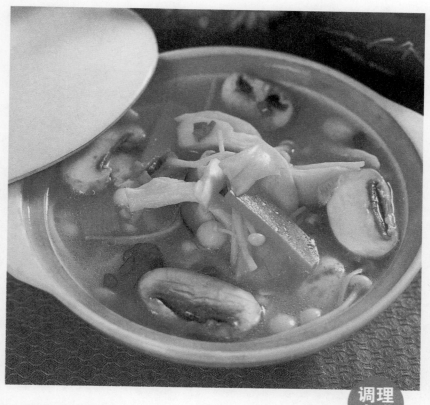

调理
食谱

浓汤杂菌煲

原料： 平菇50克，金针菇、口蘑各100克，胡萝卜150克

调料： 盐3克，葱15克

做法：

❶ 将平菇、金针菇、口蘑去根，洗净，切小块；胡萝卜洗净切块；葱洗净切段。

❷ 锅中加油烧热，爆香葱段，放入胡萝卜块快炒，盛出放入砂锅中，调入盐煲出味。

❸ 加入金针菇、口蘑、平菇略煲即可。

健康指南： 平菇中的蛋白多糖体对癌细胞有很强的抑制作用，常食用能改善人体的新陈代谢、减少人体血清胆固醇、降低血压；胡萝卜中的琥珀酸钾盐是降低血压的有效成分，高血压患者宜多吃胡萝卜；金针菇、口蘑有益肠胃，而且口蘑的热量很低，适宜高血压患者食用。

冠心病

症状说明

冠心病是由正气亏虚、痰浊、淤血、气滞、寒凝，引起心脉痹阻不畅所致。心绞痛和心肌梗死是最常见的类型，以膻中穴或左胸发作性的憋闷、疼痛为主，甚则胸痛彻背、短气、喘息不得卧。

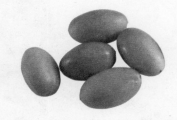

○ 宜　山药、玉米、燕麦、土豆、红薯、南瓜、山楂、橘子、橄榄、猕猴桃、无花果、草莓、香蕉、苹果、西红柿、萝卜、旱芹、蒜、洋葱、竹笋、青芦笋、冬瓜、丝瓜、黄瓜、葱等。

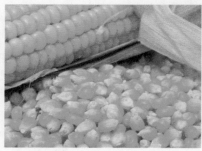
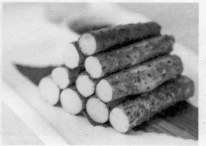

✕ 忌　羊髓、肥猪肉、猪肝、猪肾、鸡肉、鸡油、蛋黄、猪脑、虾、鱿鱼、乌贼、蟹黄、凤尾鱼、啤酒等。

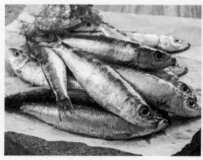
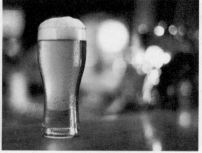

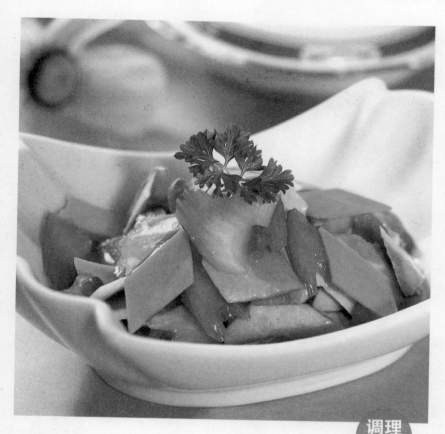

调理
食谱

西芹炒豆干

原料： 西芹500克，豆干150克

调料： 葱段25克，盐、味精各少许

做法：

❶ 西芹洗净，切菱形片；豆干洗净，切片放入盘中。

❷ 西芹入沸水锅中焯一下捞出，用冷水冲洗，沥干水分。

❸ 烧油锅，入葱段煸出香味，再加豆干煸炒，下盐炒入味，装盘

❹ 再下油烧至八成热，入西芹煸炒，倒入豆干炒匀，加盐、味精炒匀。

健康指南： 这道菜有明显的平肝降压作用，可减轻心脏负荷，还有镇静和抗惊厥的功效，可用于辅助治疗冠心病、原发性高血压、眩晕头痛等。成菜中的西芹性凉、味甘，有促进血液循环、降低血压、促进食欲、平肝、清肠、利小便、解毒消肿等功效。

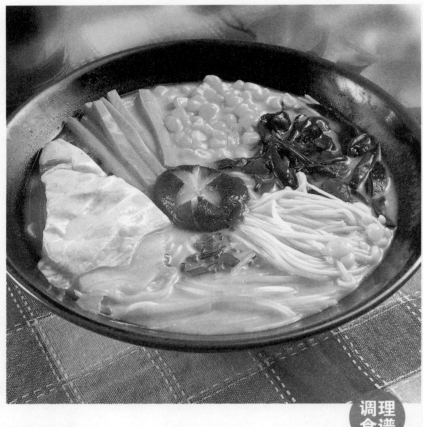

调理食谱

蔬菜拉面

原料： 玉米粒、金针菇、包菜、豆芽、黑木耳、胡萝卜各20克，香菇1朵，拉面150克

调料： 面汤450毫升，盐、调味油各少许，葱10克

做法：

❶ 包菜洗净切块，胡萝卜洗净切条，黑木耳泡发切丝，葱洗净切花。

❷ 锅中放入面汤及其余配料煮开。

❸ 下入拉面，煮开后，调入少许盐和调味油煮熟即可。

健康指南： 这道汤面以蔬菜为主，色泽艳丽，而且热量低、清淡美味，营养丰富又不油腻，以汤水为主能满足冠心病患者的补水需求。此外，这道汤面的胆固醇与脂肪含量均较低，含有多种维生素和膳食纤维，是有助于降低冠心病患者血脂的营养素食。

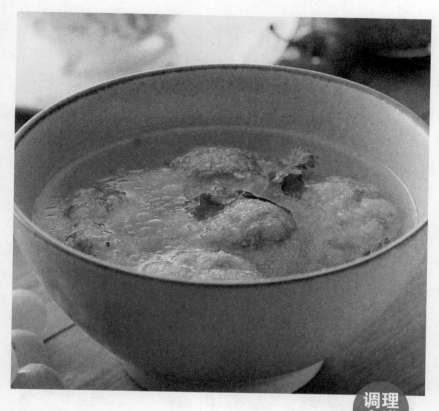

山药豆腐汤

原料： 山药300克，豆腐1块，绿茶粉30克，红薯粉60克

调料： 盐少许

做法：

❶ 豆腐洗净切小块后用纱布包紧，挤去水分，加入绿茶粉；山药削皮洗净磨成泥，加入豆腐中拌匀。

❷ 取一小撮山药豆腐泥揉成圆球，表面蘸红薯粉，炸至金黄，捞起。

❸ 将豆腐丸子入沸水锅中以中火煮开后

转小火煮5分钟，加盐调味即可。

健康指南： 这道汤清爽、易消化，有助冠心病患者降血脂、降血糖。山药含有大量的黏液蛋白、维生素和微量元素，能有效阻止血脂在血管壁的沉淀，预防心血管疾病，达到益智安神、延年益寿的功效。绿茶有降血脂、减脂等功效，适宜患冠心病、高血压、高脂血症等症的患者食用。

调理食谱

阿尔茨海默病

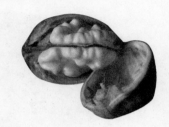

症状说明

阿尔茨海默病主要因年老体虚、五脏虚弱、肾阴亏虚、精血不足、心肾不足、髓海空虚、脑脉失养所致。主要表现为记忆力减退，动作迟缓，走路不稳，偏瘫，甚至卧床不起，大小便失禁，不能自主进食等。

○ 宜

核桃、桑葚、枸杞子、黑芝麻、灵芝、银耳、芡实、蜂王浆、冬虫夏草、紫河车、鸽肉、肉苁蓉、人参、刺五加、黄芪、黄精、天麻、何首乌等。

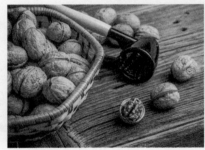
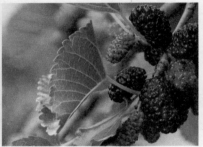

✕ 忌

茴香、八角、槟榔、辣椒、芥末、咖喱、酒、咖啡、浓茶等。

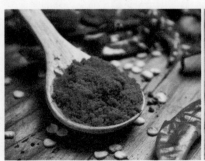
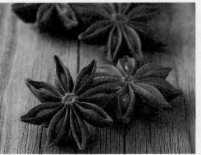

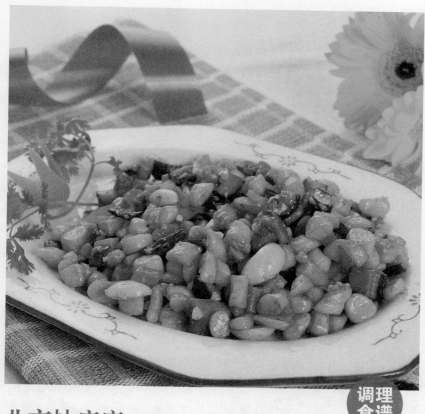

北京炒疙瘩

原料： 高筋面粉200克，香菇、胡萝卜、黄瓜各40克

调料： 盐、白醋、蒜各适量

做法：

❶ 高筋面粉加水和匀，搓成长条，切小丁；胡萝卜、香菇、黄瓜洗净切丁；蒜去皮剁成蓉。

❷ 锅中注入水烧开，放入面疙瘩，煮熟后捞出浸入冷水中，5分钟后沥干水。

❸ 锅上火，油烧热，放入以上蔬菜材料炒香，加入面疙瘩，调入盐、白醋炒匀即可。

健康指南： 炒疙瘩用的面团要和得硬一些，不要把疙瘩炒得过稠。香菇所含的膳食纤维能减少肠道对胆固醇的吸收。专家建议，为了预防阿尔茨海默病，老年人可以多吃香菇。黄瓜所含的维生素B_1有利于调节大脑神经功能，可预防或延缓阿尔茨海默病。

调理食谱

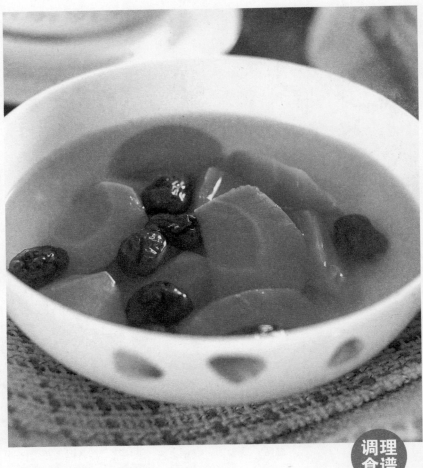

调理
食谱

胡萝卜红枣汤

原料： 胡萝卜200克，红枣10个

调料： 冰糖少许

做法：

❶ 将胡萝卜洗净，切块；红枣洗净，锅
　中加1500毫升清水，放入胡萝卜和
　红枣，用小火煮40分钟。

❷ 加冰糖调味即可。

健康指南： 胡萝卜中含有大量的β-胡萝卜素，β-胡萝卜素可以帮助大脑增强记忆，还能减少患阿尔茨海默病的概率。红枣是富含维生素和膳食纤维的食品，有补中益气、养血安神的功效，老年人可以多食用。将胡萝卜搭配红枣，营养更丰富。

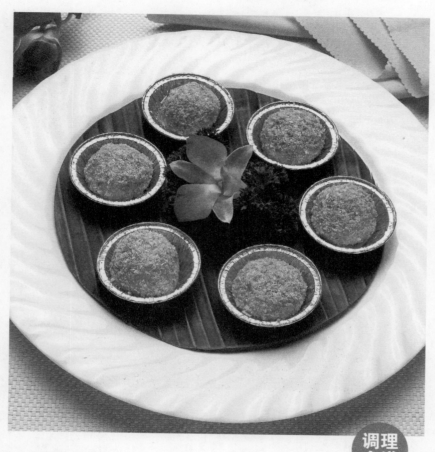

雷沙汤圆

原料：汤圆300克，花生仁10克，黄豆100克

调料：白糖50克

做法：

❶ 花生仁与黄豆洗净沥干，入锅炒熟，研成粉末，加入白糖拌匀备用。

❷ 汤圆入沸水锅中煮2～3分钟，捞出。

❸ 将汤圆裹上花生仁黄豆粉即可。

健康指南：汤圆不可煮得过熟，太软烂会影响美观。这道点心中的花生米含有的卵磷脂是神经系统所需要的重要物质，能延缓脑功能衰退；黄豆中的卵磷脂除可清除血中的胆固醇、中性脂肪外，还可预防高血压、动脉硬化、阿尔茨海默病。

调理食谱

脑卒中后遗症

症状说明

脑卒中后遗症是由脑卒中后气虚、脉络淤阻、风痰阻络，或肝肾两虚、精血不足、筋脉失养所致。脑卒中后会出现轻重不等的半身不遂、言语不利、口眼歪斜等症状。

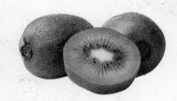

○ 宜

冬瓜、玉米、燕麦、土豆、南瓜、山楂、橘子、橄榄、猕猴桃、无花果、草莓、花生、西红柿、蒜、洋葱、竹笋、青芦笋、山药、丝瓜、黄瓜、菜瓜、瓠子、灵芝、黑木耳等。

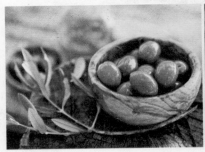
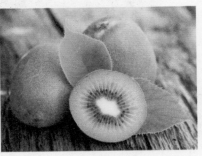

× 忌

羊髓、肥猪肉、猪肝、猪肾、鹅肉、猪肉、鸡肉、鸡油、蛋黄、鸭脑、兔脑、鸡脑、虾皮、虾米、鱿鱼、乌贼、蟹黄、凤尾鱼、白酒、啤酒等。

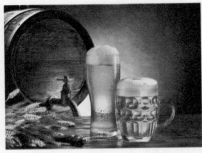
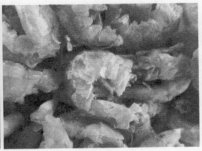

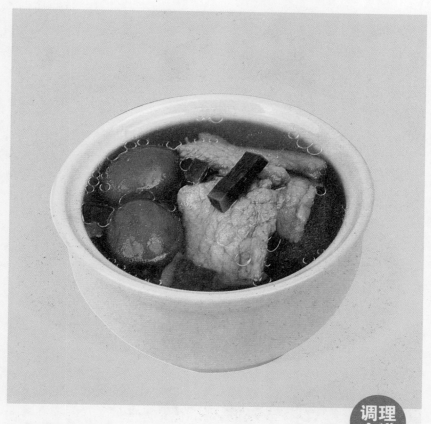

灵芝红枣瘦肉汤

原料： 灵芝4克，红枣4个，猪瘦肉250克

调料： 盐6克

做法：

❶ 将猪瘦肉洗净、切片；灵芝、红枣洗净备用。

❷ 净锅上火倒入水，调入盐，下入猪瘦肉烧开，捞去浮沫，下入灵芝、红枣煲至熟即可。

调理食谱

健康指南： 这道汤有补益气血、宁心安神的功效。红枣富含蛋白质、脂肪、粗纤维、有机酸、黏液质以及多种矿物质，又含有多种维生素；猪瘦肉有滋养脏腑、润滑肌肤、补中益气、滋阴养胃之效。将红枣、猪瘦肉与灵芝煲汤，对脑卒中后遗症导致的气虚、脉、肝肾两虚、精血不足、筋脉失养等有非常好的调理效果。

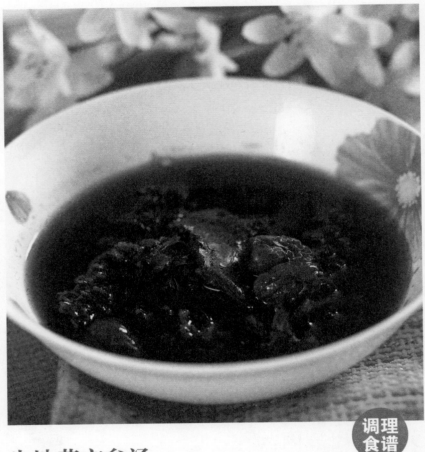

调理
食谱

生地黄玄参汤

原料： 生地黄20克，玄参、酸枣仁、夏枯草各10克，红枣6个

调料： 盐适量

做法：

❶ 先用水将生地黄、玄参、酸枣仁、夏枯草、红枣洗净。

❷ 将全部原料放入锅中，加适量清水，煮半小时后加盐调味即可。

健康指南： 这道汤具有清热凉血、滋润生津的功效。生地黄有清热凉血、益阴生津之功效；玄参能扩张血管，降血压，有强心作用；夏枯草也能平肝降压；酸枣仁富含三萜类化合物、酸枣仁皂苷、多量维生素C，有镇静、催眠、镇痛、抗惊厥作用，同时还有一定的降压作用，十分适合脑卒中后遗症患者食用。

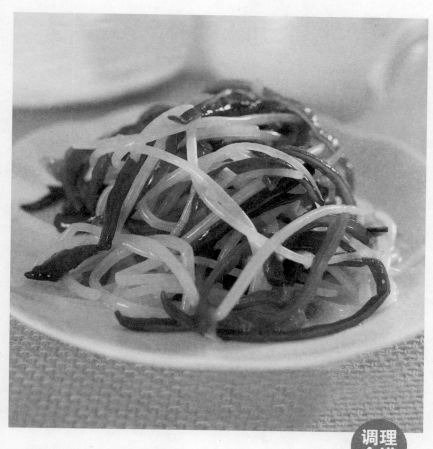

调理食谱

黑木耳拌黄豆芽

原料： 黄豆芽15克，泡发黑木耳150克

调料： 盐3克

做法：

❶ 将黄豆芽择洗干净；黑木耳去掉未泡发好的部分。

❷ 黑木耳洗净，切成丝，与黄豆芽一起入沸水中烫至断生。

❸ 捞出沥干水分后加盐搅拌均匀即可。

健康指南： 这道菜富含维生素，口味清淡，营养丰富，非常适合饮食需清淡的老年人食用。成菜中的黄豆芽含有丰富的维生素，可有效防止维生素B_2缺乏，其所含维生素E可保护皮肤和毛细血管健康。黑木耳有助于抗衰老、改善肤质，可治血热所致腹泻、尿血、齿龈疼痛、便血、皮肤瘙痒等病症。

动脉硬化

症状说明

动脉硬化多因饮食不节而损伤脾胃，劳倦过度而损伤心脾，及年老体虚、肾气虚、肾阳不足等所致。主要表现为体力和脑力的衰退，并可出现胸闷、心悸及心前区闷痛、头痛头晕、记忆力减退。

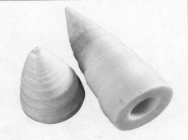

○ **宜**　山药、玉米、土豆、南瓜、西红柿、马蹄、萝卜、冬笋、丝瓜、黄瓜、香菇、金针菇、猴头菇、平菇、草菇、黑木耳、海带、紫菜、海蜇、山楂、草莓、香蕉、苹果、猕猴桃等。

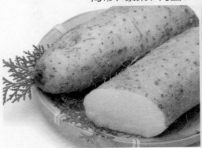
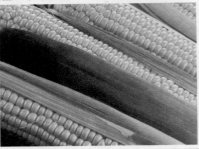

✕ **忌**　羊髓、肥猪肉、狗肉、猪肝、猪肾、鸡肉、鹅肉、鸭蛋、蛋黄、虾、虾皮、乌贼、蚬肉、蟹黄、凤尾鱼、猪油、鸡油、奶油、辣椒、胡椒、芥末、白酒等。

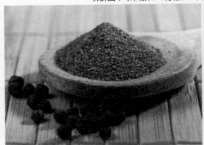
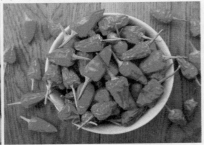

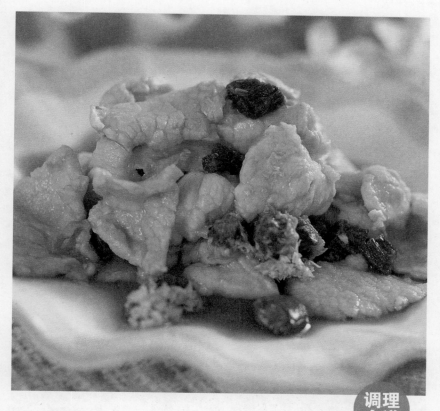

调理
食谱

菊参肉片

原料： 干菊花50克，丹参10克，猪瘦肉300克，清汤200毫升，鸡蛋1个

调料： 盐、绍酒、淀粉、香油、豆油、姜片、葱段各适量

做法：

❶ 猪瘦肉洗净，切薄片；干菊花洗净泡发；丹参洗净；鸡蛋去黄留清；瘦肉片用蛋清、盐、绍酒、淀粉调匀浆好。

❷ 烧油锅，入瘦肉片、姜、葱翻炒，倒入清汤，再下菊花、丹参煮沸，放

盐、淀粉、香油拌匀。

健康指南： 这道菜有活血通络、消肿止痛之效。猪瘦肉可为人体提供血红蛋白（有机铁）和促进铁吸收的半胱氨酸，能改善缺铁性贫血。丹参具有活血调经、祛瘀止痛、凉血消肿、清心除烦、养血安神的功效，尤其适合动脉硬化、冠心病、高脂血症者食用。

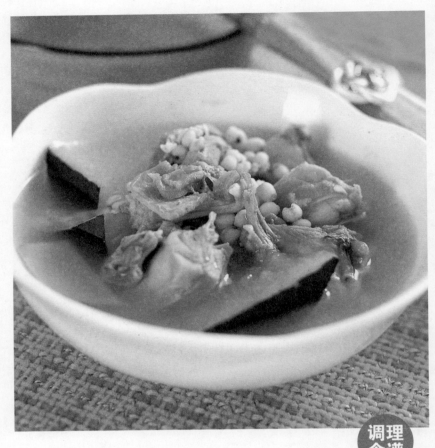

调理食谱

冬瓜薏米兔肉汤

原料： 冬瓜500克，薏米30克，兔肉250克。

调料： 姜3片，盐适量

做法：

❶ 将冬瓜去瓤，洗净，切块；薏米洗净；兔肉洗净，切块，去肥脂，用开水汆去血水。

❷ 把冬瓜、薏米、兔肉、姜片全部一起放入锅内，加适量清水，大火煮沸后，小火煲2小时，加盐调味即可。

健康指南： 这道汤可以防治高脂血症、动脉硬化及肥胖，亦可用于暑湿水肿。冬瓜能养胃生津、清降胃火、利尿消肿；兔肉富含卵磷脂，而结缔组织少，肉质细嫩易于消化，老年人吃兔肉，既可满足营养需求，又可祛病健身。

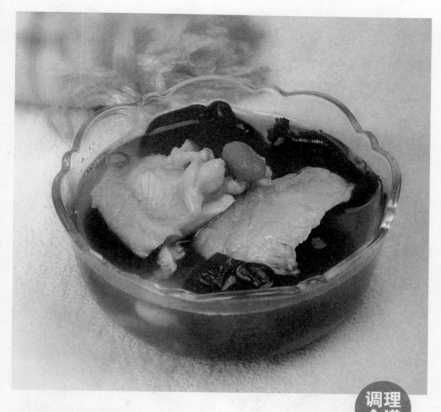

调理食谱

黑木耳煲双脆

原料： 牛百叶100克，海蜇、黑木耳各150克

调料： 盐适量，味精、葱、姜各3克，香油2毫升

做法：

❶ 牛百叶洗净、切片；海蜇泡去盐分洗净；黑木耳洗净撕小块。

❷ 炒锅上火倒入油，将葱、姜爆香，倒入适量水，调入盐、味精，下入牛百叶、海蜇、黑木耳，大火煲熟，淋入香油即可。

健康指南： 这道菜有益气滋阴、软化血管的功效。成菜中的黑木耳可抑制血小板凝聚，降低血液中胆固醇的含量，对冠心病、动脉血管硬化颇为有益，并有一定的抗癌作用。黑木耳中的胶质，还可将残留在人体消化系统内的灰尘杂质吸附聚集，排出体外，起到清涤肠胃的作用。

肥胖症

症状说明

肥胖症多是因摄入能量过多，消耗能量减少，使过多的热量转化为脂肪在体内贮存而引起的。肥胖者多畏热、多汗，动则大汗淋漓、呼吸短促、容易疲乏，并常有头晕、头痛、心悸、腹胀等症状。

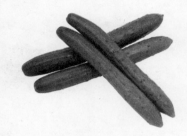

○ 宜

胡萝卜、莴笋、魔芋、冬瓜、竹笋、黄瓜、西红柿、红薯、洋葱、山药、海带、海藻、银耳、芹菜、山楂、草莓、柳橙、苹果、香蕉、木瓜、柿子、燕麦、荞麦、糙米、赤小豆、玉米等。

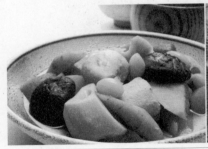
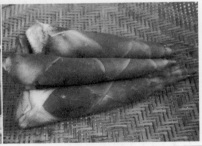

✕ 忌

肥猪肉、猪油、炸鸡、油条、动物内脏、薯片、罐头、巧克力、糖果、甜点、果脯、甜饮料、奶油、黄油、冰淇淋、动物脑、鱼子等。

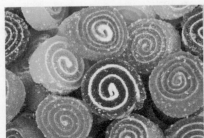
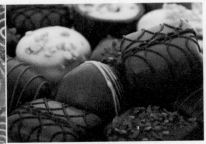

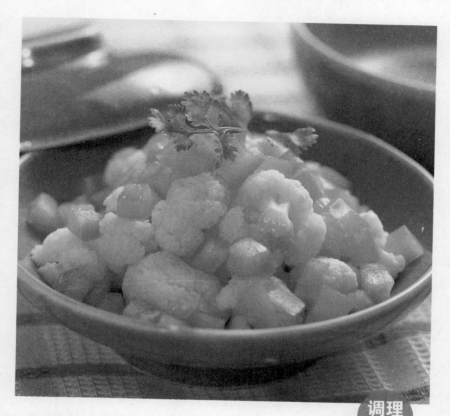

花菜拌西红柿

原料： 花菜300克，西红柿2个，香菜50克，蘑菇少许

调料： 白糖、盐各3克，香油3毫升，味精少许

做法：

❶ 花菜洗净撕小朵，放在沸水中烫熟，捞出放凉。

❷ 西红柿洗净，去皮、去子，切碎块；香菜洗净，切小段；蘑菇洗净，烫熟。

❸ 将以上材料放入盘内，撒上盐、白糖、味精，淋上香油，拌匀即可。

健康指南： 这道菜清淡爽口，有消脂减肥之效。成菜中的花菜有抗癌、消脂的作用。花菜还有健脾养胃、清肺润喉、清热解毒的作用，对秋燥引起的脾虚胃热、口臭烦渴者也适宜；西红柿含有丰富的果胶，容易使人产生饱腹感，还会吸附多余脂肪排出体外，有防治肥胖的效果。

调理食谱

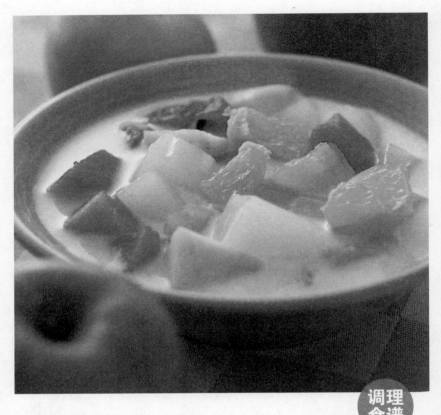

**调理
食谱**

什锦水果杏仁豆腐

原料：西瓜60克，柳橙40克，苹果50克，杏仁粉24克，脱脂鲜奶120毫升

调料：洋菜粉8克

做法：

❶ 将杏仁粉入沸水锅搅匀，待再沸时加入洋菜粉，煮成黏糊状即可熄火。倒入方形模具至凝固，做成杏仁豆腐。

❷ 将杏仁豆腐倒出，切小块；柳橙洗净去皮，切丁；西瓜洗净去皮，切丁；苹果洗净去皮，切丁。

❸ 将以上食材放入碗中，加入脱脂鲜奶搅匀即可。

健康指南：这道美食营养丰富，可以促进新陈代谢。西瓜含水量大，能够加快新陈代谢，有排毒养颜的作用，可以帮助排出体内多余的水分。西瓜中的钾，有利尿的功能，可使身体中的毒素顺利排出；柳橙含有欣乐芬素，可以有效消除肠道内胆固醇以及脂肪，促进新陈代谢，达到减重的效果。

老年性皮肤瘙痒症

症状说明

老年性皮肤瘙痒症是一种无原发性病因的皮损，多由于老年人皮脂腺功能减退、皮肤干燥等原因引起。主要表现为剧烈的瘙痒伴抓痕、血痂等，严重影响患者的生活质量。

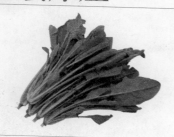

○ 宜

白萝卜、胡萝卜、冬瓜、丝瓜、黄瓜、菜瓜、苦瓜、芹菜、空心菜、苋菜、菠菜、黄花菜、莴笋、土豆、山药、枸杞子、豆腐、红薯、绿豆芽、海带、香蕉、绿豆等。

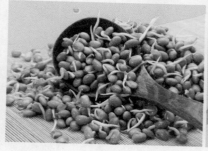
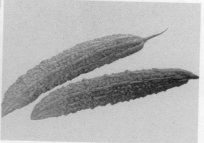

✕ 忌

樱桃、荔枝、红枣、鹅肉、羊肉、烤肉、胡椒、花椒、芡实、乌梅、辣椒、蒜、芥末、海鱼、虾、螃蟹、蚬肉、咸鱼、浓茶、碳酸饮料等。

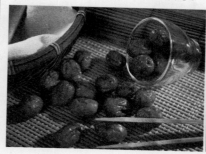
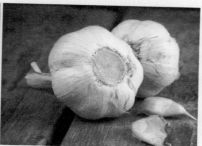

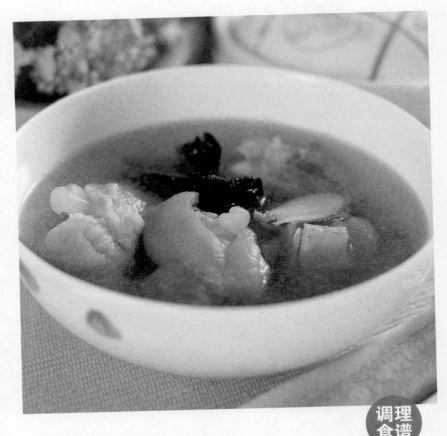

调理食谱

灵芝黄芪猪蹄汤

原料： 灵芝50克，黄芪30克，猪蹄600克

调料： 盐适量

做法：

❶ 将猪蹄去毛洗净，切块；灵芝洗净，切块；黄芪洗净备用。

❷ 将灵芝、黄芪、猪蹄同放入砂锅中，注入清水1000毫升，煮40分钟，再加盐调味即可。

健康指南： 这道汤有益气养血、强筋养肝之效，适用于白细胞减少症、慢性肝炎、疲倦乏力、腰酸腿软等症。灵芝扶正固本，可增强免疫力功能，提高机体抵抗力；黄芪有益气固表、敛汗固脱、托疮生肌、利水消肿的功效。猪蹄性平，味甘、咸，具有补虚弱、填肾精等功能。

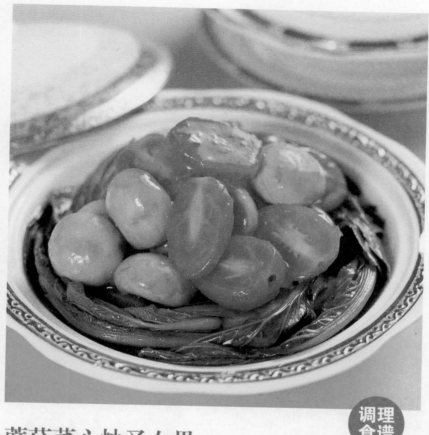

调理
食谱

蘑菇菜心炒圣女果

原料： 圣女果100克，菜心150克

调料： 盐5克，味精、白糖各3克

做法：

❶ 菜心择去黄叶，洗净；圣女果洗净，对切。

❷ 将菜心入沸水中稍烫，捞出，沥干水分。

❸ 净锅上火加油，下入蘑菇、圣女果翻炒，再下入菜心和盐、味精、白糖炒匀即可。

健康指南： 这道菜有助于改善皮肤干燥，延缓皮肤衰老，还可清热生津、润肠通便。菜心性微寒，常食具有除烦解渴、利尿通便和清热消肿之功效；蘑菇尤其适宜老年人，及免疫力低下、高血压、糖尿病患者食用，有益神开胃、化痰理气、补脾益气的功效。

293

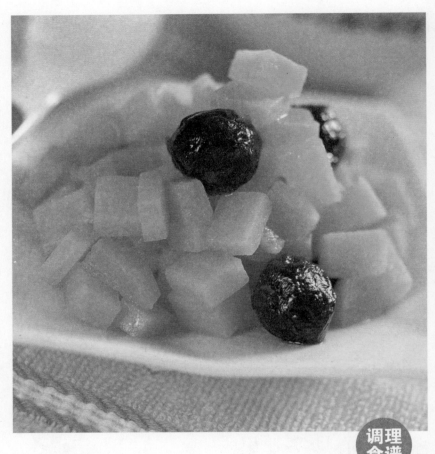

调理食谱

蜜汁红薯

原料： 红薯100克，桂圆适量

调料： 蜂蜜少许

做法：

① 将红薯去皮洗净，切成小丁，放入蒸锅中蒸熟。

② 桂圆去壳后与红薯一起搅拌均匀。

③ 将蜂蜜浇在红薯上，即可食用。

健康指南： 这道点心香甜可口，可缓解湿疹、便秘症状，有排毒养颜、补脾益胃、养血安神的功效。红薯中含丰富的胡萝卜素，能提供丰富的维生素A，可缓解皮肤瘙痒、干燥、脱皮等症状。桂圆可缓解脾胃虚弱、食欲不振，或气血不足、体虚乏力、心脾血虚、失眠健忘、心悸不安等症状。

肩周炎

症状说明

　　肩周炎因年老体衰，全身退行性病变，活动功能减退，气血亏虚，肝肾亏虚，复受风寒湿邪的侵袭，久之气血凝滞、筋脉失养、经脉拘急而发病。以肩关节疼痛和活动不便为主要症状。

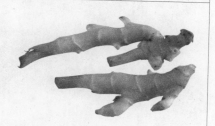

○ 宜

薏米、木瓜、姜、桂皮、葱白、花椒、豆卷、樱桃、桑葚、葡萄、板栗、蛇肉、鳝鱼、羊骨、鳗鱼、乌鱼、鲈鱼、蜂王浆、羊肉、狗肉、白酒、红枣、牛肝、阿胶、桂圆、人参等。

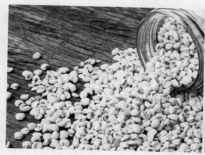
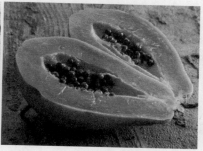

✕ 忌

香蕉、柿子、西瓜、豆薯、豆腐、绿豆、海带、蚌肉、田螺、螃蟹、蚬肉、海参、海带、海菜、海鱼、奶油、油条等。

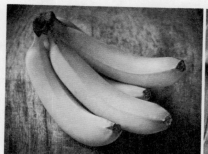
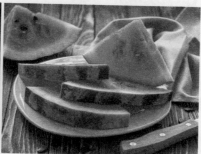

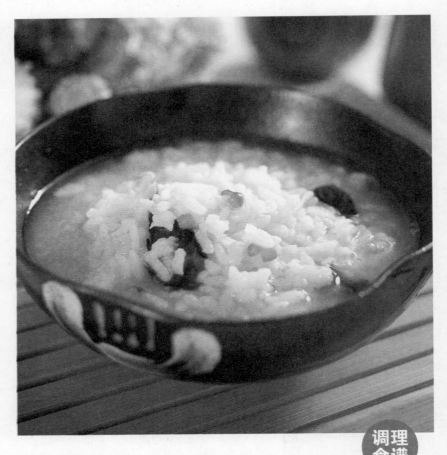

调理食谱

川乌姜粥

原料： 川乌5克，粳米50克

调料： 姜少许，蜂蜜适量

做法：

❶ 把川乌洗净，粳米淘洗干净。

❷ 锅置火上，倒入粳米加水煮粥，粥快熟时加入川乌，改用小火慢煮，待熟后加入姜。

❸ 待粥冷后加入蜂蜜，搅拌均匀即可食用。

健康指南： 这道粥有祛散寒湿、通利关节、温经止痛的功效。川乌性热、味辛，归心、肝、肾、脾经，用于治疗风寒湿痹、关节疼痛、心腹冷痛、寒疝作痛。粳米含蛋白质、碳水化合物、钙、磷、铁、维生素B_1和维生素B_2等，能使五脏精髓充盈、筋骨肌肉强健。

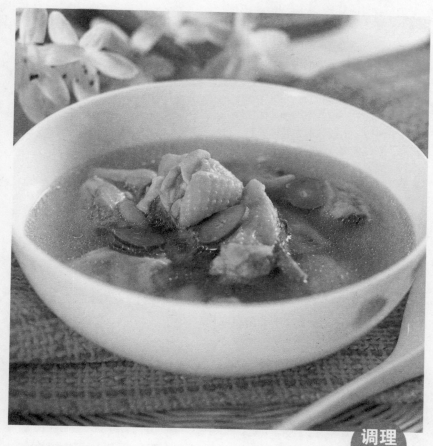

桑枝鸡汤

原料： 桑枝60克，老母鸡1只

调料： 盐少许

做法：

❶ 将桑枝洗净，切成小段；老母鸡宰
杀，洗净，斩块。

❷ 锅置火上，下入桑枝和老母鸡，再加
适量清水，煮至肉烂熟汤浓稠，加入
少许盐调味即可。

调理食谱

健康指南： 这道鸡汤可祛风湿、通经
络、补气血。桑枝为桑科植物桑的嫩
枝，专治风寒湿痹、四肢拘挛、关节冷
痛、脚气水肿、肢体瘙痒等症状。另
外，鸡肉有温中益气、补精填髓、益五
脏、补虚损的功效。

风湿性关节炎

症状说明

风湿性关节炎为机体正气虚，阳气不足，卫气不能固表，以及外在风、寒、湿三邪相杂作用于人体，侵犯关节所致。主要表现为肢体关节、肌肉、筋骨疼痛、酸麻、沉重、屈伸不利，受凉及阴雨天症状加重，甚至关节红肿、发热等。

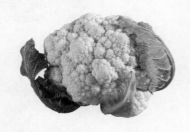

○ 宜

西红柿、土豆、红薯、白菜、苹果、牛奶、玉米、花菜、赤小豆、丝瓜、绿豆、茄子、甘蓝、胡萝卜、南瓜、冬瓜、黄瓜、荠菜、西蓝花、梨、西瓜、葡萄、甘蔗等。

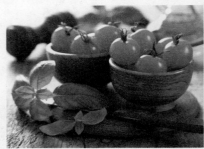
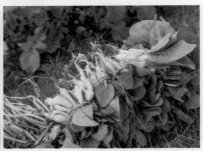

✕ 忌

狗肉、牛肉、香椿头、羊肉、鹅肉、鸽肉、动物内脏、鹌鹑、螃蟹、虾、杏、桂圆、荔枝、莴笋、豆腐、菠菜、青芦笋、豌豆、胡椒、桂皮、茴香、花椒、咖啡、白酒、啤酒、人参等。

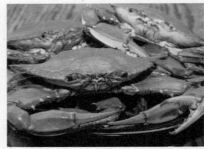
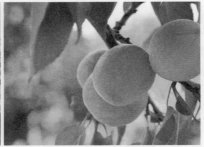

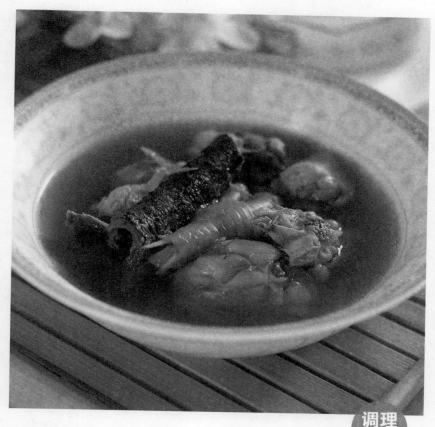

调理食谱

五加皮炖鸡

原料： 五加皮、红花各10克，母鸡500克

调料： 盐少许

做法：

❶ 将母鸡去毛、皮、内脏，洗净，斩块，入沸水锅氽烫，然后用清水冲洗干净。

❷ 将鸡块与红花、五加皮一起放到锅内，加适量清水，煮至肉熟烂，然后加少许盐调味即可。

健康指南： 这道汤有祛风除湿、活血止痛的功效。五加皮能调节全身各器官的功能，能增强人体对有害刺激因素的抵抗力，并可增强体力；红花含有红花黄素，有活血通经、祛淤止痛的功效；鸡肉蛋白质含量较高，且易被人体吸收和利用，有增强体力、强壮身体的作用。

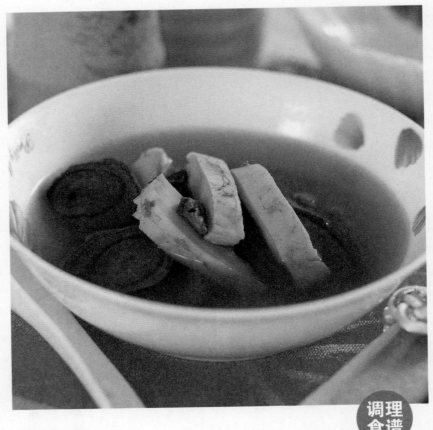

调理食谱

牛筋汤

原料： 牛筋50克，续断、杜仲各15克，鸡血藤50克

调料： 盐少许

做法：

❶ 将牛筋洗净，切块，入沸水锅中汆烫，然后用清水冲洗干净。

❷ 将续断、杜仲、鸡血藤清洗干净。

❸ 将牛筋与续断、杜仲、鸡血藤一同放入锅内，加适量水煮至熟，加少许盐调味即可。

健康指南： 这道汤味道鲜美、营养丰富，有祛风除湿、强筋健骨的功效。牛筋中含有丰富的胶原蛋白质，脂肪含量也比肉低，并且不含胆固醇，能增强细胞生理代谢，使皮肤更富有弹性和韧性，延缓皮肤的衰老，有强筋壮骨之功效，对腰膝酸软、身体瘦弱、关节拘急者有很好的食疗作用。

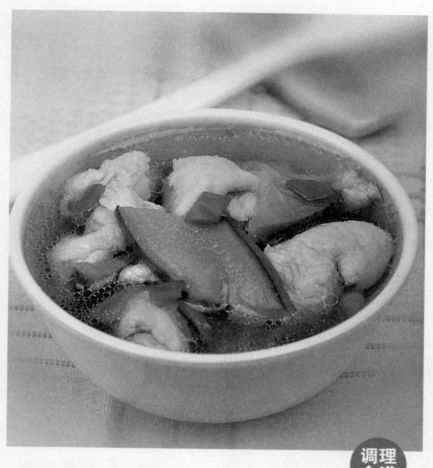

鸡脯肉丝瓜汤

原料： 鸡脯肉200克，丝瓜175克

调料： 清汤适量，盐2克

做法：

❶ 将鸡脯肉洗净切片；丝瓜洗净切片备用。

❷ 汤锅上火倒入清汤，下入鸡脯肉、丝瓜，调入盐煲至熟即可。

调理食谱

健康指南： 这道有增强机体免疫力、通络止痛之功效。鸡肉具有温中益气、补精填髓、益五脏、补虚损、健脾胃、强筋骨的功效，多喝些鸡汤还可提高自身免疫力。丝瓜有清暑凉血、解毒通便、祛风化痰、润肤美容、通经络、行血脉等功效。

骨折

症状说明

　　骨折为因外力作用损伤骨骼，导致经络阻碍、气血凝滞、脏腑失和而致。骨折受损部位可见肿胀、疼痛、淤斑，活动功能受阻及关节畸形。

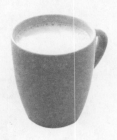

○ 宜

动物肝脏、瘦肉、猪排骨、鸡肉、蛋黄、鱼汤、牛奶、山楂、豆制品、大白菜、上海青、芹菜、包菜、西蓝花、芥菜、西红柿、萝卜、香蕉、苹果、红枣、梨、西瓜、草莓、柠檬等。

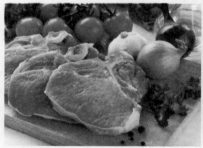
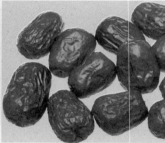
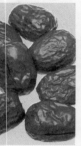

✕ 忌

肥鸡、炖水鱼、荔枝、桂圆、猪肥肉、狗肉、花椒、辣椒、猪头肉、蒜、香菜、烤鸭、芋头、红薯、糯米等。

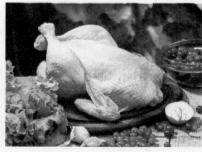
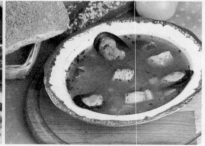

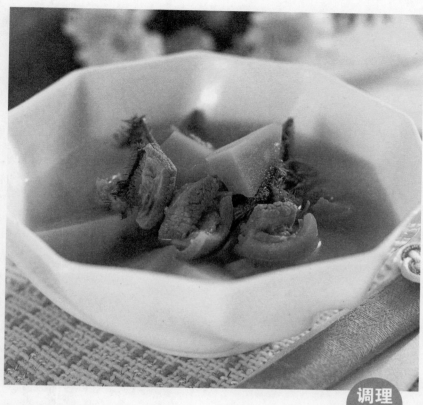

调理食谱

木瓜煲羊肉

原料： 木瓜30克，伸筋草15克，羊肉250克

调料： 盐5克，味精2克

做法：

❶ 将木瓜、伸筋草洗净，木瓜切块；羊肉洗净，切块。

❷ 锅置火上，将木瓜、羊肉、伸筋草一同放入锅内，再加适量水共煮。

❸ 待羊肉煮熟烂后，加盐、味精调味即可。

健康指南： 这道汤可强健筋骨、活血通络。木瓜能理脾和胃、平肝舒筋，可走筋脉而舒挛急，为治转筋、腿痛、湿痹、脚气的要药；羊肉营养十分全面，为益气补虚、温中暖下之品；伸筋草能舒筋活络、消肿止痛，治跌打损伤、淤肿疼痛。

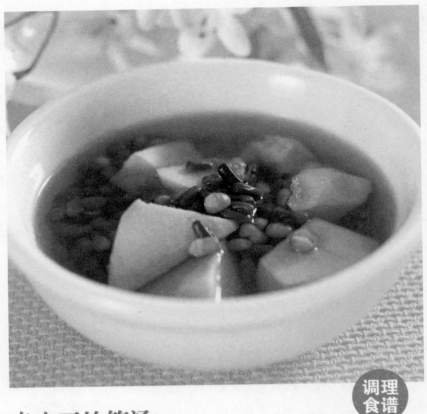

调理食谱

赤小豆竹笋汤

原料： 赤小豆、绿豆各100克，竹笋30克

调料： 盐3克

做法：

❶ 将竹笋洗净，切块，与洗净的赤小豆、绿豆一同置锅中，加清水500毫升同煮。

❷ 先用大火煮3分钟左右，再转小火煮20分钟左右。

❸ 待锅中材料熟透后，加盐调味即可食用。

健康指南： 这道汤有消肿活血、逐血利湿的功效。绿豆含蛋白质、碳水化合物、膳食纤维、钙、铁等，有清热消暑、利尿消肿等功效；赤小豆富含铁质，有补血、促进血液循环、强化体力、增强抵抗力的效果；竹笋有消炎、透毒、利九窍、通血脉、化痰涎、消食胀等功效。三者合用，有很好的祛瘀生新，缓解骨关节肿胀的功效。

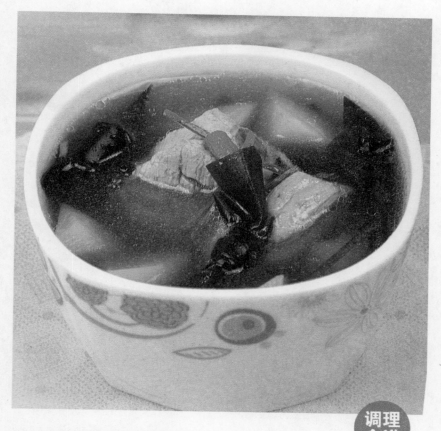

调理食谱

土豆海带煲猪排骨

原料： 土豆、海带结各50克，猪排骨250克。

调料： 盐适量，葱段、姜片各2克，酱油少许

做法：

❶ 将猪排骨洗净、切块、汆水；土豆去皮、洗净、切块；海带结洗净备用。

❷ 净锅上火倒入水，调入盐、葱段、姜片、酱油，下入猪排骨、土豆、海带煲至熟即可。

健康指南： 这道汤有补气益血、强筋健骨的功效。海带含有丰富的矿物质，如钙、钠、镁、钾、磷、硫、铁、锌等，有强壮筋骨的作用；猪排骨能提供人体生理活动所必需的优质蛋白质、脂肪；土豆含有大量淀粉以及蛋白质、维生素C等，有利水消肿的功效。

305

骨质疏松症

症状说明

老年人骨质疏松症多因年龄的增长、骨质流失和骨组织破坏，从而导致骨质变得脆弱。以疼痛最为常见，多为腰背酸痛，其次为肩背、颈部或腕踝部，还可导致脊柱变形、弯腰、驼背、身材变矮以及易骨折。

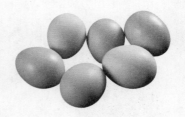

○ **宜** 青菜、虾、虾皮、牛奶、沙丁鱼、鳜鱼、青鱼、鸡蛋、骨头汤、豆腐、豆腐皮、腐竹、小米、芝麻、海带、牡蛎、芋头、山药、香蕉、苹果等。

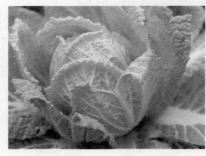
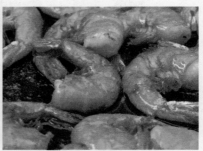

✕ **忌** 咖啡、碳酸饮料、巧克力、浓茶、辣椒、辣酱、花椒、咸肉、咸鱼、咸菜、螃蟹等。

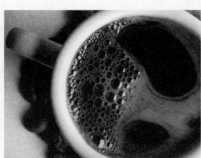
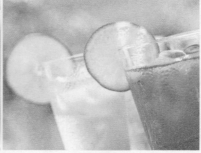

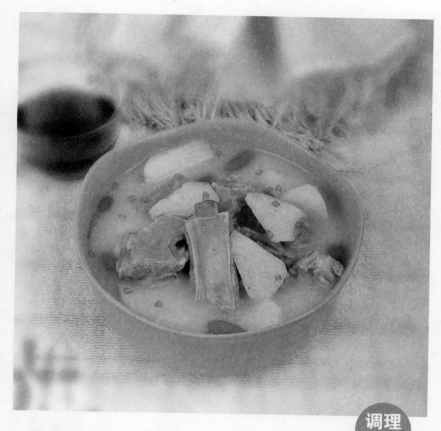

调理
食谱

山药枸杞子羊排汤

原料： 山药100克，枸杞子5克，羊排250克。

调料： 盐少许，葱6克，香菜5克

做法：

❶ 将羊排洗净、切块、氽水；山药去皮、洗净、切块；枸杞子洗净备用。

❷ 炒锅置火上，倒入油，将葱爆香，加入水，下入羊排、山药、枸杞子，调入盐，煲至熟时撒入香菜即可。

健康指南： 这道菜具有补肾益气、强壮筋骨之功效，适用于肝肾不足、腰膝酸软的骨质疏松患者。经常食用山药能提高免疫力、预防高血压、降低胆固醇、润滑关节。羊排可以祛风寒、暖肠胃，具有壮阳补肾、壮腰健脾、补钙益气、强身健体之功效。

307

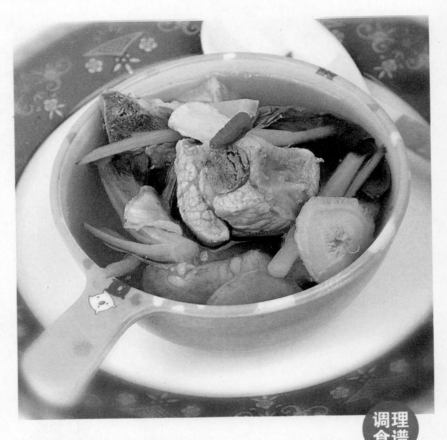

调理
食谱

西洋参排骨滋补汤

原料： 西洋参5克，猪排骨350克，青菜20克

调料： 盐6克，葱、姜片各4克

做法：

❶ 将猪排骨洗净、斩块、氽水；青菜洗净；西洋参洗净备用。

❷ 净锅上火倒入水，调入盐、葱、姜片，下入猪排骨、西洋参煲至全熟，撒入青菜即可。

健康指南： 猪排骨有很高的营养价值，有益精补血的功效。它除含蛋白质、脂肪、维生素外，还含有大量磷酸钙、骨胶原、骨黏蛋白等，可为人体提供钙质；青菜富含钙、铁、胡萝卜素和维生素C，可促进血液循环、散血消肿。所以这道汤有补血养颜、开胃健脾、强筋健骨的作用。

白内障

症状说明

　　白内障多为肝肾阴不足、脾气精血亏损、眼珠失养而致。表现为无痛楚下视力逐渐减弱，对光敏感，经常需要更换眼镜镜片的度数、复视。需在较强光线下阅读，晚上视力比较差，看到颜色褪色或带黄。

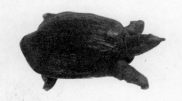

○ 宜

芹菜、白菜、西红柿、草莓、柑橘、胡萝卜、葡萄、柠檬、香蕉、杏子、羊肝、猪肝、牛肝、鸡肝、兔肝、鸭肝、红枣、甲鱼、虾、虾皮、牛奶、蛋黄、芝麻、猪排骨等。

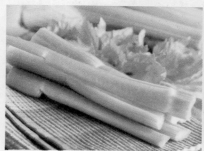 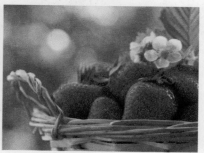

✕ 忌

羊肉、狗肉、牛肉、辣椒、胡椒、蒜、花椒、桂皮、大葱、芥菜等。

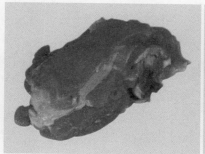 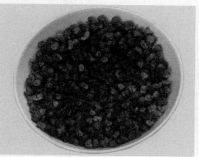

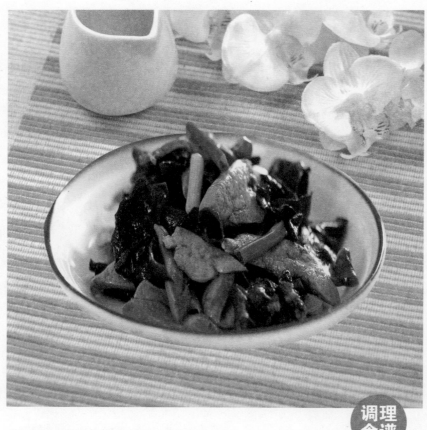

调理食谱

黑木耳炒鸡肝

原料： 鸡肝150克，黑木耳80克

调料： 姜丝、葱段各5克，黄酒、盐、味精各适量

做法：

❶ 将鸡肝洗净，切片；黑木耳温水泡发，洗净，切丝。

❷ 大火起锅下油，先放姜丝和葱段爆香，再放鸡肝片炒匀，随后放黑木耳丝、黄酒和盐，翻炒5分钟，加少许水，盖上锅盖，稍焖片刻，最后放入味精调匀即可。

健康指南： 这道菜有养肝、补血、明目的功效。黑木耳有补气血、滋润、强壮、通便的功效，经常吃黑木耳可防止血小板凝集；鸡肝含有丰富的蛋白质、钙、磷、铁、锌、维生素A、B族维生素。鸡肝中维生素A能保护眼睛，维持正常视力，防止眼睛干涩、疲劳。

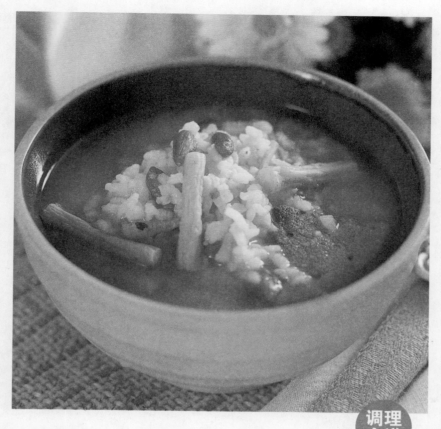

调理
食谱

党参枸杞子猪肝粥

原料： 党参20克，枸杞子30克，猪肝50克，粳米60克

调料： 盐少许，料酒适量

做法：

❶ 猪肝放入水中，加适量料酒浸泡半小时，洗净，切片；粳米淘洗干净；党参洗净，切段；枸杞子洗净备用。

❷ 将猪肝、粳米、党参、枸杞子加水同煮成粥。

❸ 待粥快熟时，加少许盐调味即可。

健康指南： 这道粥鲜香美味，有益气、养肝明目的功效，可用于辅助治疗老年性肝肾两亏型白内障。症见视物模糊、头晕耳鸣、腰腿酸软、舌质嫩红、苔少、脉细数。其中，猪肝中含有丰富的维生素A，具有维持人体正常生长和生殖功能的作用，还有助于保护眼睛，保持健康的肤色。

老花眼

症状说明

　　引起老花眼的原因是眼内"过氧化脂质"堆积过多，随着年龄增长，眼球晶状体逐渐硬化、增厚，而且眼部肌肉的调节能力也随之减退，导致变焦能力降低。可伴有眼胀、干涩、头痛等症状。

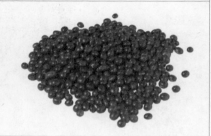

○ 宜

动物肝脏、蜂蜜、黑豆、豆腐、豆腐皮、豆浆、红枣、核桃仁、芝麻、沙棘、柿子、苹果、柑橘、羊肉、牛肉、兔肉、鱼类、鸡蛋、西红柿、黄瓜、白菜、菠菜、芹菜、苜蓿、枸杞子等。

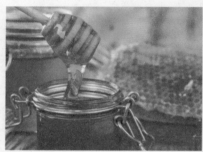
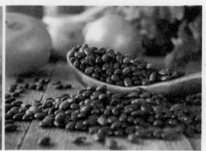

✕ 忌

辣椒、辣椒酱、姜、洋葱、胡椒、花椒、桂皮、茴香、蒜、咖啡、酒、油条、油饼、薯片、奶油、奶酪、冰激凌等。

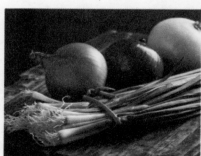
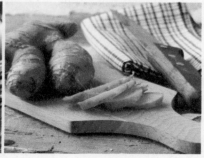

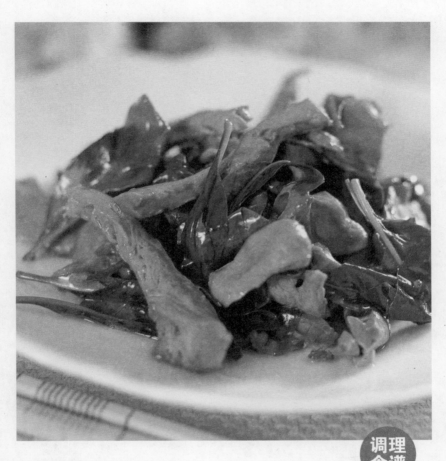

调理食谱

枸杞叶炒猪心

原料： 枸杞叶50克，猪心1个

调料： 盐少许

做法：

❶将猪心洗净，切片；枸杞叶也洗净。

❷锅置火上，往锅中放油烧六七成热后，加入猪心片与枸杞叶，炒熟，加入盐调味即可。

健康指南： 这道菜有补肝益精、养心安神、养肝明目、补虚养血的功效。枸杞叶性平味甘，有补虚益肝、清热明目的功效，主治虚劳发热、烦渴、目赤昏痛、翳障夜盲、崩漏带下、热毒疮肿。猪心营养十分丰富，可养血安神、补血，对加强心肌营养、增强心肌收缩力也有很大的作用。

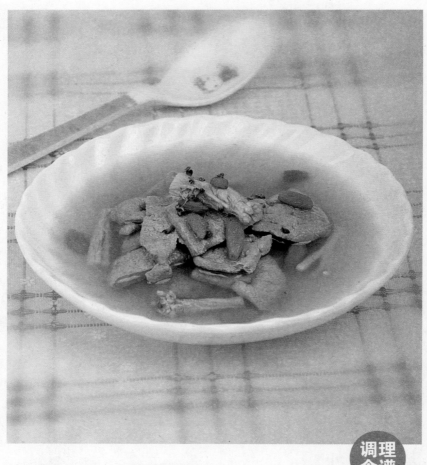

调理食谱

党参枸杞子猪肝汤

原料：猪肝200克，党参8克，枸杞子2克

调料：盐6克

做法：

❶ 将猪肝切片，汆水后洗净；党参、枸杞子用温水洗净备用。

❷ 净锅上火倒入水，调入盐，下入猪肝、党参、枸杞子煲至熟即可。

健康指南：这道汤具有滋肾、养肝、明目的功效，适宜肝肾不足型老花眼患者食用。猪肝中铁的含量是猪肉的18倍，人体的吸收利用率也很高，是天然的补血佳品，对贫血、头昏、目眩、视力模糊、两目干涩、夜盲及目赤等都有较好的效果。

耳聋耳鸣

症状说明

　　耳聋耳鸣是由肾亏或肝阳上亢所致或是身体虚弱、中气不足所致。主要表现为听觉功能减退或丧失，轻者为重听，重者为耳聋，但鼓膜多属正常。

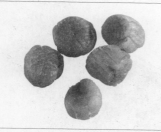

○ 宜

　　肾亏者用猪肾、干贝、鲈鱼、芝麻、核桃、板栗、山药、枸杞子、桑葚、灵芝；肝火旺者用芹菜、苦瓜、冬瓜、丝瓜、芦荟、芦蒿；中气不足者用粳米、牛肉、鸡肉、鳝鱼、红枣等。

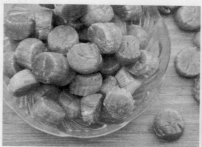
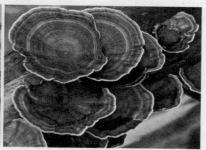

✕ 忌

　　肾亏者禁吃槟榔、生萝卜、薄荷、山楂、辣椒、胡椒、草果、酒；肝火旺者禁吃羊肉、狗肉、海马、海龙、麻雀、桂圆、荔枝、桃子、胡椒、桂皮、茴香、辣椒、芥末、洋葱、韭菜等。

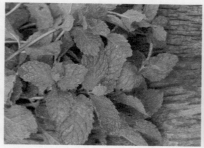
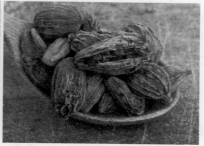

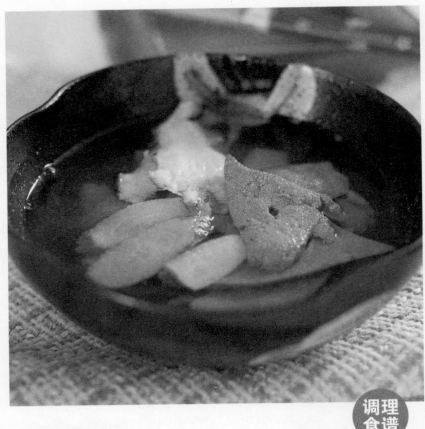

调理
食谱

归芪猪肝汤

原料：当归6克，黄芪30克，猪肝150克

调料：盐4克，味精3克，香油3毫升

做法：

❶ 将猪肝洗净，切片，用盐稍腌渍；当归、黄芪用水煎2次，每次用水200毫升，煎半小时，将两次的药汁混合。

❷ 药汁继续烧开，加入腌渍好的猪肝，煮熟，下入盐、味精，淋上香油即可。

健康指南：这道汤可以补血填髓、补中益气。适用于老年人久病体弱、精血不足的头晕、耳鸣、气血不足、食少乏力、口渴、消瘦。猪肝性温，味甘、苦，有补肝明目、养血的功效。同时，猪肝中还含具有一般肉类食品中缺乏的维生素C和微量元素硒，能增强人体的免疫能力。

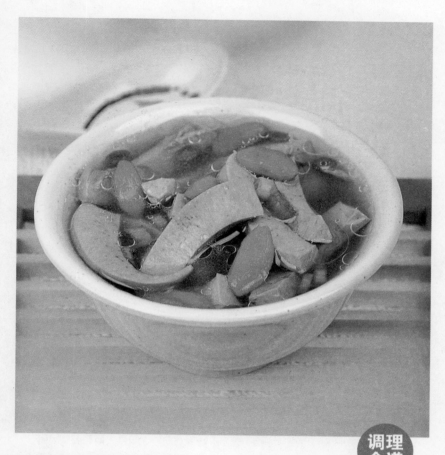

调理食谱

猪腰补肾汤

原料： 枸杞子100克，鲜猪腰90克，党参片4克

调料： 清汤适量，盐6克，葱花3克

做法：

❶ 将枸杞子冲洗干净；鲜猪腰去腰臊，洗净切条备用。

❷ 净锅上火倒入清汤，调入盐、葱花、党参片烧开，下入枸杞子、鲜猪腰烧沸，打去浮沫，煲至熟即可。

健康指南： 这道汤有补肝肾、消积滞、止消渴、益肾气等功效。枸杞子有提高机体免疫力的作用，可以滋补肝肾、抗衰老、止消渴、抗肿瘤。猪腰含有蛋白质、脂肪、碳水化合物、钙、磷、铁和维生素等，可用于肾虚腰痛、水肿、耳聋等症的食疗。

前列腺增生

症状说明

前列腺增生是由于前列腺的逐渐增大对尿道及膀胱出口产生压迫作用而致。临床上表现为尿频、尿急、夜间尿次增加和排尿费力，并能导致泌尿系统感染、膀胱结石和血尿等并发症。

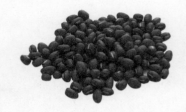

○ 宜 玉米、红豆、南瓜、黄瓜、丝瓜、菜瓜、苦瓜、冬瓜、茄子、大白菜、芹菜、莴笋、苋菜、茭白、洋葱、黄花菜、绿豆芽、海带、紫菜、黑木耳、芝麻、腐竹、菠菜、莲藕、黄豆等。

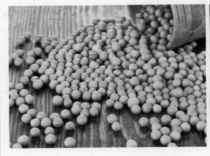
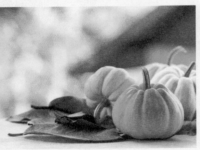

✕ 忌 辣椒、咖喱、芥末、胡椒、白酒、黄酒、葡萄酒、咖啡、花椒、狗肉、冰淇淋、油条、油饼、肥猪肉等。

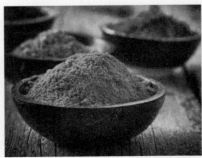
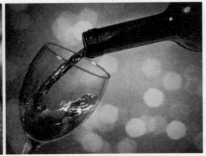

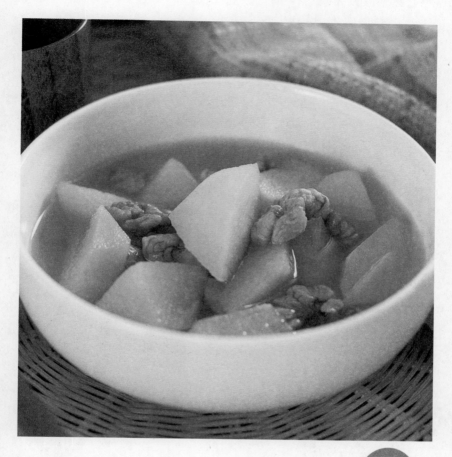

核桃冰糖炖梨

调理食谱

原料： 核桃仁30克，梨150克

调料： 冰糖30克

做法：

❶ 将梨洗净，去皮，切块；核桃仁洗净。

❷ 将梨块、核桃仁放入锅中，加入适量清水，用小火炖30分钟。

❸ 下入冰糖调味即可。

健康指南： 这道甜品有补肾固精、润肺定喘的功效。核桃对肾虚、尿频、咳嗽等症有很好的疗效。男性每天吃几个核桃，充分补锌可以有效地预防前列腺增生及前列腺癌的发生。

319

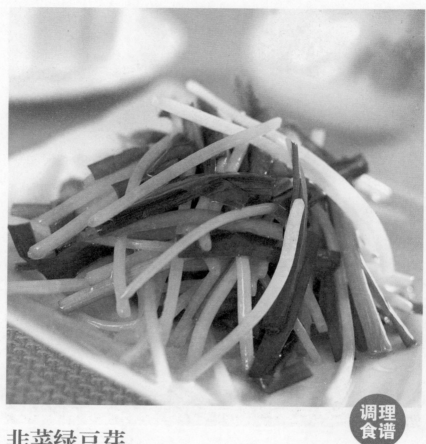

调理
食谱

韭菜绿豆芽

原料： 韭菜100克，绿豆芽250克

调料： 葱、姜、盐、味精、香油各适量

做法：

❶ 将绿豆芽洗净，沥干；韭菜择洗干净，切段；葱、姜洗净，切丝。

❷ 锅中加油烧热后下入葱丝、姜丝爆香，再放入绿豆芽煸炒几下。

❸ 下入韭菜段翻炒均匀，加盐、味精、香油调味即可。

健康指南： 这道菜清淡适口，有滋补壮阳之效。韭菜含有挥发油、硫化物、蛋白质、脂肪、糖类、维生素B_1、维生素C等，具有健胃、提神、止汗、补肾助阳、固精等功效。绿豆芽含有丰富的蛋白质及B族维生素，是补充维生素C的佳蔬，可以起到利尿等功效。本品对防治前列腺增生十分有效。